# Filha do nordeste brasileiro

Angela Brodbeck

2ª ED

Editora Verso

Editora InVerso



R. Doutor Goulin, 1523 Alto da Glória
CEP 80040-280 Curitiba-PR
(41) 3254-1616 e (41) 3558-8001
editorainverso@editorainverso.com.br
www.editorainverso.com.br
Facebook.com/editorainverso
Instagram @editorainverso

Coordenação editorial
**Cristina Jones**
Editora InVerso

Capa
**Adriane Baldini**

Revisão e diagramação
**Carlos LW Jorge**

**Dados internacionais de catalogação na publicação**
Mona Youssef Hammoud – CRB/ 9ª -1393

G633f GOMES, Ângela Brodbeck. Filha do nordeste brasileiro.
2a. Ed. - Curitiba: InVerso, 2021.
346p. 15x21cm – PTBR

ISBN: 978-65-89851-65-3

1. Biografia 2. Violência contra a mulher 3. Casamento
4. Vivência 5. Imigração 6. Recomeço 7. Superação
I. Título

CDD: 925.3

Biografia: 925.3 Imigração: 325.5

# Agradecimentos

Caro leitor, reservei este espaço para fazer os meus sinceros agradecimentos. Em primeiro lugar, agradeço à minha mãe com todo o meu amor, pois sempre acreditou em mim e nunca desistiu. Gratidão por todo o seu esforço para cuidar de todos os filhos, sempre pregando a sinceridade e a honestidade. Mãe, você é a melhor do mundo, a minha rainha. Eu te amo, mãezinha.

Agradeço aos meus irmãos por parte de mãe, Alexandre Gomes, Roberto Gomes e Michelle Lopes, pela linda infância que tivemos: as brincadeiras, rebeldias, e também os momentos difíceis que passamos sem nunca reclamar. Minha infância não seria a mesma sem vocês ao meu lado. Apesar das dificuldades que enfrentamos, somos abençoados por termos momentos bons e alegres para recordar.

Agradeço aos meus três filhos, por me tornarem mãe e me escolherem nesta jornada. Acima de tudo, agradeço ao Criador, o Eterno, por confiar esta nobre missão a mim. Ser mãe sempre será a minha maior realização na vida, uma vez que me fortalece, me enche de amor e me faz feliz.

À minha avó (em memória), agradeço por todos os momentos felizes e os ricos aprendizados que estão guardados em meu coração. A pobreza nunca foi um fardo para nós, pois seu amor era maior que tudo, um presente maravilhoso. Sua dedicação foi um bálsamo na vida da mãinha. Seu genuíno amor me sustentou para crescer na vida. Você estará eternamente em meu coração. Jamais te esquecerei!

Aproveito para agradecer aos meus primos Ivanildo, Iraquitan e Patrícia, pelos momentos inesquecíveis. Vocês, assim como os meus irmãos, coloriram a nossa infância, apesar das dificuldades. Sinto muita saudade do tempo das corridas nas barreiras, de soltar pipa, beliscar escondido o pote de açúcar e o leite, e de tantas outras traquinagens.

Agradeço aos meus irmãos por parte de pai, que tiveram paciência comigo para responder a tantas perguntas, por esclarecerem o passado antes do meu nascimento e por me contarem as histórias sobre o nosso pai e os nossos avós paternos. Obrigada, Marcia Ramos, Miracy Ramos, Fátima Ramos e Moacir Júnior Ramos.

Gostaria de agradecer ao senhor Adalberto Gomes, que se casou com a minha avó e deu o seu sobrenome à minha mãe e aos meus tios, e que nos acompanha até os dias de hoje. Somos a família Gomes, com muito orgulho.

Ao Gilberto, agradeço por ter sido um pai para meus irmãos e para mim. Quase sempre estava presente e nos encorajava, principalmente durante as adversidades e nas mazelas da vida. Agradeço alegremente pelas diversas histórias que você me contava, as quais me faziam sonhar e viajar, e pelas piadas que nos faziam sorrir; não que fossem engraçadas, mas suas crises de riso quando contava, sim.

O meu mais sincero agradecimento ao meu esposo, Werner, que me deu apoio e me fez acreditar em mim. Obrigada por querer dividir a vida comigo e aproveitar tudo o que ela oferece.

Para finalizar, agradeço ao Eterno, por sempre ter-me dado forças para me levantar. Obrigada, Senhor!

Angela BRODBECK

# Sumário

Prefácio 1 7
Prefácio 2 9
Sou filha do Nordeste 11
Alice, a guerreira 14
Alice e sua espiritualidade 20
Nice e o marinheiro 22
O caminhar dos meus tios 26
Meus irmãos queridos 30
Quando cheguei ao mundo 32
Um passeio pela infância 34
Casa da infância 45
Vida de estudante 52
Boas memórias da infância 56
Memórias doloridas 60
Mudança para Cajueiro 69
Reencontro com meu pai 73
Vida em Cajueiro 75
Mudança no meu mundo escolar 80
Adolescência e pânico 85
Uma adolescente cheia de sonhos 89
Primeiro beijo 92
Meu primeiro carnaval 95
Momentos divergentes 99
Mais uma vez 102

Primeira viagem e uma grande surpresa 110
De volta a Recife 117
Partiu Suíça! 120
De volta ao Brasil 130
Idas e vindas 130
Michelle visita Zurique 142
Saudade de tudo 146
Rotina suíça 150
Pura paixão 158
Brasil, aí vou eu 161
Aventura na Bélgica 165
Voltando para Zurique 168
Fuga para a Bélgica 171
Visita inesperada 176
Mais uma vez no Brasil 183
Romance na Itália 193
De volta ao Brasil 198
Minha terra querida 203
Espanha da prostituição 219
Suíça é meu refúgio 225
Conexão Brasil-Suíça-Alemanha 231
Novamente na amada Suíça 244
Entrando na Era Balzaquiana 247
Feliz reencontro 263
Retorno à Suíça e ao passado 272
Amor, tristeza e solidão 278
O que restou em meu coração 332
O sol voltou a brilhar 335

# Prefácio 1

Quando a Angela me convidou para prefaciar o livro dela, fiquei muito honrada e pensei muito sobre o que eu escreveria sobre esta história. Aqui, nestas páginas, está uma grande lição de vida. Uma jovem que sai de um Nordeste sofrido, onde os olhos dos governantes e poderosos não enxergam e as dificuldades são maiores que qualquer desejo de vitória. Nesta linda terra árida e quente vivem diversos brasileiros criativos, honestos, trabalhadores e fortes, que buscam apenas sobreviver, visto que viver bem já está um degrau acima na escalada da vida.

Menina pobre que sofreu violências física, sexual e psicológica, mas que nunca deixou de acreditar e buscar pelo amor. Sofria calada, enfrentando os seus fantasmas interiores, para não levar mais tormento à vida de sua mãe, pois sabia o quanto ela tinha sofrido e se sacrificado para criar seus filhos sozinha.

Essa menina cresceu. Em sua juventude, após passar por diversos tipos de violência e desilusões, resolveu dar a volta por cima, pois não queria mais aquela vida ingrata e injusta. Viajou em sua imaginação e partiu para o mundo real, do outro lado do Atlântico, em busca de amor e uma vida melhor para a família, que no Nordeste ainda esperava por ajuda e acreditava em dias melhores. Desse modo, errou, caiu, traiu e foi traída. Entretanto, aprendeu com os erros, buscou o perdão e também aprendeu a perdoar.

A história de vida da Angela é como um romance bem escrito, cheio de dores, suspenses, amores, desilusões, traições e, por fim, a superação. Muitas meninas ainda estão no Brasil em busca de seu espaço e sofrem as mesmas dores que Angela enfrentou, porém, infelizmente, nem todas conseguem força para sobrepujar tanto sofrimento. Hoje uma mulher bem casada, mãe de três lindos filhos, olha para trás sem mágoa e com o coração agradecido. A esta mulher eu registro aqui o meu respeito e minha profunda admiração pela guerreira que sempre foi. Desejo que sua história ajude a fortalecer outras filhas do Nordeste.

SORAIA REIS

*Escritora, diretora editorial e palestrante*

*Comunicóloga social, pós-graduada em Sociologia e Neurociência da Educação*

# Prefácio 2

Uma obra excepcional, que manteve minha atenção da primeira até a última página. Assim foi a minha leitura de *Filha do Nordeste Brasileiro*, este maravilhoso livro para o qual tive o prazer de escrever o prefácio de sua 2ª edição. Já estava muito feliz e agradecida à autora, Angela Brodbeck, por ler algo tão rico e representativo para mim, já que, assim como ela, também sou nordestina. A identificação com sua história foi muito grande.

Cada frase, cada palavra, e a forma tão peculiar como conserva suas raízes só poderiam vir de uma pessoa sensata e com muito a contribuir, como a autora. A história da Angela é tão rica em experiências, que o leitor provavelmente vai ter muitas sensações, desde rir e se divertir com suas histórias, pois a Angela tem um lado cômico (que eu realmente adorei) até, outras vezes, se emocionar, como aconteceu comigo, principalmente porque a história dela me levou de volta às minhas infância e adolescência na zona rural do Nordeste do brasileiro.

Na metade do livro, eu já estava totalmente feliz por ler algo tão gratificante, mesmo com relatos de abusos, de doenças como a Síndrome do Pânico, do alcoolismo e da pobreza extrema que a autora expõe com muita leveza e sem dramatização, o que torna cada frase e cada parágrafo uma aventura que, certamente, levará o leitor a viajar no tempo através da imaginação e andar com Angela em sua trajetória.

Confesso que, por muitas vezes, tentei imaginar e me questionar como a autora faria para resolver tantos desafios que se apresentam em sua vida, desde a infância até a fase adulta, sobre questões difíceis vividas tanto no Brasil quanto no exterior. E não só na vida dela, como na de toda a sua família. Contudo, cada capítulo lido era uma resposta dada aos meus questionamentos.

*Filha do Nordeste Brasileiro* traz a história extraordinária de uma mulher que, embora tenha sofrido violência sexual, psicológica e muita dor, sempre conservou a força de vontade de se mover daquela situação conflituosa e de miséria absoluta. Dentro das suas possibilidades, ela faz o possível para mudar sua realidade. Com muita determinação e amor pela sua família, ela conseguiu. A você, Angela Brodbeck Gomes, meus mais sinceros cumprimentos de admiração e gratidão.

SIMONE FRANÇA

*Geógrafa, Life Master Coach e Conselheira Terapêutica*

# Sou filha do Nordeste

Há muito tempo eu quis registrar minha história e a da minha família em um livro. Diversas narrativas se entrelaçam como linhas férreas que levam e trazem pessoas e emoções. Levei anos decidindo abraçar ou não essa tarefa tão dignificante que é escrever um livro, mas parei diversas vezes, pois a emoção me consumia. E aqui estou, a partir de agora, para embarcarmos juntos em uma linda história de uma menina, filha do Nordeste brasileiro.

Nasci em uma maternidade localizada no bairro Encruzilhada, ao norte da capital Recife, do estado de Pernambuco. Encruzilhada traz a história das linhas férreas locais em seu nome, que ligavam os trens Great Wester, oriundos de Recife, Beberibe e Olinda. Na região havia um curral onde eram descarregados os bois e porcos para engorda. Era um bairro onde tudo se cruzava: pessoas e mercadorias, emoções e histórias.

Em 1915, os trens foram substituídos pelos bondes elétricos da Pernambuco Tramways. Anos se passaram, e mesmo assim o bairro não perdeu seu encanto. Hoje é muito visitado devido ao Mercado Encruzilhada, onde é possível encontrar as mais variadas mercadorias: peixes, legumes, verduras, carnes, aves, entre outros alimentos.

Esse bairro é até hoje um grande centro comercial. Conta com vários bancos, postos de saúde, laboratórios, consultórios médicos, lojas de móveis e roupas, atacados, lanchonetes, escritórios das mais variadas atividades, joalherias, e até mesmo uma feira livre.

Minha história naquela terra começou no dia 2 de março de 1976, em pleno carnaval. A festividade pagã ocorre nos dias anteriores à Quarta-Feira de Cinzas, primeiro dia da Quaresma, quando os cristãos ficam 40 dias sem comer carne. O feriado católico é marcado no calendário brasileiro, e a abstenção de proteína animal dura até a chegada da Páscoa, quando é comemorada a ressurreição de Cristo.

Naquele ano, a festa coincidiu exatamente com o dia do meu nascimento. Era um dia de alegria nas ruas de Recife quando eu cheguei a este mundo. Minha família morava em Olinda, uma das principais cidades de Pernambuco, em um bairro chamado Aguazinha. O local é bem simples, arborizado e repleto de aclives. Ali moravam minha mãe com os filhos, minha avó e meus tios. Uma região bem pobre, onde a chuva inundava as ruas que, somadas, não chegavam a contabilizar cem.

O bairro Aguazinha é um dos 34 da cidade de Olinda. Aguazinha conta com 94 ruas, cinco ladeiras e 11.671 habitantes aproximadamente, com 5.512 homens e 6.159 mulheres (Censo IBGE de 2010). O bairro se divide em partes Alta e Baixa. Quando ocorria enchente, as partes baixas ficavam submersas. O nosso "correio de quarto" (quitinete), como chamamos um tipo de casa que é praticamente um quarto com dois vãos, ficava na Rua da Mata, aos pés de duas ladeiras.

A cidade sofria com seca e escassez de água. Aliás, até hoje isso acontece, falta abastecimento cerca de três vezes por semana. É necessário ter cisterna nas casas, além da caixa-d'água. Na época em que moramos lá, nós pegávamos água em uma bica, ou olho d'água, que ficava a quinze minutos de caminhada. Na volta ainda tínhamos que carregar o balde cheio em cima da cabeça. Em Aguazinha morei até os onze anos.

Essa foi uma pequena introdução da minha infância para contextualizar a região e a trajetória árdua da família. Você pode imaginar que a história deste livro começa quando ocorreu a fecundação no ventre da minha mãe; entretanto, o fio condutor de tudo isso começa bem antes do meu nascimento, com a narrativa dos meus antepassados. E, assim, vamos viajar até 1931, ano em que a guerreira Alice, minha avó, chegou ao mundo.

Ah! Não estranhe se eu falar *mãinha* e *vó* daqui pra frente; estas são as formas carinhosas de o nordestino chamar a mãe e a avó. Eu tenho muito carinho e admiração por essas duas mulheres que lutaram por mim e pelos meus irmãos.

# Alice, a guerreira

Dona Alice Maria Gomes, minha avó, nasceu em 31 de dezembro de 1931 em Paudalho, Pernambuco. A cidade, cujo nome deriva de uma grande e secular árvore que exalava um odor muito parecido ao do alho, foi marcada pela história desde o século XVI. Suas terras eram exploradas e as florestas devastadas para o corte da famosa árvore pau-brasil.

A guerreira Alice era filha de Manoel Costa dos Santos e Leocárdia Maria da Conceição. Sua vida nunca foi fácil, desde a infância. Nascida em uma família muito humilde, descendente de índios do interior de Pernambuco, vó levava uma vida difícil, mas desde menina não lhe faltou amor pela vida, filhos e netos.

Era praticante da umbanda por amor e fé. Adorava fazer amizades e ajudar os necessitados. Era honesta e caridosa. Minha avó nunca aceitou dinheiro para auxiliar espiritualmente as pessoas, mas normalmente era presenteada com palma de banana, cestas de frutas ou velas para o altar. Na sala de sua casa havia uma mesa forrada com uma toalha branca, e ali ficavam algumas imagens de santos aos quais ela tinha devoção, como Nossa Senhora.

Tinha também copos com água, alguns chocalhos, colares e um grande crucifixo de madeira com um rosário. Recordo também que havia uma cabaça e um maracá de índio. Ela cuidava de cada detalhe da mesa, que servia de altar com muito carinho, fé e devoção. Durante as rezas, minha avó usava maços de plantas nas mãos para afastar os sentimentos ruins e mau-olhado. Às vezes ela também rezava pelas pessoas da nossa família; era uma sensação de paz absoluta. Seu trabalho espiritual era famoso, e as pessoas a procuravam para tratar os mais diversos problemas, que eram atendidos prontamente e tratados com ervas, rezas, remédios, mel e outros tratamentos alternativos.

Ainda muito jovem conheceu seu marido, um homem agressivo e ciumento com quem teve quatro filhos: Clauzilda, minha mãe Cleonice, Clarice (falecida no parto) e Cláudio. Como você pode perceber, minha avó adorava nomes que começavam com as letras "CL". Ainda falarei mais adiante do meu tio Jorge, filho adotivo da vó.

Mulher guerreira, cansada de tanta agressividade do marido, ela fugiu de casa, levando as três crianças. Decidida, Alice tinha certeza de que não seria possível encontrar uma vida pior. Durante muitos anos o alcoolismo de seu parceiro terminou em agressões físicas, mesmo estando grávida. Na época, Clauzilda, filha mais velha, era apenas uma adolescente de 14 anos, minha mãe estava com cinco, e meu tio Cláudio com apenas três anos. Alice sabia que os próximos dias não seriam fáceis, e ela teria mais algumas batalhas pela frente, já que precisava alimentar sozinha três bocas famintas. A quarta boca, a dela, só se sobrasse. Mesmo assim, diante de tantas dificuldades, manteve sua decisão e saiu de casa. Era melhor passar necessidade nas ruas do que viver debaixo do mesmo teto que seu agressor.

Sem ter para onde ir com três crianças, Dona Alice seguiu para Olinda, cidade onde talvez conseguisse trabalhar e criar os filhos em paz. Porém, ao chegar lá, não encontrou muitas alternativas. Com as crianças já exaustas e famintas, sem destino e com as energias acabando, encontra um local para passar a noite, uma velha e abandonada carreta na Avenida Presidente Kennedy. Ali parou para descansar com os filhos e acabou se instalando por alguns dias.

Naquela avenida, hoje importante via que liga diversos bairros de Olinda, como Peixinho, Aguazinha, São Benedito, Santa Casa e outros, minha avó e seus filhos começaram a pedir esmola. Eles não tinham o que comer e precisavam de ajuda para comprar alimentos, e ela incansavelmente tentava encontrar um trabalho digno.

Passados alguns dias e muitas dificuldades, acontece mais um imprevisto. A carreta, que servira como sua casa durante todo esse tempo, não era abandonada. O proprietário ressurgiu e não quis conversa ou explicações, e expulsou minha avó com os três filhos. Sem ter para onde ir novamente com as crianças, Dona Alice adentra uma mata da cidade e bravamente constrói uma cabana sozinha para viver com os filhos, aguardando que um dia a sorte batesse à sua porta.

As acomodações não eram das melhores, mas pelo menos agora eles tinham um lugar quente e coberto para ficar. Após muito trabalho e suor, a cabana ficou pronta e a guerreira descansou com os filhos debaixo do teto que ela mesma construiu. No dia seguinte, Alice acordou cedo, e com as energias renovadas seguiu para o bairro Fundão, em Recife, próximo dali, para ir à feira de Beberibe.

Entretanto, a visita não era um simples e divertido passeio. Ali era o local em que minha avó garantia comida para as crianças. Juntos eles catavam verduras, legumes e frutas que caíam das barracas no chão. Somente assim tinha alimento para aquelas pobres e inocentes crianças. Além de recolher os restos da feira durante o dia, eles também permaneciam no local até o entardecer, quando ocorria o fechamento das barracas e o descarte de legumes e verduras semiestragados, que eram levados para abastecer a cabana por poucos dias.

Não era uma vida fácil, mas Alice podia ver os olhos tranquilos e sem medo dos filhos. Isso não tinha preço. Varrer os feijões, os legumes e as verduras caídos ao chão se transformou em uma situação normal para essas crianças, que não conheceram uma vida melhor. O dia era composto pela busca incessante por alimentos, fosse recolhendo restos na feira ou pedindo esmola no farol. Quando a noite caía, era hora de ir para a cabana ter a última refeição do dia e descansar. No dia seguinte, a luta continuava e a busca por um pouco de dignidade também.

Em uma dessas visitas à feira, no caminho de retorno para a cabana, a adolescente Clauzilda foi perseguida por um homem mal-intencionado. Dona Alice percebeu e correu com os filhos. O pânico se instalou e todos começaram a correr. Minha mãe, a Nice, como a chamamos carinhosamente, perdeu o equilíbrio e tropeçou no irmão Cláudio. Ainda criança pequena, apavorada, se machucou nas plantas selvagens da região e nos galhos de madeira espalhados pelo caminho.

Era susto atrás de susto. Tristeza e fome. Mas uma coisa vó tinha de sobra: carinho e amor para cuidar dos filhos.

Todos os dias eram parecidos, sempre contavam com a generosidade das pessoas que passavam pela família humilde. A vida de rua é inesperada, tudo de pior pode acontecer, mas também se encontra a solidariedade onde menos se espera.

Foi assim que apareceu Antônio Alberto Gomes, de apelido "Caçula". Homem simples que vivia pelas ruas, bebendo para afastar de si a tristeza e a solidão. De um encontro inesperado ao convívio com a avó Alice, formou-se uma nova família. A sorte bateu à porta e ele conseguiu um emprego, Dona Alice fez amizades e passou a revender sapatos e quadros.

Seu Antônio Gomes e minha avó casaram-se e ele registrou todos com o seu sobrenome, pois o outro "pai", além de maltratar a família, não havia assumido a paternidade. Gomes é um nome importante para nós, seus descendentes, que o perpetuamos na família até hoje.

Com a impressão de ter uma vida mais tranquila com os filhos dentro de um quarto digno, minha avó percebeu o destino melhorar aos poucos. Mas, mesmo assim, nunca foi fácil. Caçula tinha sérios problemas com álcool, bebia muito e não parava em nenhum emprego. Muitas vezes sumia e passava meses desaparecido, e quando resolvia voltar, estava completamente bêbado. Para conseguir pagar as contas no fim do mês e o aluguel do *quarto*, minha avó trabalhava debaixo de sol e chuva vendendo quadros e sapatos de porta em porta.

As visitas ao hospital passaram a ser constantes na vida de Dona Alice, devido a fortes dores no baço. Entre uma internação e outra, precisou operar, e somente depois desse procedimento é que conseguiu voltar ao trabalho. Sem parar, dia e noite, no frio ou no calor, vó saía em busca de dinheiro para alimentos e moradia. Dessa forma, ela trabalhou até o último dia da sua vida.

Nesse ínterim, Caçula, bem mais novo que minha avó, se encantou por outra mulher e foi embora de vez. Quando eu nasci ela já estava sozinha. A minha lembrança de Caçula é de quando ele visitava minha mãe e se sentava para conversar, comer algo e tomar café. Isso não sai da minha memória até hoje. Mesmo assim sinto gratidão por ele, um homem sem filhos do seu sangue, assumir os da minha avó e dar o seu sobrenome.

# Alice e sua espiritualidade

Como contei para vocês, minha avó era praticante da umbanda, uma religião monoteísta afro-brasileira surgida no século XX, precisamente em 1908, fundada por Zélio Fernandinho de Moraes. Baseia-se em três conceitos fundamentais: Luz, Caridade e Amor. A palavra "umbanda" pertence ao vocabulário quimbundo, de Angola, e quer dizer "arte de curar". Suas crenças misturam elementos do candomblé, do espiritismo e do catolicismo. Por isso, para muitos estudiosos, a umbanda seria uma espécie de candomblé sem sacrifícios de animais, algo que seria mais aceito pela população branca e urbana da época. Ainda pegou conceitos do Kardecismo, que estava chegando ao país, como os de "evolução" e "reencarnação." Também tem Jesus como referência espiritual; é possível encontrar sua imagem em lugar destacado nos altares das casas ou de terreiros de umbanda.

Dona Alice gostava de ajudar as pessoas com rezas e folhas de oliveira, além dos rituais. Ela acreditava no mundo espiritual, e que para viver bem teria de praticar a caridade e cuidar da sua mediunidade. Dedicou-se à espiritualidade por muitos anos de sua vida. Ela era querida na região, e tinha muitas amizades.

Todos os anos minha avó visitava a procissão da igreja de Nossa Senhora da Conceição, em Recife, e também a igreja São Severino dos Ramos em Paudalho, Pernambuco.

Andava pelas ruelas repletas de fiéis que queriam entrar na capela, pagar suas promessas e acender uma vela aos pés de Nossa Senhora.

Ela fazia promessas e as pagava direitinho. Minha mãe também fazia promessas, umas para ela pagar e outras para eu pagar. Certa vez, minha mãe fez uma promessa e eu precisei ir à igreja pagar. Hoje, tudo isso são apenas doces lembranças de um passado distante.

Em 1983, aos 52 anos de idade, Dona Alice, minha querida avó, partiu, deixando apenas saudades e recordações. Eu estava com sete anos na época, e foi bem dolorido.

# Nice e o marinheiro

Dona Nice, minha mãe, nasceu também em Paudalho, em Recife. Sua infância e adolescência, assim como as da minha avó, foram muito difíceis. Ela era menina quando se afastou do pai biológico e praticamente não se lembra dele. Mãinha precisou comer sobras de comida da feira, dormir embaixo de uma carreta, e depois se mudou para uma cabana no mato. Era uma criança que não tinha brinquedo e possuía pouca roupa.

Ainda menina começou a trabalhar na casa de uma família, pois, com a mãe doente e constantemente internada, era a melhor solução, e também ela ficaria em segurança. Minha avó pedia para a patroa não deixar minha mãe sair sozinha ou com colegas, pois tinha medo de que algo lhe acontecesse.

No primeiro trabalho, ficou por dois anos, depois seguiu para a casa de outra família. Seu salário era o prato de comida e a cama. Para fazer suas refeições, precisava esperar todo mundo comer primeiro. E não era a mesma comida; para ela, como empregada, era servida uma comida diferente. Só podia sentar no canto da cozinha, e somente quando terminava todo o serviço da casa. Como não saía para passear, ou mesmo para retornar à casa da mãe, trabalhava muito e era explorada com muito serviço.

Essa casa ficava em Recife, perto do Comando Naval da Marinha. Todos os dias pela manhã, minha mãe varria o quintal, bem como a calçada da casa. Aquele horário coincidia exatamente com a saída dos marinheiros. Devido à sua beleza e o encantamento dos quinze anos de idade, chamava a atenção de todos os militares que por ali transitavam.

Em uma manhã ensolarada, o técnico de administração civil e oficial da Marinha, Joaquim (nome fictício), um homem bem mais velho, experiente, sedutor e charmoso, se aproximou de Nice e, com suas histórias cativantes, que somente um galanteador do Nordeste sabe contar, conquistou seu coração.

Joaquim dizia que minha mãe era muito bonita e encantadora. Apaixonado, passou a sair todos os dias no mesmo horário para vê-la. Sem se preocupar com a pouca idade de Nice, começou a se aproximar mais e mais, a cada dia com novos elogios, que amoleceram o coração da menina sonhadora.

Entre enaltecimentos e rápidas conversas, minha mãe começou a se iludir e a confiar em Joaquim. Ela se sentia atraída por ele, e todos os dias saía para varrer a calçada, sempre no mesmo horário, com o intuito de encontrá-lo. Para ela, menina simples e humilde que nunca teve um namorado, aquele homem era um príncipe encantado, e ela acreditava em cada uma de suas palavras. Em um determinado dia, ele conversou com a patroa da minha mãe e com minha avó para pedi-la em namoro, e só após isso eles puderam sair juntos. Minha mãe ficou encantada; ele a levava para passear de carro, comer nos restaurantes, e ainda a presenteava com roupas e outras coisas que ela nunca teve na vida. Para ela, isso era amor. Sua ingenuidade fascinava Joaquim, que a cada dia mais a desejava e queria se deitar com ela.

Homem bem cuidado, forte e bonito, ele aparentava menos idade do que os seus cinquenta anos. Minha mãe, aos poucos, foi se apaixonando por ele, acreditando que ele também a amava. Ele chegou a visitar Dona Alice, minha avó, no hospital, para pedir minha mãe em namoro. Para ela, era um sonho se concretizando.

No mesmo mês em que minha avó saiu do hospital, minha mãe completara 17 anos. Joaquim, então, a presenteou com uma viagem à praia em sua companhia. Era a primeira vez que Nice ia ver o mar. E, entre as promessas de amor, minha mãe se entregou naquela noite aos encantos do homem.

Menina inexperiente, ingênua e apaixonada, Nice pensava viver um grande amor. Nem sabia como era uma relação sexual. Minha mãe não tinha estudo, e não sabia das consequências de uma relação sem proteção; não tinha a mínima ideia de que poderia ter engravidado. E foi assim que ela engravidou de mim. Nasci na noite de 2 de março de 1976.

Meu pai era Técnico de Administração Cívica da Marinha, e viajava Brasil afora. Filho do último faroleiro do Atol das Rocas, onde viveu por anos com a família, Joaquim havia engravidado uma jovem de 17 anos de idade. Seu nome aqui no livro é fictício, pois nunca assumiu a paternidade. Era casado pela segunda vez. Do primeiro matrimônio, tinha seis filhos, e do segundo, mais cinco. Quando encontrava as filhas nas ruas da cidade, dizia a Nice que eram sobrinhas.

Minha mãe foi sempre uma guerreira. Criou os filhos e nunca viveu com os nossos pais. Eu e Alexandre somos filhos de Joaquim, e Michelle e Roberto são frutos de um relacionamento com Israel. Anos depois, Dona Nice já estava sozinha quando conheceu Gilberto, com quem também teve uma relação séria. Ele foi uma pessoa extremamente generosa e educada, que eu admiro muito.

Meu pai, o oficial da Marinha Joaquim, se aposentou e trabalhou por um período em órgãos municipais, e trazia atrações nacionais para a comunidade local. Homem respeitado, adorava ler, escrever poesia, tocar violão, ver futebol e beber cerveja socialmente. Era muito querido pelos amigos. Faleceu em 2002, aos 82 anos de idade.

# O caminhar dos meus tios

O tempo seguiu seu rumo, e os filhos da Dona Alice cresceram e se tornaram adultos. Um dia cada um seguiria o seu caminho, mas a família continuaria a ser marcada por sofrimento. Histórias que se repetem constantemente no Norte e no Nordeste do Brasil, onde a pobreza predomina e o povo sobrevive sem apoio.

Minha tia Clauzilda, bem mais velha que os irmãos, logo organizou a sua vida. Ingressou em um relacionamento sério com Ivanildo Apolinário de Santana e teve seis filhos, quatro meninas e dois meninos: Ivanise, Yara, Givanildo, Alice, Ivanildo e Iraquitan. Porém, a dor não ficou para trás e voltou novamente a bater em sua porta. Quatro filhos nasceram com problemas de saúde; três tinham problemas no coração e partiram antes de completar um ano de vida. A última a falecer foi Alice, chamada de Alicinha, aos cinco anos, com hidrocefalia.

Sua força ficou em seus dois filhos que sobreviveram, meus primos Ivanildo e Iraquitan. Eu e Ivanildo (Nido, como chamamos carinhosamente) éramos como irmãos. Fomos unidos também pelo leite de minha tia, que me amamentou durante muito tempo, pois minha mãe ficou doente e não pôde amamentar. Aos dezoito anos de idade, meu primo-irmão tornou-se pai das lindas Wanessa e Thalita. Do segundo relacionamento, teve mais dois filhos: Emanuel e Ezequiel. A família continuou crescendo. De uma relação extraconjugal, nasceu Igor Gabriel. Ivanildo um dia foi evangélico, e hoje é umbandista. Ele é o único que segue as tradições de nossa avó Alice. Está casado com Juliana, mãe da sua caçula, Carmen.

Iraquitan, carinhosamente chamado de Kitan, também é um primo amado. Sua primeira filha é Tainah. Ele se casou com Miriam Santana, com quem teve mais duas filhas: Ana Vitória e Beatriz. Passados dez anos, separaram-se, e hoje ele está casado com Joselita (Lita), e ambos comungam da fé evangélica.

Minha tia Clauzilda se separou de seu companheiro quando os filhos ainda eram crianças. Tempos depois, casou-se com Wilson, e decidiram adotar uma menina, a Patrícia, minha prima e amiga de infância, companheira, meiga e carinhosa. Quando adulta, também se converteu à fé evangélica. Casou-se e tem dois filhos desse matrimônio: Miguel e Brenda. Hoje mantém uma família feliz.

Wilson, marido de minha tia, tinha vários problemas de saúde, como no estômago e no coração. Aos 43 anos não resistiu e morreu por insuficiência dos órgãos. Quando jovem, já casado com minha tia, ele pegou a doença do rato, leptospirose, enquanto trabalhava em uma empresa de limpeza urbana como gari. Wilson ficou quase um mês internado, e depois disso sua saúde nunca mais foi a mesma. Ele era uma pessoa boa; era moreno, alto e magro. Para completar, sofria também de problemas psiquiátricos. Certa vez chegou a ficar internado em um hospital especializado em doenças psicológicas, com depressão profunda. Apesar de todas as dificuldades e problemas de saúde, meu tio tinha paixão pela filha Patrícia. Foi muito triste quando ele partiu.

Esse período da vida da minha tia não foi fácil. Ela passou por muitas dificuldades enquanto o senhor Wilson estava doente. Nos fins de semana eu passava na casa dela com meus primos, e amava quando a gente saía para pescar no rio. Fazíamos de tudo para sobreviver com honestidade e continuar no caminho correto.

Atualmente, tia Clauzilda está com 72 anos e ainda mora em Olinda. Tio Cláudio começou a trabalhar ainda muito jovem, como pedreiro, para ajudar em casa. Adulto, sofreu com a perda do filho e acabou por se entregar ao vício da bebida, tornando-se alcoólatra. Sofreu diversos acidentes enquanto estava alcoolizado. Um deles, bem grave, resultou em um rachamento craniano. Esse incidente trouxe ainda mais dor a ele e à família, ocasionando graves lesões ao cérebro, o que, em alguns momentos, o deixariam com a mente de uma criança. Hoje, aos 61 anos de idade, sofre de esquizofrenia e sentimento de perseguição. Aos 36 anos, vivia bêbado, e com o tempo se converteu à igreja evangélica, que frequenta até hoje. Mora na ilha de Fernando de Noronha, trabalhando como gari e aguardando sua aposentadoria.

Lembra-se do tio adotivo, o Jorge, que citei anteriormente? Bem, minha avó adorava participar das procissões da Igreja Nossa Senhora da Conceição, em Recife. No dia 8 de dezembro de 1969, surgiu à sua frente uma mulher descabelada e em pânico; seu semblante era de puro medo. Nos braços ela trazia enrolada numa manta uma criança de apenas sete meses, e segurava outra pela mão.

Essa desconhecida pediu que minha avó levasse aquele bebê, pois, caso contrário, o marido mataria os dois. A mulher carregava marcas de agressões por todo o corpo. Assim, do mesmo jeito que apareceu, de repente desapareceu. Colocou a criança no colo de Dona Alice e se foi. Minha avó avistou de longe a mulher entrando em uma casa que parecia abandonada; correu atrás, mas a mulher partiu e sumiu no meio da multidão. Desse modo surgiu mais um filho para minha avó e seu Alberto, meu avô de consideração.

Quando jovem, ele gostava muito do meu pai, e também queria ser marinheiro. Desse modo, meu tio adotivo pediu ajuda para ingressar na Marinha, e assim seguir carreira. Na Marinha, aprendeu a profissão de cozinheiro. Na época, Jorge foi morar na nossa casa, comigo, minha mãe e meus irmãos. Até hoje meu tio trabalha como cozinheiro; vive em São Paulo.

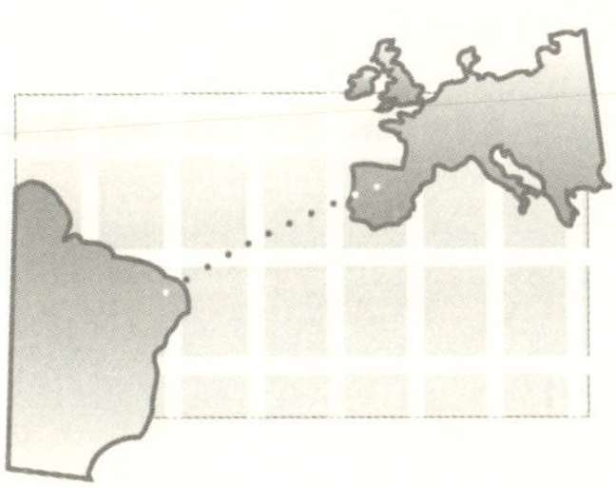

# Meus irmãos queridos

Como citei anteriormente, eu e Alexandre somos filhos de Joaquim, o homem que encantou minha mãe. Alexandre é um cara tranquilo e reservado. Gosta de beber cerveja para relaxar. Honesto, trabalhador e de poucos amigos, mas fiel a todos eles. Ele nunca quis saber do nosso pai, e minha mãe também nunca teve muito contato com ele. Preferiu se afastar por não concordar com o rumo da história. Sua revolta sempre foi por Joaquim não nos ter assumido e nem ajudado aos filhos, mesmo vendo a situação em que vivíamos.

Alexandre é um irmão querido, e temos uma ótima relação. Quando falo do meu irmão, costumo dizer que viemos da mesma "gema do ovo". Hoje ele está com 42 anos. Não se casou, mas teve o Thomas Roberto de um breve relacionamento. Ele também vive em Fernando de Noronha.

Meu irmão Roberto é o nosso galeguinho querido, com olhos azuis que às vezes se tornam verdes. Sempre foi uma criança amável e educada, chegava a ser ingênuo muitas vezes. As pessoas sempre elogiaram os seus lindos olhos. Converteu-se à fé evangélica. Do primeiro casamento, teve a filha Sarah. Casou-se novamente e vive bem com sua atual esposa. Atualmente está com 41 anos.

Michelle sempre foi o nosso xodó, motivo de alegria desde o nascimento. Sempre teve o caráter forte e foi muito travessa. Menina de pele bem clara, como o pai, mas sem os mesmos olhos claros: os dela são escuros e pequenos. Foi a primeira da família materna a se converter à igreja evangélica, com apenas treze anos. Formou-se em enfermagem. Casou-se com Adaílton, com quem teve duas lindas filhas: Letícia e Lorena. Hoje é uma excelente mãe, aos 37 anos de idade.

# Quando cheguei ao mundo

No carnaval de 1976, no centro de Recife, minha mãe começou a sentir as contrações e seguiu para a maternidade. Lá eu nasci, muito cabeluda, com lindos fios negros como a escuridão da noite, como conta minha mãe. Quem nos buscou na maternidade foi meu pai, que nos levou para a casa de vó.

Alguns dias depois do meu nascimento, ela ficou muito doente, sem forças e com a saúde abalada, e não conseguiu me amamentar. A sorte foi que tia Clauzilda ainda tinha leite, pois seu filho Ivanildo, de um ano, ainda mamava. Ela produzia tanto leite que supria a minha necessidade e a do meu primo. Tia Clauzilda foi muito boa para nós e sempre demonstrou muito boa vontade. Quando minha mãe melhorou, ficou feliz em me amamentar novamente, porém já não produzia muito leite.

Meu pai foi quem escolheu meu nome, Angela, mesmo não colocando o seu sobrenome em minha certidão de nascimento. Depois disso, Joaquim nos visitava cada vez menos. Um dia chegou à nossa casa e propôs que ela me colocasse para adoção. Dizia que seria melhor para mim. Como ele podia ter certeza disso? Meu pai conhecia uma família com boas condições financeiras que poderia me dar uma boa escola, assistência médica e tudo que eu precisasse. Minha mãe obviamente não aceitou; ela dizia:

— Ela vai crescer ao meu lado, na pobreza, comigo, pois eu fiquei nove meses com ela na minha barriga e pari, e não doarei minha filha.

Meu pai sumia, e quando ressurgia dizia para minha mãe ir até o escritório da Marinha para pegar dinheiro para o leite. Diversas vezes minha mãe me levou no colo para pegar a quantia oferecida por ele, porém esperávamos horas até sermos atendidas, mesmo marcando horário para encontrá-lo.

Às vezes dizia que não tinha o dinheiro, o que deixava minha mãe muito chateada. Uma vez, por causa dessas atitudes, mãinha derrubou as coisas da mesa de trabalho dele e disse que não queria mais saber de sua mínima ajuda. Mas o tempo passava e ele voltava com a mesma conversa. Joaquim sempre conseguia convencê-la a ficar.

# Um passeio pela infância

Dos meus primeiros anos de vida, da sagrada infância, eu tenho boas e diversas lembranças: a escola, a igrejinha que marcou a minha vida e as brincadeiras com meus primos e amigos. O bom de ser criança é o poder de ver as coisas boas que acontecem, por menores que pareçam ser.

Era uma época deliciosa. Meus primos moravam próximo da casa em que eu vivia com a minha avó. Era uma troca constante: eu adorava ficar com a minha avó e fazer-lhe companhia. Nunca me esqueço dos momentos em que eu me sentia fraca e minha avó pegava uns galhos de uma planta, da qual não me recordo exatamente o nome, e rezava por mim para tirar o mau-olhado. Batia com os galhos no meu ombro, na minha testa e até mesmo no meu peito. Lembro-me de ela dizer que tudo aquilo ia passar em breve. E passava, sempre passava. Eu achava engraçado e na época não entendia o que era o tal do mau-olhado, mas confiava no que ela me dizia, porque sua crença era muito forte.

Apesar dos bons momentos, alguns problemas inesperados sempre ocorriam. Aos dois anos de idade, apareceu um abscesso enorme na minha bochecha esquerda. Era assustador, e todos ficaram apavorados, a ponto de minha mãe avisar ao meu pai. Com isso, eles me levaram ao hospital. Apesar de não ser nada maligno, precisava operar, e assim foi feito. Quando recebi alta, meu pai me carregou até o carro dele e me colocou no colo da minha mãe.

Nessa mesma época, dois meses após meu aniversário, minha mãe daria à luz ao meu irmão Alexandre. Quando ele nasceu, as coisas continuavam bem difíceis, mas por sorte minha mãe tinha leite para amamentá-lo. Parecia um momento mágico, embora logo em seguida, meu pai, que estava tão próximo de nós, sumisse novamente. Dessa vez, era definitiva a decisão: a relação dos meus pais havia acabado. Em 1978 fui batizada, e tenho até hoje a fotografia, que foi a primeira foto da minha vida.

Lembro-me de quando eu tinha três anos e meu pai me levava para a casa dele para visitar a esposa e os outros filhos. Eu tive a oportunidade de conhecer todos os meus irmãos por parte de pai. Os irmãos do primeiro casamento dele já eram adultos na época. Ele se separou da esposa com quem se casara no civil. Com a segunda mulher ele não formalizou a união, porém mantinha um relacionamento sério. Eu gostava de visitar os meus irmãos, mas minha mãe não gostava. Ela dizia que ele chegava com uma lata de leite, me levava para passear e depois sumia por um bom tempo, e isso não era justo com ela e os filhos.

Passei muitos momentos de alegria brincando com os meus primos. Quando minha tia Clauzilda se mudou do nosso bairro com a família, foi quando começaram os nossos passeios. Era bem interessante, pois ela foi morar no bairro Santa Casa, em Olinda, cerca de 30 quilômetros de nossa casa. Lembro que construíram uma casa de taipa em uma ladeira. Nesse local, tia Clauzilda e tio Wilson adotaram a minha prima Patrícia. Éramos crianças muito unidas e sapecas. Eu e meus primos brincávamos sempre juntos. Corríamos, pulávamos e subíamos nas árvores. Diariamente aprontávamos alguma coisa.

Com quatro anos de idade, na Rua da Mata, foi lá que me recordo de ter uma infância feliz. Mãinha foi trabalhar fazendo limpeza e servindo café e lanches para os funcionários do Bradesco. Minha avó, com suas amizades, havia conseguido esse trabalho para ela, e ainda cuidava dos netos. Recordo-me de que havia uma vizinha que escutava constantemente uma música do Alceu Valença, "Morena Tropicana". Apesar de ser uma linda música, me deixava triste, pois via meus amigos com suas mães e eu morrendo de saudade da minha, que saía de casa por volta do meio-dia para trabalhar e só retornava à noite.

Tempos depois, minha avó também se mudou para Porta Larga, uma região perto do aeroporto de Recife. Era bem diferente; a casa ficava próximo à pista de decolagem. Foi nesse local que vi pela primeira vez um avião. Quando decolava, podíamos vê-lo passando, os pneus sendo recolhidos, entrando no avião, e o chão tremendo. Para mim, uma criança, era assustador e ao mesmo tempo curioso. Eu adorava visitá-la. Minha mãinha, certo dia, nos levou para ver o avião de perto no aeroporto. Ele era enorme e impressionante.

Nessa mesma época de mudanças e visitas aos parentes, minha irmã Michelle nasceu, e eu e vó fomos visitá-las na maternidade. Quando chegamos à recepção, o segurança não me deixou ir com a minha avó até o quarto onde elas estavam. Ela até tentou convencê-lo, mas não teve jeito, minha entrada não foi permitida. Então fiquei sentada em uma cadeira, segurando a sacola com documentos dela. Lembro que ela enfatizou o pedido para que eu não a largasse de jeito algum. Ainda me disse para não falar com ninguém, e se alguém tentasse se aproximar de mim, que eu chamasse o segurança. Fiquei em pânico; tinha pavor de estar sozinha. Mas minha avó seguiu com a visita no hospital.

Fiquei vinte minutos ali aguardando minha avó, mas pareciam horas. Quando ela retornou, olhei para ela e comecei a chorar. Já estava apavorada e ainda não tinha visto mãinha. Quando saímos do hospital, minha mãe, que estava em um quarto próximo à saída, me viu e me chamou. Ela subiu em uma cadeira e me mostrou minha irmã. De onde eu estava só dava para ver o cabelinho preto de Michelle. Fiquei muito feliz em vê-las juntas ali. Falei prontamente que estava com muita saudade, e mãinha me disse:

— Logo estarei em casa contigo. Seja obediente com sua avó!

Sr. Israel ficou feliz por ser uma menina. Entusiasmado, ele veio contar que a nossa mãe tinha chegado da maternidade, e saímos todos eufóricos para vê-las. Quando vimos nossa maninha pela primeira vez em casa, ela estava mamando tranquilamente. Era bem branquinha e muito meiga, e tinha olhos pequenos iguais aos do Israel. Eu me senti muito feliz ao lado daquela bebezinha. Gostava de ver minha mãe cuidando dela com tanto carinho. Comigo não era diferente, eu sentia prazer em estar com ela, nunca senti ciúme. Ela tinha lindas roupas: casaquinhos de crochê, calcinhas com babados, e ainda havia os laços que mãinha colocava em seu cabelo. Ela parecia uma boneca.

No nosso minúsculo quarto, arrumamos tudo direitinho para caber o berço de Michelle. Tudo era lindo. Admirávamos todos os seus movimentos e aprendizados. Adorávamos vê-la crescer. Olhar a dedicação do Israel por ela era fascinante. Por vezes eu tive a sensação de ele ser o meu pai. Realmente acreditei nessa história, e muitas vezes realmente desejei que fosse. Tempos depois, Israel foi embora, mas aparecia para ajudar financeiramente; sempre levava comida para nossa casa. Nessa mesma época meu pai não foi mais nos ver, e eu, ainda muito pequena, acabei me esquecendo dele por um tempo.

Minha mãe era uma pessoa muito sofrida, severa e estressada. Lembro-me de vê-la triste diversas vezes. Éramos crianças levadas, e por ela estar sempre nervosa, comecei a apanhar desde cedo. Ela exigia responsabilidade da minha parte desde minha primeira infância. Quando ela saía para trabalhar, eu e meus irmãos sentíamos muito medo. Ela sempre colocava alguém para nos vigiar e deixava claro que, se precisasse, podia bater. O medo nos acompanhava até na hora de deitar, já que eu e Roberto fazíamos xixi na cama. Não queríamos apanhar mais.

Como já mencionei, diversas vezes saí com minha vó para vender quadros. Ela gostava quando eu ia, porque as pessoas gostavam de comprar o quadro que eu dizia que era o meu preferido — as pessoas não resistiam ao encanto de uma criança. Essas peças traziam a figura de Jesus e de santos. Eu falava que era o meu preferido para ajudar a vovó a vender, mas no fundo eu não gostava daquele quadro de

Jesus com as mãos furadas e o coração machucado, pois me fazia muito mal olhar para ele. Para mim era o pior quadro, e eu realmente não entendia por que as pessoas preferiam tanto um quadro de dor.

As pinturas de que eu realmente gostava eram as paisagens. Lindos campos, fazendas e cachoeiras. Também tinha outra muito bonita de Santa Luzia, linda, com um olhar meigo. Eu ficava admirando-os, e minha vontade era entrar naquelas paisagens.

Outra recordação que não sai da mente é a do centro de umbanda. Lá ela recebia entidades e eu ficava sentadinha quieta, só olhando. Às vezes ela era meiga, e de repente mudava para uma aparência brava, rodava a saia e dançava sem parar. Era estranho, não entendia tudo aquilo que acontecia.

O mais engraçado, lembrando hoje, era quando eu sentia vontade de ir ao banheiro. Saía correndo em direção à minha avó, puxava sua saia e dizia que queria fazer xixi. Estranho que ela me olhava e não me reconhecia, mas sempre aparecia uma boa pessoa que me pegava pelo braço e me levava ao banheiro. Com o tempo comecei a compreender e respeitar a crença dela.

Durante a infância, assisti respeitosamente a vários rituais da minha avó, e seguia tudo o que ela me havia ensinado. Às vezes as entidades falavam comigo e até me abraçavam. Outras vezes, colocavam mel na minha boca ou uma banana amassada no chão, em cima da folha de bananeira. Eu gostava e nunca recusava.

Uma vez fomos fazer oferenda no mar. Vó levou um barquinho com velas e alguns utensílios para a deusa do mar; ela dizia que a deusa gostava. Pediu para eu dar um beijo no barquinho e me disse: "A deusa do mar é sua mãe, por isso você gosta tanto da água." O que eu queria mesmo era ficar com o barquinho da deusa, mas minha avó não deixou. O barquinho seguiu seu caminho pelas águas do mar com os pedidos de sempre: saúde e ajuda para sobreviver.

Um dia, caminhando pela rua, ouvimos alguém gritar:

— Macumbeiros, vocês vão para o inferno!

Não entendi nada, e na mesma hora quis saber o que era o inferno. Minha avó explicava que isso era a falta de respeito de algumas pessoas com as outras. Ela sempre ressaltava a importância do respeito, e que, por mais que não gostássemos de uma coisa ou atitude, não deveríamos criticar ou ofender. Apenas respeitar. Dizia-me: "Quando respeitarmos também seremos respeitados", mas se isso não acontecesse deveríamos manter nossa postura respeitosa. Ela era sábia.

Nossa vida era difícil, mas o feijão na casa de vó nunca faltou. Ela colocava uns matos, que não sei o que era, mas que davam um sabor maravilhoso. Eu gostava de comer sua comidinha: feijão, arroz e farinha. Minha querida avó colocava o nosso almoço em um prato só, e nós duas sentávamos no batente da porta para comer. Nesse momento eu era tão feliz! Ela misturava a comida e fazia bolinhos com a mão, colocava um na minha boca e outro na dela. Não comíamos com talheres, era sempre com a mão. Era tudo tão saboroso que só de lembrar dá água na boca! *(Risos)*. Nem precisava ter carne; o feijão misturado com o restante da comida, amassado na mão da vó, era maravilhoso. Às vezes tinha carne seca, e aí sim, ficava imbatível!

Minha avó fazia arroz-doce. Eram sempre dois pratos do branco e um do amarelado. Achávamos que ela fazia o amarelo com azeite de dendê. Contudo, ai daquele que tocasse nos pratos! Eles eram colocados no chão, depois ela acendia velas, colocava mel por cima, e a oferenda estava pronta. Quando aquele doce caía no chão, nem formiga chegava, era impressionante. O dia seguinte era o melhor. Minha avó fazia os rituais e depois nos colocava sentados no chão. Era o momento de comer aquela delícia; eu amava...

Tenho outra recordação muito importante para mim, que também marcou um bom período da minha vida. Vó, mãinha e minha tia dançavam na escola de Maracatu "Estrela Brilhante". Eles se apresentavam pelas ruas de Recife durante o carnaval. A tradição existe até hoje e é emocionante de ver. As roupas eram saias rodadas, enormes e brancas, um lenço na cabeça e uma blusa bordada, cheia de babados. Minha mãe sempre me arrumava para eu ir com elas. Chegou a costurar a minha roupa: saia com pontas e um top do mesmo tecido, tudo com muito brilho. Fiquei muito feliz!

Enquanto elas dançavam na apresentação, eu ficava com uma vizinha, que me segurava pela mão e caminhava comigo pelas calçadas. O grupo ficava protegido por uma corda, e havia policiamento para abrir caminho para os dançarinos. Certa vez, quando elas estavam se apresentando para os juízes, um policial me empurrou para abrir espaço na rua. Aproveitei o momento, passei por baixo da corda e corri em direção à vó. Quando parei ao lado dela, comecei a dançar e a rodar como as baianas. Os dançarinos me olhavam e diziam:

— Vejam! A neta de Alice dançando!

Um policial veio em minha direção para me tirar do meio do grupo, mas os dançarinos disseram para ele me deixar ficar. Todos riam muito e diziam:

— Roda, Angela! Roda!

Foi um momento inesquecível. Ao fim da dança, eu fui paparicada pelos amigos e pela minha família. Estava muito feliz e cansada. Seguimos para o pátio da igreja para descansar. De tão exausta, dormi nos braços das mulheres da minha vida, um pouco no colo de vó, depois com mãinha e, por fim, minha tia. O colo mais gostoso era da minha avó; sem dúvida o cafuné na cabeça era inebriante, e eu desmaiei de sono.

A infância é marcante na vida de todo ser humano, seja com lembranças boas ou ruins. Eu sempre quis ter uma festinha de aniversário, podia ser aquelas que somente têm um bolo, sabe como é? Mas minha família não cozinhava em fogão, não tínhamos um forno, e nem dinheiro. Ambas as situações impediam de comemorar os aniversários da família. Mas, apesar disso, nunca me senti infeliz.

Quanto aos meus avós paternos, não cheguei a conhecê-los. O que eu sei sobre eles era o que meu pai falava. Eu gostava quando ele contava a história do meu avô e do Atol. Meu avô era conhecido como herói em Pontas de Pedra. Ele era tão querido na região que o nome dele consta no museu da cidade e colocaram um busto dele na praça. Seus feitos viajaram e seu nome aparece até em Fernando de Noronha. Mesmo não o conhecendo, sinto orgulho do meu avô.

O Atol[1] foi tão importante que ficou marcado na história local. Durante séculos, ele era tido como um empecilho aos navegantes que haviam localizado o chamado "Novo Mundo". As águas são rasas e os acidentes com os navios eram constantes. Em 1881, foi construído o primeiro farol no local.

A região é um verdadeiro berçário natural. Ocorre reprodução de baleias, golfinhos e tubarões. Hoje o Atol é uma reserva natural, e para a conservação da biodiversidade, a gestão do local é feita pelo Instituto Chico Mendes.

Em 1914, o farol do Atol passou a ser automático. Porém, anteriormente, diversos faroleiros trabalharam na região. Muitos desses homens foram verdadeiros heróis anônimos que viviam no local com suas famílias e passavam grandes apuros. Viviam sob um sol causticante, mas por vezes enfrentavam muita chuva e frio. A vigília noturna precisava ser diária, e os faroleiros não podiam esmorecer. Era total o isolamento no meio do oceano.

Vários faroleiros passaram no Atol das Rocas e sofreram dificuldades durante a estadia, inclusive o meu avô, Virgílio Francisco Ramos. Reproduzo abaixo um pequeno trecho do blog Aurelio Schmitt, Atol das Rocas, 2012.

*"Outro que sofreu com a falta de recursos, foi o faroleiro Virgílio Francisco Ramos, isto em abril de 1913. Achava-se ele com a família quando o navio que fazia o serviço de abastecimento, de dois em dois meses, atrasou-se. Mas antes disso, Virgílio e sua família tiveram que lançar mão*

---

[1] Ilha oceânica em forma de anel com estrutura coralínea e de outros invertebrados, constituindo em seu interior uma lagoa. Um atol começa pela formação de um recife costeiro de corais ao redor de uma ilha vulcânica.

*de peixes e ovos de pássaros, os quais foram os alimentos nos primeiros quinze dias. Contudo, passando este tempo, os seus organismos se ressentiram e iniciou-se para eles um novo período de angústia. Felizmente, um navio inglês, que passando ao largo, foi contactado por Virgílio através de sinais, ao hastear as bandeiras do Código Internacional de Sinais, solicitando socorro. O navio então rumou em direção das Rocas, onde veio fornecer-lhe carne em conserva, arroz e açúcar. O faroleiro entregou ao capitão inglês uma carta endereçada às autoridades de terra, pedindo imediata providência. Logo o navio da Marinha Benjamin Constant, transportou para as Rocas os víveres que o faroleiro e sua família tanto necessitavam. A história conta que esta teria sido a última família a morar ali, e que resolveram voltar para Noronha, quando da automatização do farol." (https://aurelioschmitt.blogspot.com/2012/01/atol-das-rocas-um-pedacinho-do-brasil.html)*

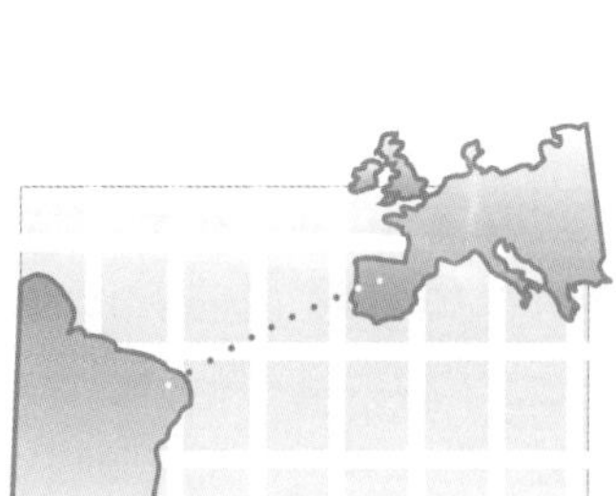

# Casa da infância

Tenho lindas lembranças da minha casa. A nossa quitinete era um lugar mágico. Lá me sentia segura com a minha mãe e meus irmãos. Brincávamos muito na frente e no terreno ao redor. Divertia-me muito e não me importava se era um lugar humilde, pequeno, ou um palácio — o importante era estar feliz.

Tenho também ótimas lembranças dos meus vizinhos: Cristiana e seu irmão Régis, meus melhores amigos. Às vezes eu e Régis confundíamos as coisas e imitávamos os adultos. Trocávamos inocentes beijinhos quando brincávamos de esconde-esconde. Eu gostava de fazer muitas coisas: pular corda, jogo da palavra, fazer bolo de areia, catar tanajura para assar e comer, subir nas árvores para pegar frutas ou não; eram tantas brincadeiras... Costumávamos brincar e correr no sítio que ficava atrás da casa deles. Havia muitas árvores e eu adorava subir bem alto, escalando os galhos. Sentava em um deles e sentia o vento soprar meus cabelos e acariciar meu rosto. Era muito bom, me sentia em estado meditativo. Hoje entendo essa sensação.

O mais interessante era que eu confiava na árvore, me sentia segura, pois ela estava presa ao solo. O vento me trazia sempre um cheiro novo, parecia que falava comigo, eu amava tudo isso. Eu não contava isso para ninguém, mas minha avó era intuitiva e sempre me dizia que a natureza falava conosco. Entretanto, sempre acordava desse instante mágico com um grito. Por vezes da minha mãe preocupada, outras, de algum vizinho que estivesse tomando conta da gente. A frase sempre era a mesma.

— Desce daí, Angela!

Apesar de ter uma infância boa, com muita dificuldade financeira, mas com sabor de felicidade, eu e meus irmãos sonhávamos em ter uma TV em nossa casa. Entretanto, sabíamos que seria quase impossível. A modernidade tinha chegado à casa de nossa vizinha. Dona Maria, mãe do Régis e da Cristiana, agora tinha um lindo aparelho de TV em sua sala. Era incrível e maravilhoso de ver. Por sorte nossa vizinha era muito generosa e deixava a porta aberta para que eu e meus irmãos pudéssemos assistir aos programas e filmes. Lembro-me bem de que aquela porta era antiga e partida ao meio; a parte de baixo ficava fechada e a parte de cima ficava aberta. Ficávamos todos em pé, do lado de fora, assistindo à programação. Mesmo assim estávamos satisfeitos, afinal, nosso objetivo era ver a televisão.

Em uma complicada situação financeira, não é possível dar para os filhos muitos brinquedos, mas eu me contentava com o que ganhava dos filhos da patroa de minha mãe. Apesar de nunca ter sido apegada aos brinquedos, achava alguns bem interessantes. Mas o que eu gostava mesmo era de brincar no quintal, conversar com minha amiga Cristiana e cuidar das galinhas, principalmente da Cristina, minha galinha de estimação. Eu gostava tanto dela que pedia à minha mãe para deixá-la dormir na minha cama, mas é claro que minha mãe não permitia.

Cristina foi meu animal de estimação favorito, além do cachorro que eu tinha. Todos os dias, quando eu chegava da escola, a galinha vinha me ver. Em um determinado dia, cheguei em casa e Cristina não apareceu. Fiquei preocupada e achei muito estranho. Fui guardar minha mochila e lavar as mãos; afinal, o almoço já iria ser servido. Olhei para o prato e havia frango guisado. Peguei a coxa e comi. Quando dei a primeira mordida, percebi que era a Cristina, que não tinha aparecido para me saudar. Esse foi um dia muito triste para mim.

Como toda criança, eu gostava de contar e de ouvir histórias, principalmente as inventadas. Minha tia Clauzilda adorava contar aquelas que nos causavam medo; ela se divertia com o nosso pavor. Ela acendia e apagava o fósforo para ficar somente a brasa. Em seguida o colocava dentro da boca para que iluminasse suas bochechas e mostrasse a dentadura. Eu e os meus primos tínhamos muito medo. Eu cobria a cabeça com o lençol para me esconder. Para minha tia, era divertido assustar as crianças. Ela acendia a luz e saía rindo.

Eu tinha alguns medos na infância além desse, como do escuro e de ficar sozinha sem luz. Também tinha medo de cachorro, das coisas desconhecidas, de tomar vacina, mas tinha um que era talvez o maior de todos: o de perder minha mãe.

Mãinha tinha uma única amiga, na qual ela confiava plenamente, e assim se mantém até hoje. Celina era como se fosse da família, e eu a chamava de tia. Mulher bonita, de pele morena, alta, forte e com os cabelos bem negros. Lembro perfeitamente de sua alegria e suas risadas. Ela tem quatro filhos: duas meninas e dois meninos, hoje todos adultos. Sua filha mais velha, Cristiane, era quem me levava ao posto de saúde para tomar vacina, pois minha mãe trabalhava e não tinha como fazer isso. Era uma menina muito carinhosa comigo.

Certa vez, nós estávamos na fila para a vacinação e eu escutava as outras crianças que entravam na sala para a aplicação, chorando e gritando. Fiquei morrendo de medo. Cristiane devia ter em torno de 16 anos. Ela percebia que o meu medo crescia, então segurava os meus ombros e tentava me distrair contando alguma história. A fila andava e eu ficava mais próxima de ser furada com aquela vacina. O medo crescia horrivelmente, e quando eu estava a dois passos de entrar na sala de vacinação, ouvi chamar o meu nome. Então me soltei de Cristiane e saí correndo desesperada.

O pior é que ela ficou durante horas na fila comigo. Esse posto ficava bem cheio, pois atendia pessoas vindas de diversos bairros. A pobre Cristiane saiu correndo atrás de mim, mas me escondi. Ela conseguiu me encontrar e eu só gritava que não queria tomar vacina. De tanto gritar, Cristiane desistiu e me levou de volta para casa. O resultado do meu desespero é que a deixei preocupada à toa, e não adiantou nada. No dia seguinte minha mãe me pegou pelo braço e me levou para me vacinar. Chorei mais do que tinha direito. Esse posto ficava em frente à maternidade em que nasci.

Um fato lamentável aconteceu na vida da querida Cristiane, filha de Celina. Um caminhão perdeu a direção e subiu na calçada onde ela esperava o ônibus. Morreu na hora, tão jovem, tão cheia de vida. Foi a segunda morte que ocorreu sem explicação para mim. Sem despedida. Celina ficou profundamente triste com a morte da filha. Vivia à base de calmantes. Nós, ainda pequenos, víamos os adultos reunidos, muito choro e lamentos, e não entendíamos aquela dor e o vazio. Cristiane era muito boa. Certamente hoje é um anjo onde estiver.

Do outro lado da rua tínhamos uma vizinha cigana, chamada Socorro. Mulher de pele muito clara e cabelos pretos. Ela é a mãe das minhas amigas Petinha e Boneca. Os nomes das meninas, ao certo, eu não lembro, pois faz muitos anos que não as vejo; sei dos apelidos apenas. A casa delas ficava em frente à dos meus amigos Cristiana e Régis. Dona Maria, a mãe deles, era uma mulher muito reservada e gostava de ficar dentro de casa. Já a mãe das meninas, Dona Socorro, era comunicativa e gostava de conversar. Era bem conhecida no bairro.

Em frente à casa da cigana havia uma árvore de carambola bem grande. Ela pegava as frutas e fazia suco para todas as crianças. Dizia que era muito saudável. Socorro tinha uma irmã que morava no *quarto* ao lado do nosso. Do outro lado, foi morar Zé Preto, com a esposa Gorete e quatro filhos. Logo ficamos amigos dos meninos. Ana, a filha mais velha do casal, ficou minha amiga e mantivemos a amizade até hoje. Uma família humilde e exemplar.

Quando minha mãe alugou outro lugar para morarmos no mesmo bairro, em Aguazinha, fiquei triste por estar longe dos meus amigos. Aquele lugar era o meu paraíso e agora eu estaria a três ruas do antigo endereço. Parece simples hoje, mas para uma criança é doloroso. Como iria brincar no quintal deles? Como faria para subir nas árvores? E as brincadeiras em grupo? Meu voto era não, mas fui vencida; mãinha alugou e nos mudamos. Mãinha, sempre esforçada, trabalhava muito para tentar nos dar uma vida melhor.

O bom foi que dessa vez não era um quarto para todos. Era uma fileira de quartos alugados, uma casa dividida ao meio. Minha mãe alugou a parte da frente. Lá tinha quarto e sala, e deu até para convidar o tio Jorge para morar conosco, após minha avó falecer. No quarto, tinha uma cama de casal, outra de solteiro, um beliche e um guarda-roupa. Na sala, uma mesa, fogão e um armário amarelinho que fazia conjunto com a mesa. Todos nos ajeitamos em camas, e tinha espaço para todo mundo.

No quintal havia um pé de carambola, a poucos metros. Do lado direito da porta, na lateral da casa, tinha uma mesa onde mãinha colocava a bacia para lavar a louça e as roupas. Só precisávamos dividir o espaço do quintal. Eles chegavam à área externa pela porta dos fundos. Do lado esquerdo da casa tinha um pé de maracujá e um pé de bucha. Eu adorava porque pegávamos os maracujás para fazer suco, era muito bom. Do lado direito tínhamos uma vizinha que vendia picolé, e como o terreno da nossa casa era aberto para o dela, na área onde mãinha lavava os pratos, dava para ver as pessoas transitando. Rolavam altas conversas entre ela e minha mãe enquanto lavavam roupa.

Na árvore de carambolas, eu me balançava nos galhos e minha mãe sempre reclamava e me mandava sair dali. Certo dia chegamos em casa e fui saudar a minha querida árvore. Comecei a me balançar nos galhos e, de repente, escorreguei nos galhos molhados; caí e fraturei os dois pulsos. Só fomos ao médico no dia seguinte, quando já estava bem inchado. Na hora da queda, segurei a dor para não dar razão à minha mãe; mas como sempre, ela disse:

— Não te falei?

O resultado foi que precisaram engessar os dois pulsos.

No fundo do terreno ficava o banheiro. Era tão longe que dava até medo de ir. Eu era uma criança medrosa. Havia apenas uma privada sem tampa e um cano como chuveiro, mas as crianças tomavam banho na torneira ou de cuia, no quintal, ao lado da mesa, onde lavávamos os pratos e as roupas. Quase nunca usávamos o banheiro que ficava atrás. Só tomávamos banho lá se mãinha ficasse olhando, pois o medo era grande. Além do mais, aquele cômodo era compartilhado, e nem sempre eles limpavam corretamente depois de usar.

Nesse quintal havia diversas árvores não frutíferas. O terreno era tão grande que encontrava a rua de trás. Em frente à nossa porta havia uma casa de taipa onde morava uma senhora seguidora do candomblé. Lá era bem escuro, e sua porta sempre estava meio aberta. Lembro-me de cada um dos meus vizinhos. Também próximo dali, morava o Léo; ele era o "dono do pedaço", como as pessoas diziam. Não tinha medo de nada. Se fosse preciso, passava com o seu cavalo por cima de qualquer um. Ele não mexia com ninguém, mas não admitia ninguém na sua área.

Voltando às traquinagens que aprontávamos... Um dia estávamos brincando no quintal e Alexandre jogou areia nos olhos de Michelle sem querer. Fui correndo atrás do tio Jorge, que estava na casa da namorada a alguns quarteirões de casa. Cheguei ofegante, mas ficou tudo bem. Tio Jorge levou Michelle ao médico e no caminho encontrou minha mãe.

# Vida de estudante

Meu primeiro contato com a escola foi no jardim de infância, que era a preparação para o ensino fundamental I, na época chamado "primário". A educação era rígida naquele tempo. A professora cobrava educação e estudo dos alunos da forma que acreditava ser a melhor. Ela sempre chamava a minha atenção, e até batia com a régua na palma da minha mão. Dizia:

— Escreva com a outra mão, Angela!

Logo depois da bronca eu começava a escrever com a mão esquerda, o que para ela era errado. Novamente apanhava com a régua. O que eu podia fazer? Ela não entendia a minha vontade de escrever com a mão esquerda. Graças a Deus, hoje os professores entendem as pessoas canhotas, mas então fui obrigada a escrever com a mão direita.

Fui para um colégio no bairro do Beberibe, perto da igreja onde fui batizada, de frente à feira livre onde minha mãe pegava os restos de verduras na sua infância. A escola nova era bem maior que a anterior.

Ali serviam lanches deliciosos, que eu amava: mingau com canela, mel de engenho com farinha, sopa de macarrão, entre outros. Isso quando tinha lanche, pois havia época em que não havia nada para comer. O bom era que eu me sentia bem alimentada para estudar. Lembro-me de uma vez que saí para estudar sem comer nada e sem beber café; em nossa casa não havia nenhum alimento, Na noite anterior nosso jantar fora cuscuz em um copo de café, pois ao molhar o cuscuz no café ele crescia de tamanho e ajudava a alimentar, já que era muito pouco para cada um.

Pela manhã, mãinha conseguiu arrumar um dinheirinho e foi ao supermercado. Aproveitou e levou um lanche para mim, um pão doce, que eu amava. Quando avistei minha mãe, me alegrei e comi o pão. Minhas forças logo voltaram e eu estava pronta para estudar e esperar a hora da refeição na cantina. Minha mãe foi uma heroína ao me salvar naquele momento tão delicado.

Minha primeira amiguinha na escola foi a Vanessa. Eu a achava bem estranha; ela sempre dizia que conversava com o diabo e me explicava como era. Pois bem! Certa vez me viu com um docinho na mão e veio me contar que o diabo queria o meu doce. Fiquei com medo e indignada.

— Poxa! Por que o diabo quer o meu doce? — perguntei.

— Porque o diabo não tem dinheiro, Angela. Ele me mostrou uma nuvem escura e disse que se você não der o doce, ele vem te buscar.

Adivinha o que aconteceu? Dei o meu doce para ela. Às vezes eu queria me afastar dessa menina, mas o medo do diabo me impedia. Na realidade ela era muito esperta e tirava vantagem com essa história. E assim fomos amigas até a 3ª série, ou melhor: eu a tolerei por medo, e depois nos afastamos.

Sempre fui uma boa aluna, e constantemente tirava boas notas. A professora gostava muito de mim; eu sempre estava perto dela para ajudar a rodar os desenhos em uma máquina estranha, que fazia milhares de cópias. Era impressionante, era só eu rodar a manivela que as folhas copiadas iam aparecendo. E quer saber? Eu fazia isso com muito orgulho. Depois dizia que ajudei a professora a fazer o trabalho da turma, e assim ela teria tempo para fazer as outras coisas.

Por vezes, fiz as cópias na hora do intervalo. Era muito prazeroso. Eu gostava de estudar, desenhar, pintar e também de ajudar. Normalmente chegava em casa com as tarefas da escola já concluídas. Pelo que me lembro, comecei a ler na 2ª série, e isso me deixava muito feliz, pois, como minha mãe não sabia ler, eu, ainda pequena, lia as histórias para ela. Era magnífico!

Bem, apenas para ilustrar para quem é mais jovem. A máquina à qual me refiro se chamava mimeógrafo. Foi o protótipo de uma impressora inventada por Thomas Edison, nos Estados Unidos, em 1887. Com o tempo, ele foi modernizado e, em 1938, foi criada a primeira impressora, por Chester Carlson. Em 1953, ela se tornou de alta velocidade, mas o mimeógrafo resistiu nas escolas até a chegada de um modelo mais popular. No fim da década de 1980 foi que surgiu uma impressora para uso caseiro, mas ela demorou a fazer parte da vida cotidiana das casas e das escolas mais humildes.

Eu adorava brincar com os amigos, como a maioria das crianças. Na escola, gostava de esconde-esconde e de pular de cima dos bancos de cimento que havia na lateral do terreno, perto do muro. A escola era bem segura, ficava fechada para a segurança dos alunos, pois, desse modo, evitava que estranhos entrassem ou que alguma criança saísse.

Lembrar-se dos amigos de infância é muito bom. Eu tinha um amigo e companheiro para ir à escola. O nome dele, já não me recordo, mas o apelido está gravado em minha memória: Lindo. Um menino negro, muito bonito e alegre. Lindo sorria o tempo todo e adorava fazer "arte", no sentido figurado da palavra.

Todos os anos acontecia a festa de São João na escola. Os alunos participavam da quadrilha e dos outros eventos. Eu achava linda a festa, porém morria de vergonha. Também era difícil encontrar um par para dançar quadrilha. Eu percebia que os meninos escolhiam as meninas loiras, e eu, como era morena, ficava sozinha. Sempre era a minha professora que arranjava um parceiro para mim. Eu também era bem matuta.

Após mudar de casa, também mudei de escola. Fui estudar em outra, próxima à fábrica da Antarctica, na saída do bairro de Aguazinha. Nessa escola eu não me dei muito bem, não gostei. Gostava daquela de Beberibe. Lá tinha a estranha da Vanessa que conversava com o diabo, porém também tinha uma professora maravilhosa de que eu gostava muito. A nova escola era um pouco mais perto de casa, porém era necessário caminhar uns trinta minutos para chegar lá.

# Boas memórias da infância

Memórias marcam para sempre a vida das pessoas, principalmente da época da infância. Vivíamos felizes e a maldade não se fazia presente; a família era nosso porto seguro. O que aqui vou contar, em algum momento do livro, são memórias que já citei. Entretanto, agora trago com uma dose forte de amor, e não apenas o fato relatado. Todas são muito importantes para mim e estão gravadas até hoje em minha mente.

Uma dessas recordações que trago com muito carinho no coração é quando eu visitava o centro de umbanda com minha avó. Eu não tinha medo e me sentia livre e feliz. Enquanto os adultos faziam os rituais, eu passeava por ali e via as imagens dos santos, as velas acesas e os copos com água ao lado. A luz delas era tão bonita!

Existia um quarto sem janela e com um altar em degraus onde ficavam as imagens. Lá havia também diversas folhas espalhadas pelo chão com um cheiro maravilhoso, inebriante. A luz das velas aquecia o local e as pessoas que entravam se ajoelhavam em oração, mostrando toda a sua fé. Eu achava tudo diferente e curioso. Por vezes visitava a cozinha e sempre ganhava alguma coisa para saborear.

Na sala principal eu podia assistir às pessoas com entidades incorporadas, dançando e girando, girando...

Vestiam lindas saias compridas e rodadas com blusas bordadas; pareciam baianas. Tudo era de um colorido profundo. O centro ficava em uma região bem alta, e, ao entardecer, podia ver o pôr do sol e a linda luz alaranjada se despedindo do dia. Ao terminar os trabalhos no centro, eu caminhava com vó até a casa. Era muito bom dar a mão a ela e caminhar conversando. Ela cuidava muito bem de mim.

O batizado dos meus irmãos Michelle e Roberto foi uma experiência bonita para mim. Foram batizados no mesmo dia e pelos mesmos padrinhos. Foi maravilhoso e eu fiquei muito feliz. Os padrinhos foram um casal de amigos do centro de umbanda: Carlos e Rosinete. Meus irmãos foram batizados na igreja de Beberibe, assim como eu e Alexandre. Perto da nossa casa existia uma capela, mas vivia abandonada. Por vezes era alugada para cultos evangélicos. Então todas as cerimônias católicas e festividades da pastoral local eram feitas em Beberibe.

Vieram alguns parentes de outras regiões. Lembro-me da minha tia-avó e do meu primo Ivanildo todo de branco. Eu coloquei uma roupa verde que ganhei da minha mãe. Todos os anos ela pegava o 13º salário para comprar roupa e sapato novos para todos os filhos usarem na festa de fim de ano, o que serviria para as demais festividades no decorrer do ano seguinte. Minha mãe repartiu meu cabelo de lado e eu adorei. Lembro que eu sorria muito feliz; eu era tímida.

Michelle estava linda, com um belo vestido branco que ganhou da madrinha. Roberto ganhou um short e uma camiseta de malha bem simples, e minha mãe colocou sua calça jeans. Alexandre também estava de calça jeans e camisa polo. Todos lindos. Mãinha vestia uma saia rosa clara e godê com uma blusa de seda cor baunilha. Ela estava exuberante e delicada, como sempre foi, dona de grande finesse. Com o cabelo arrumado (o fazia com bóbis esquentados na água), ela finalizou a produção com um batom marrom-avermelhado e blush nas bochechas. Estava magnífica. Israel, pai da Michelle e do Roberto, também estavam presentes.

O batizado começou com uma missa e depois seguiu para a cerimônia. Eram diversas crianças sendo batizadas. Em seguida tiramos foto com a Michele, inclusive o padre. Saímos da igreja e fomos direto para a casa dos padrinhos para festejar. Houve muita comida boa, churrasco e bebida à vontade. Nós, crianças, brincávamos e corríamos pelo quintal, e de vez em quando pegávamos um docinho.

O pai de Michelle, Israel, ficou feliz e bêbado. Mãinha estava bem, pois não bebe, e conseguiu levar todos para casa em segurança. Já era tarde quando pegamos o ônibus. Chegamos bem cansados. Ivanildo, meu primo, foi conosco para casa. Dormimos todos apertadinhos. Foi um dia alegre e ficou registrado na minha memória.

Outra lembrança que me marcou muito foi quando minha mãe saiu para trabalhar no banco e eu e meus irmãos ficamos em casa. Ao acordar, havíamos comido um pouco de cuscuz com café puro, já que não tínhamos leite em casa. Era bem cedo quando nos alimentamos. Na hora do almoço não tínhamos o que comer. Às 16 horas estávamos famintos e sem nada para comer em casa.

Mãinha agora trabalhava no consultório dentário do banco, e não mais na cantina. Lá era diferente, pois não havia sobras dos lanches servidos aos funcionários. A barriga doía de fome, mas não tinha o que fazer. Foi então que, para a nossa surpresa, mãinha arranjou algo para nós comermos e pediu um favor a um colega de trabalho que tinha uma moto. Sim! Ele veio nos trazer comida!

Lembro-me de que estávamos brincando na frente do *quartinho* quando um homem estacionou a moto e chamou pelo meu nome. Fiquei com muito medo, pois minha mãe dizia para eu não falar com estranhos, mesmo que informassem que conheciam alguém da família. O rapaz percebeu o medo que eu e meus irmãos sentíamos, mostrou a sacola e disse:

— Não tenham medo. Sua mãe está preocupada com vocês e pediu para eu entregar esta sacola com comida.

Rapidamente peguei a sacola e saí correndo para dentro de casa com meus irmãos Xandi e Michelle. Quando abrimos, ficamos muito felizes. Havia diversos sanduíches novinhos, pães de queijo e suco de mangaba. Aquela comida ainda não tinha sido tocada por ninguém, e era raro não comermos sobras. Parecia um banquete para as três crianças.

# Memórias doloridas

Tenho diversas boas recordações da minha infância. Entretanto, a vida não é feita somente de momentos felizes, e isso minha família conhece bem. Passamos por várias dificuldades e tivemos momentos doloridos, mas alguns foram mais marcantes. Um deles foi quando a vó ficou doente, precisou ficar internada e eu não podia visitá-la. Mas, sem dúvida, o mais triste de todos foi quando minha avó partiu desta vida e eu não pude sequer me despedir dela. Hoje entendo o que aconteceu. Eu tinha apenas sete anos quando isso se passou, então não conseguia compreender tudo o que estava acontecendo. O que eu podia perceber era a dor da minha mãe. O mundo dela desabou; ela chorou dias sem parar. Passava noites em claro. Dizia constantemente:

— Mãe, agora estou sozinha! Mãe, quem será por mim agora? Eu preciso de você!

Enquanto falava estas palavras, as lágrimas escorriam pelo rosto de minha mãe. Eu sentia a tristeza dela, mas não sabia o que fazer.

Minha mãe viveu um luto profundo, e ainda por cima precisava explicar o que havia acontecido para meus irmãos e para mim. Não foi nada fácil. O velório foi na casa da tia de minha mãe, que era muito presente em nossas vidas e na de vó. Era estranho ver o caixão cheio de flores no meio da sala; somente o rosto de minha avó aparecia.

O pior era ver o nariz tampado com algodão. A cena dava medo. Chegavam muitas pessoas, alguns choravam, outros gritavam. Tio Jorge, ainda bem jovem, chorava muito ao lado do caixão. Tia Tita desmaiou e minha mãe ficou inconsolável. Eu só perguntava:

— O que aconteceu com vó?

Ninguém respondia. A hora do enterro foi muito triste. Tio Jorge pedindo para vó não ir e minha mãe abraçando o caixão. Meus irmãos brincando sem a mínima noção do que estava acontecendo. E eu, mesmo sem entender, sentia que era algo terrível.

Contam que um dia antes de minha avó falecer, ela disse ter recebido uma visita de uma pessoa que a acordou tocando-lhe os pés. Foi uma experiência muito difícil e negativa para mim.

Após a morte dela, eu, com apenas oito anos de idade, precisei assumir a responsabilidade de cuidar dos meus irmãos, principalmente a Michelle, que estava com apenas dois anos. Além de toda essa carga, fatos tristes começavam a acontecer dentro de casa. Israel, o homem que eu acreditava ser o protetor da nossa família, havia se perdido na bebida. O relacionamento dele com minha mãe ia de mal a pior. Ele se tornou agressivo dentro de casa.

Pela primeira vez comecei a viver momentos de agressão dentro da minha própria casa. Certo dia, ele chegou bêbado, brigando com minha mãe e reclamando muito. Ainda pequena, não entendia por que estava tão zangado. Foi quando o nosso cachorrinho Pelúcio se aproximou de Israel para fazer festa e ele o chutou. Fiquei horrorizada, pois ele era um homem bom, e eu pensava: — Por que painho está fazendo isso?

Diversas brigas foram ocorrendo, e a mais feia foi quando minha mãe descobriu que ele se envolveu com outra mulher na rua. Mãinha disse para ele ir embora e ele avançou irritado para cima dela. Foi traumatizante! Foram tapas no rosto e empurrões na minha mãe. Lembro da cena perfeitamente. Corri para segurar a sua mão e fui empurrada, e o mesmo aconteceu com meu irmão Alexandre. Ele foi ajudar mãinha e foi jogado longe. A cena parecia acontecer em câmera lenta, de tão chocante. Minha mãe, de tanto apanhar, caiu desacordada no chão. Nós chorávamos, e eu gritava:

— Nãooooooo, mãinha! Não, mãinha morreu!

Imediatamente parti para cima dele gritando que ele matou a minha mãe. Meu coração batia acelerado. Fiquei desesperada, abraçando minha mãe e gritando. Aos poucos ela acordou e eu fiquei feliz em vê-la falando. Despertou muito nervosa, pois eu, Xandi e Roberto chorávamos muito. Quando conseguiu se levantar, minha mãe tratou de nos acalmar e consolar mesmo antes de tratar dos seus ferimentos. Meu coração doía de decepção. Nesse momento senti ódio pela primeira vez, ódio do Israel. Ele foi embora.

Decorrido um tempo, ele reapareceu com uma bolsa de feira na mão. Estava sóbrio, tranquilo e bem vestido. Tinha ido visitar a Michelle. Nós gostamos dele como se fosse o nosso painho e já havíamos perdoado, apesar de não gostar de ver quando ele chegava perto de mãinha. Eu dizia:

— Painho veio nos ver!

Isso era confuso na minha cabeça, pois meu pai de sangue não me procurava.

Logo na chegada, Israel pediu para nos levar até a padaria para fazer um lanche. Mãinha permitiu. Ao chegar lá, sentamos todos, esperando o lanche. O atendente, conversando com Israel, perguntou se as quatro crianças eram filhos dele. Imediatamente ele respondeu que apenas dois. Eu escutei e, embora soubesse que tinha outro pai, fiquei atônita. Ele era minha referência de pai, mas dizia ser pai somente de Michelle e de Roberto. Mais uma decepção. Após esse episódio, comecei a pedir para minha mãe me levar para ver meu pai de verdade.

Esse fato mudaria a nossa vida. Mãinha precisaria cuidar dos filhos e pagar sozinha todas as contas, pois meu pai não aparecia para ajudar. Porém o senhor Israel voltou a oferecer ajuda, mesmo morando em outro lugar. Tudo isso a havia deixado estressada, principalmente comigo. Saía para trabalhar em torno das 14 horas e retornava às 23 horas.

Eu precisava fazer tudo como ela queria: tirar a roupa do varal no fim da tarde, lavar a louça e guardar, fazer o jantar quando havia comida e cuidar da Michelle. Quando não tinha comida em casa, precisávamos esperá-la chegar do trabalho com as sobras dos lanches. Várias vezes me esqueci de tirar a roupa do varal quando chovia, pois estava brincando e me distraía. Como ela não tinha paciência, começou a me bater. A impressão que eu tinha na época era que ela por vezes me odiava, pois descarregava sua dor e estresse em cima de mim.

Como já citei, eu e meu amigo Régis dávamos beijos inocentes; não havia maldade. Certa vez a mãe dele nos pegou nos beijando e começou a reclamar. Em seguida o colocou para dentro de casa. Já minha mãe me pegou pelos cabelos, saiu me puxando e me batendo nas pernas. Apesar de ficar com vergonha da surra na frente dos meus amigos, eu não entendia o porquê.

Quando morávamos na casa do pé de carambola, minha mãe, já separada, começou a namorar um homem de apelido Galego. Ele era cobrador de ônibus, branco, de olhos claros. Quem não nos conhecia pensava que ele era o pai do Roberto, meu irmão. Mãinha, no fundo, queria arrumar alguém que aceitasse os filhos dela e fosse boa companhia, pois não tinha pensão, e o senhor Israel é que às vezes ajudava seus filhos Michelle e Roberto.

Minha mãe trabalhava no consultório do Bradesco e chegava tarde. Era um trabalho que ajudava a cuidar dos nossos dentes gratuitamente. Tio Jorge às vezes ficava em casa, e por vezes não voltava. Galego parecia um homem normal e trabalhador, e voltava sempre para casa. Certo dia Galego retornou cedo, antes mesmo de mãinha. Eu e os meus irmãos estávamos brincando em frente à casa quando ele chegou e pediu para os meninos irem à padaria para comprar pão. Disse para eles levarem também a Michelle.

Quando pensei em ir também, Galego pediu para eu ficar, pois queria falar comigo para fazer uma surpresa para minha mãe. Desse modo, os meninos e a Michelle partiram para a padaria. Eu fiquei esperando o que ele me falaria, quando, para a minha surpresa, Galego me pega pelo braço e me leva para o quarto. Então me perguntou:

— Angela, você acha o nosso quarto pequeno?

Eu não entendi a pergunta. Para mim, era normal todos dormirem juntos. Ele dizia:

— Somente eu e sua mãe nesta cama?

Havia a cama do tio Jorge e um guarda-roupa. A janela estava fechada e ninguém ouvia do lado de fora. Ele perguntou:

— Você escuta alguma coisa à noite? O que faço com sua mãe?

Em seguida, Galego encostou-me no guarda-roupa e segurou o meu braço. Disse:

— Angela, você é muito bonita!

Logo começou a beijar meu pescoço e o ombro. Eu pedia desesperadamente para ele parar e o empurrava com as minhas pernas, mas ele me prendia, encostando seu corpo contra o meu. Eu pedia por favor para ele parar, mas não adiantava. Ele dizia:

— Fale baixo! Pois se algum vizinho escutar, vai denunciar sua mãe. E aí ela será presa por deixar os filhos sozinhos. Você quer isso para a sua mãe? Se ela for presa, você não vai mais vê-la.

Eu balançava a cabeça, pedindo para ele parar, mas ele não me escutava. Continuava a beijar o meu pescoço e a minha boca e passava a língua em mim. Era uma tortura, pois eu tinha entre oito e nove anos de idade e ficava calada. Ele voltava a dizer:

— Se você abrir a boca, seus irmãos ficarão sem sua mãe. Pense bem!

As lágrimas escorriam pelos meus olhos, mas eu não queria perder a minha mãe. Ele dizia novamente:

— Você sabia que faço isso com a sua mãe? Ela gosta e você vai gostar.

Levantou a minha blusa e começou a passar a língua no meu corpo. Era uma menina, não tinha corpo de moça, e não tinha seios ainda. Fiquei desesperada. Talvez para a minha proteção, fiquei paralisada e não escutava mais nada; entrei em choque. Não conseguia nem me mexer. De repente Galego me larga e diz:

— Não diga nada para ninguém. Se falar, sua família será destruída. Você viu que não doeu e nunca vai doer. Gosto de você, Angela!

Ainda em choque, saí do quarto e fui para a sala. Logo depois os meninos chegaram contentes, com os pães e os doces nas mãos. Eu, com muito medo daquele monstro, evitava olhar para ele. Mais tarde, minha mãe chegou e eu não disse nada. Ele era muito cínico; abraçava e beijava minha mãe como se nada tivesse acontecido, e piscava para mim.

Em uma manhã de domingo, eu estava dormindo, e ele tinha passado a noite lá em casa. Acordei com a mão dele em mim, seu dedo tentando penetrar a minha vagina. Mais uma vez fiquei em choque, não me mexia e nem falava nada. Comecei a pedir mentalmente que ele parasse com aquilo. Lá fora mãinha conversava com uma vizinha enquanto lavava os pratos e cozinhava um cuscuz; nem desconfiava do que estava acontecendo.

Aquele monstro continuava em cima de mim, dizendo:

— Você está gostando, né? Vou dizer para a sua mãe o que você fez comigo. Que você me beijou.

— Você é safada. Você é uma menina safada. Vai apanhar da sua mãe.

— Todos vão sentir vergonha de você. Olha como você é safada!

Então ele pegava a minha mão e colocava no pênis dele. Minha mãe entrou em casa e ele escutou o barulho. Rapidamente voltou para a cama da minha mãe e fingiu que estava dormindo.

Minha vontade era de sair correndo para fora do quarto, mas ainda estava em choque e não conseguia me mexer. Quando consegui me virar para levantar, percebi que ele estava virado para a parede. Mãinha entrou no quarto, me viu acordada e falou que era bem cedo para eu me levantar, mas nem respondi. Saí do quarto e sentei-me à mesa para o café da manhã. Estava calada e com medo de perder a minha mãe. O sujeito saiu do quarto sorrindo, mais uma vez como se nada tivesse acontecido.

Os abusos duraram em torno de sete meses. Era tão horrível que eu sentia medo de voltar para casa após as aulas. Na escola, já não me concentrava nos estudos. Virei uma menina medrosa, tinha medo de tudo e de todos. Já não conseguia mais confiar em ninguém. No intervalo das aulas, permanecia sozinha em um canto. Meus amigos começaram a achar estranho o meu comportamento.

Além do tormento causado por aquele homem, sofria também bullying na escola. Os colegas de sala diziam que eu era pobre, estranha e feia. Uma vez até me acusaram de pegar a caneta de uma menina. A caneta era minha, mãinha tinha comprado para mim. A professora veio me perguntar se era verdade que eu tinha pegado a caneta, e eu disse que não. Todos os colegas em volta ficaram rindo de mim. Senti muita vergonha.

Eu estudava à tarde, e, quando voltava para casa, às vezes parava e sentava na calçada de alguma ladeira para sentir o vento bater em meu rosto. Chegava a me esquecer da hora, mas quando dava por mim, saía correndo, pois precisava chegar em casa antes da minha mãe. Ao mesmo tempo pensava que podia dar de cara com o monstro. Era confuso, meus pensamentos se confrontavam. Logo me lembrava da Michelle, e aí é que eu corria para minha irmã não ficar sozinha com ele. Não queria que ela passasse pelo que eu estava passando. Quando chegava em casa e via que ele não estava lá, eu respirava profunda e alegremente.

Certo dia, cheguei da escola e ele estava na porta com minha mãe. Disse:

— Angela, que bom que você chegou! Sua mãe está me mandando ir embora. Você quer que eu vá?

Era inacreditável a cara de pau daquele homem. Saí andando, passei entre ambos e entrei em casa. Sem olhar para trás, eu disse:

— Vai embora, então!

Corri para o quarto esperando que ele fosse embora de uma vez. Minha mãe, logo em seguida, entrou e me disse que tinha terminado o relacionamento. Fiquei feliz por não o ver mais! Entretanto, a dor já era grande, estava muito traumatizada. Comecei a ter síndrome do pânico e a faltar às aulas. Sentia medo de tudo e tinha pesadelos horríveis. Mas sofria calada. Nunca contei para a minha mãe!

# Mudança para Cajueiro

Depois de algum tempo, minha mãe começou a namorar o Gilberto e nos apresentou para ele. A partir do ocorrido, eu desconfiava de todo mundo. Prestava atenção a como ele falava conosco, como pegava a minha irmã e como colocava a mão na gente. Ele era bem diferente do monstro. Interessava-se em ajudar e a consertar as coisas quebradas em casa. Tempos depois, saímos dessa casa e fomos morar em Recife com Gilberto, em um terreno da Marinha à beira do rio Capibaribe, no bairro Cajueiro, o qual havia sido invadido.

Os amigos da família, Zé Preto e Goretti, nos informaram sobre a invasão do terreno e seguimos todos juntos. Ela, que morava ao nosso lado, parede com parede, daria à luz a uma menina, pois já estava no fim da gravidez. Rapidamente o local se encheu de barracos, e a nossa esperança era de que a Marinha nos indenizasse para sair dali. Porém eu ainda tinha o trauma da agressão feita por Galego dentro do meu coração. Sentia-me prestes a desabar, e agora, além de pobres, éramos invasores de terreno.

Não imaginávamos o que poderia acontecer conosco, pois Cajueiro era um bairro de classe média sendo invadido por pessoas pobres com milhares de pedaços de madeira e carroças. Diariamente os adultos se mantinham alertas com medo de uma represália. Mesmo assim, a mudança de bairro me deixou mais confiante e aliviada. Agora era encarar a nova escola, que ficava bem próximo, a cinco minutos de casa.

Nosso barraco foi construído com madeira, plástico e tudo o que pudéssemos pegar pelas ruas. Ficava atrás da rua Alice Tibiriçá, na parte de trás da casa da Dona Maria, à beira do rio Capibaribe. Dividíamos o terreno com Zé Preto e sua família. Nesse lugar, logicamente, não havia banheiro, e tudo que fazíamos era jogado no rio.

Nossa mudança para o bairro Cajueiro foi feita em uma carroça. As coisas pequenas e pessoais, levamos em mochilas nas costas. Morávamos, como já citei, em uma ladeira bem íngreme, e a carroça não conseguia descer com tantos cacarecos que levávamos para a nova casa. Foi preciso dar uma volta bem grande para pegar um caminho mais adequado.

A carroça não era como aquelas comuns, de tração animal. Gilberto a puxava na frente e nós, mãinha e as crianças, a empurrávamos. Saí de Aguazinha em direção a Recife sem me despedir dos amigos Régis, Cristiana, Petinha, Boneca e Aparecida. Isso me deixou abatida, pois sentiria falta dos meus amigos, mas a vida precisava seguir.

Só retornei muito tempo depois, aos vinte anos de idade. Fui com Celina, minha tia do coração, e sua filha Nana à casa da Dona Socorro, para a festa de um ano do filho da Aparecida. Nesse dia procurei pelos meus amigos Régis e Cristiana, mas não estavam em casa. Eu sentia muita falta deles, e até hoje não os esqueci.

No terreno invadido de Cajueiro, fiquei bem próxima de Ana Paula, Lígia e Rafael, filhos do casal Zé Preto e Goretti. Como já nos conhecíamos, foi mais fácil para me adaptar.

Lá conheci também Dona Maria e Seu Pedro, o casal que morava na casa cujo muro dos fundos era próximo ao nosso barraco. Um casal muito generoso e simpático, que aprendi a amar, com três filhas e dois meninos. Entretanto, o único que era da nossa faixa de idade era o Marcelo; os demais eram mais velhos. A primogênita já estava para casar. As meninas Rosilene e Marcilene eram adolescentes e muito simpáticas, especialmente a primeira, de quem fiquei muito amiga. Essa família era generosa. Sabiam que tínhamos invadido o terreno atrás da sua casa, mas mesmo assim não tinham preconceito e nos tratavam com muita dignidade.

Em frente à casa de Dona Maria existia uma quadra de futebol. Na mesma rua havia a Escola Jarbas Pernambucano, que, de tão grande, ia de uma rua à outra. Era um lugar gostoso para morar. Tudo era perto, e tinha supermercado, uma boa pracinha, padaria, ponto de ônibus, entre outras coisas. Na pracinha, à noite, as crianças e os adolescentes brincavam após chegar da escola. Andavam de bicicleta, jogavam bola e se reuniam em grupos para um bate-papo. Dona Maria era dona de uma barraca de gêneros alimentícios, doces e bebidas, que funcionava também como barzinho. Constantemente comprávamos fiado o cuscuz, que era anotado na caderneta.

Para chegar à nossa casa, precisávamos entrar em um beco. O primeiro barraco era o da Dona Lúcia e do Senhor Isaías, duas pessoas muito trabalhadoras. Ele se localizava logo na frente da rua, e o segundo já era o nosso. Havia diversos barracos, e a invasão crescia a cada dia. Eram tantos, que iam ficando cada vez mais próximos uns dos outros.

Aos poucos Gilberto foi aumentando o nosso barraco, pois o amigo Zé Preto havia doado uma parte do terreno dele para a nossa família. Nessa mesma época, o casal teve mais uma menina, e mãinha a ajudava com as crianças enquanto ela estava na maternidade. Elas eram muito amigas.

Eu ficava feliz por ter mais espaço e decorava a casa do meu jeito. Separava os cômodos com um lençol. Com isso, tínhamos as camas reservadas e uma sala de estar. Gilberto era muito cuidadoso, e construiu um banheiro para a família.

Ele tinha uma bicicleta e ia a todos os lugares. Ele ia a Água Fria para fazer a feira, e diversas vezes fui com ele sentada na garupa da bicicleta. Ele pedalava rapidamente entre os carros e ônibus e eu morria de medo, pois muitos motoristas não respeitavam. Hoje, no Brasil, existem poucas ciclovias, e somente nas grandes capitais; naquela época era pior, não existia em nenhum lugar.

# Reencontro com meu pai

Meu pai estava morando com a segunda mulher, Dona Luiza. Eu gostava muito dela, pois sempre me tratou bem quando eu visitava meu pai e passava o fim de semana com eles. Dessa união eu tive seis irmãos: Virgínia, com quem eu brincava muito, Léo e Junior, que eram menores, da minha faixa de idade. Junior e Virgínia, um pouco mais velhos que eu, e Léo, um pouco mais novo. Minha outra irmã, Márcia, era bem mais velha, muito religiosa, e quase não tínhamos contato. Os outros dois irmãos também eram mais velhos e saíam para trabalhar. A casa deles ficava no bairro Nova Descoberta, em Recife. Para chegar lá, era preciso subir uma ladeira ou escadaria. A vista da casa era bela, dava para ver boa parte da cidade, e ao anoitecer, com as luzes acesas, ficava encantadora.

Eu adorava estar com meu pai, mas sabia que ele se esqueceria de mim quando eu fosse embora. O importante era quando estava com ele e recebia o seu carinho. Ele conversava comigo e me contava fatos do passado. Sempre me dizia que a vida não é tão fácil quanto parece. Prometia-me presentes, mas eu nunca recebia. Porém estar na companhia dele, escutar sua voz e receber seu afeto era mais importante para mim. Eram momentos bons, embora passageiros. Sabia que na hora da necessidade contaria apenas com mãinha e Gilberto. E por isso mesmo ela não gostava que eu ficasse com meu pai, mas respeitava quando eu queria ir.

Painho sempre conversava muito comigo. Quando eu o visitava, na hora de voltar, ele me acompanhava até a parada de ônibus. Esperava o ônibus comigo, conversando. Quando o ônibus partia, ele ficava com olhar saudoso.

# Vida em Cajueiro

Dona Edna, o marido e os filhos moravam em um barraco na rua Alice Tibiriçá. Era um dos quatro barracos que ficaram na rua convivendo com as casas de alvenaria que existiam. Era um terreno ao lado das casas que foi invadido por algumas famílias. O nosso barraco ficava no terreno da Marinha. Eu e sua filha Simone, uma menina pequena e de lindos cabelos negros, ficamos bem amigas; ela tinha a minha idade. Dona Edna tinha mais quatro filhos. Marcos, mais velho, também foi muito meu amigo. Kina era esguia e loira, e dois anos mais nova, e Moisés e Flávia, bem pequenos. Eu, Simone e Kina andávamos sempre juntas. Uma ajudava a outra até na hora de lavar as roupas. Foi nessa época que eu e meu pai voltamos a nos ver. Simone me acompanhou em algumas visitas a meu pai.

Eu era uma menina bem caseira. Adorava ficar no meu cantinho, ou, no máximo, ir à casa das minhas amigas Simone e Kina. Apesar de ser próxima das duas, ficava mais com a Simone, para ver a sessão da tarde na casa dela. Kina tinha outras amizades e nem sempre ficava conosco. Eu gostava de assistir aos programas He-Man, She-Ra e Caverna do Dragão, mas como não tínhamos televisão em casa, eu passava as tardes com a Simone. Nossa primeira TV, foi o Gilberto que nos deu. Ele ganhou um aparelho quebrado e aos poucos foi comprando as peças e trocando.

Logo depois passamos a ver os nossos programas favoritos em casa.

Os pais das minhas amigas gostavam muito de mim. Sempre fui educada e respeitava a casa das pessoas. Não entrava nos cômodos sem ser chamada. Quando chegava a hora do almoço ou do jantar, eu ia para casa. Minha mãe era rigorosa e exigia bom comportamento dos filhos. Nós precisávamos deitar às 21 horas em ponto e tínhamos de estar em casa antes desse horário.

Certa vez me esqueci da hora e continuei na quadra brincando de jogo da verdade. Minha mãe chegou, me pegou pelos cabelos e ainda me batia com a mão. Foi horrível, morri de vergonha dos amigos que estavam vendo a cena. Dava para perceber que todo mundo se assustou com a atitude dela.

A brincadeira era muito interessante. Cada um por vez fazia uma pergunta. Era do tipo:

— Você já beijou alguém?

— Você já namorou alguém?

— Você já menstrua? Etc.

Eu tinha uma vida tão pacata para uma adolescente que minhas respostas para essas perguntas eram sempre não. Mas, voltando à mãinha, eu não podia desobedecer, mesmo que fosse um simples esquecimento. Como dizemos no Recife, "o pau quebrou".

Nessa fase comecei a escrever historinhas e romances. Eu tinha uns 13 anos. Aprendi a gostar de ler e escrever na biblioteca da escola. Adorava ler os romances e depois inventar histórias, colocar no papel. Para escrever, como não tinha dinheiro para comprar caderno e folhas, pegava sobras de uma gráfica do bairro.

Quanto à religião, eu não tinha nenhum contato. Havia próximo uma igreja católica, mas não frequentávamos. A igreja de Santo Antônio era linda, toda de pedra e com um pátio enorme na parte de trás. Também não tínhamos mais contato com a umbanda. Após o falecimento da minha avó, apenas a tia Tita continuou a frequentar.

No pátio da igreja havia um salão de festas que funcionava também como creche, onde ficaram por um bom tempo o Roberto, a Michelle e a vizinha Ana Paula. Cajueiro contava com a parte baixa e a alta. Era repleto de ladeiras também, até lembrava meu bairro antigo. Os ônibus traziam a inscrição 'Parte Alta', pois não passavam por alguns locais da parte baixa. Somente a linha de baixo passava perto da minha escola. Era um bairro bem tranquilo, com diversas pracinhas, ruas asfaltadas, casas muradas, e contava até com uma rádio local, a Tamandaré. Nas pracinhas se podiam ver diversos senhores jogando cartas e dominó nos fins de tarde.

Tempos depois, minha tia, o Wilson e meus dois primos se mudaram para o bairro Rio Doce, em Olinda, onde também invadiram um terreno. Ali era um mangue, mas passou a ter casas de taipa. Meus primos sempre me levavam para conhecer os lugares próximos à nova casa. Eu gostava de visitá-los, mas meus tios também passavam muita dificuldade. Nas férias, quando eu ficava na casa deles, via meu tio doente sem poder trabalhar e a pedir esmolas. Todos os dias ele saía com uma carroça para catar latinha e papelão para vender, e quando estava com eles, eu participava do trabalho. O pouco dinheiro que entrava era da roupa que minha tia lavava, e meu tio precisava fazer alguma coisa para ajudar. Apesar das dificuldades, lá havia carinho e alegria. O que eu mais gostava de fazer era pescar camarão de água doce com meus primos, e nos divertíamos muito.

Para ajudar nas contas de casa, além de trabalhar fora minha mãe passou a lavar a roupa de duas famílias. Eu e meu irmão pegávamos e levávamos as roupas. Eram trouxas enormes e pesadas sobre nossas cabeças. Na ida era mais fácil, mas no retorno das roupas lavadas era uma grande preocupação, pois não podiam cair e amassar. Elas ficavam impecáveis, pois mãinha era bem caprichosa e lavava e passava como ninguém.

Minha mãe passou a ter enxaquecas menstruais horríveis. Ela não conseguia comer e beber nada, e ficava deitada na cama por três dias com dor. Emagrecia tanto que ficávamos preocupados. Pouco tempo depois ela saiu do Bradesco e foi trabalhar na casa de uma dentista no bairro de Boa Viagem, em Recife. No local havia lindos hotéis e belas praias. Mãinha era bem querida pelos patrões. Quando a filha deles se casou, minha mãe passou a trabalhar lá também. Minha mãe sempre foi muito honesta e íntegra, por isso as pessoas gostavam do seu serviço. Com trabalho em duas casas e lavando roupa para fora, a vida melhorou um pouquinho e começamos a nos alimentar melhor.

Nessa época, em torno dos 13 anos de idade, meu corpo começou a mudar. Eu tinha vergonha dos seios que cresciam e me envergava toda para escondê-los. Ainda gostava de brincar de boneca com as amigas e era bem moleca. Eu e meus primos brincávamos na beira do rio, que ficava em torno de três metros da porta do nosso barraco. Fingíamos que estávamos bebendo caipirinha como o Gilberto. Imitávamos as caretas que ele fazia quando estava bêbado e morríamos de rir. No local, plantamos pé de bananeira, de alcachofra e muitas flores. Deixamos o caminho bonito para quem passava.

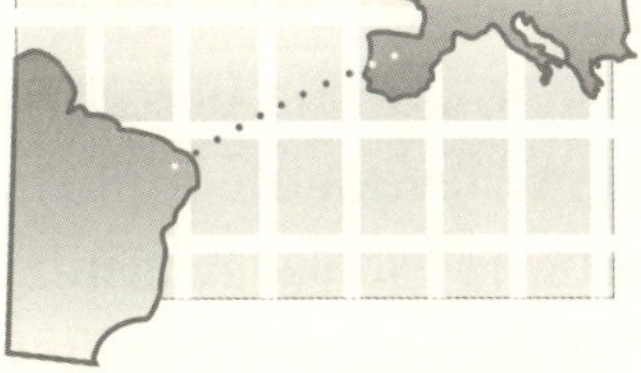

# Mudança no meu mundo escolar

Eu havia terminado o ano letivo e ingressei na 5ª série, na Escola Jarbas Pernambucano. Estudava na parte da tarde e fui muito bem, diferente da 4ª série, em que não conseguia me concentrar devido ao abuso sexual. Ali era diferente, escola nova, bairro novo, novos colegas. Minha mãe, meu porto seguro, no primeiro dia de aula me levou para o colégio, assim como no primário. Tinha ingressado no antigo ginásio, mas os cuidados da minha mãe eram os mesmos.

A escola era enorme, muitas salas e corredores, um mundo diferente do que eu estava acostumada. Vários adolescentes pelo pátio conversando. Eu era muito tímida e ficava envergonhada quando chegava à escola, e grudava na minha mãe. Com o tempo percebi que ninguém chegava com a mãe. Era o primeiro dia de aula. Na entrada da escola, uma secretária chegou para fazer a chamada por classe. Quando chamou a 5ª série, havia chegado a minha vez e eu fiquei perdida. Não conhecia ninguém, e muito menos onde era a sala em que iria estudar.

Olhei para mãinha e a abracei, e creio que ela percebeu o meu medo. Nas outras séries ela me levava até a porta da sala. Agora se despediria na porta da escola. A minha sorte é que apareceu uma menina que foi o meu anjo nesse dia. Ela começou a conversar comigo no pátio e até achou engraçado minha mãe me levar à escola no primeiro dia de aula da quinta série. Mas mesmo assim foi muito generosa e respeitosa.

O nome dela era Márcia, ruiva e linda, com sardas no rosto. Ela estava na mesma turma e logo ficamos amigas. Márcia morava em frente à escola. Sempre estudou ali, e conhecia muita gente e as salas da escola. Um dia ela me levou à biblioteca. Fiquei encantada; nunca tinha entrado em uma e visto tantos livros. Havia uma pessoa trabalhando, a bibliotecária, que nos ajudaria a achar ou escolher um livro. Ela era muito simpática. Fui me acostumando.

Na hora do intervalo era servido o lanche em um salão enorme. Nesse dia, foi uma deliciosa sopa. Ali fiz amizade também com a Taciana, uma menina que parecia mais uma boneca, pequena, de cabelos castanhos e pele bem branquinha. Filha de Dona Eva e seu Manoel, um taxista, tinha dois irmãos, e era a mais nova. Taciana tinha uma vida melhor que a minha; contava com pai e mãe, tinha casa, carro na família, e não lhe faltava nada. Ela transbordava simpatia. Assim começou uma grande amizade. Eu e Taciana tínhamos muitas coisas em comum. Márcia também, sempre foi muito querida.

Muitos estudantes iam à hora do intervalo para fora do portão da escola comprar lanches em uma barraca: picolé, pipoca, laranja descascada, chiclete, bombom, etc. Como eu não tinha dinheiro, ficava na fila do lanche servido na escola. Taciana e Márcia me acompanhavam, e sempre lanchavam comigo. Mesmo que não comessem o lanche da escola, ficavam ao meu lado.

Todos os dias o pai da Taciana, o taxista, vinha buscá-la. Houve um dia em que eu estava ao seu lado quando ele chegou; quando me viu, me dirigiu um olhar estranho. Ao lado da filha dele estava uma menina pobre, muito magra, com a pele queimada de sol, cabelos mal cuidados parecendo uma juba, com roupas simples, e nos pés sandálias percata, muito usadas na época. A situação era tão difícil que algumas das minhas sandálias tinham pregos para prender as correias.

Na minha turma estudava o bonito Moacir e o Robson. Márcia, minha amiga, se interessou pelo Robson. Eu começava a ver a vida de modo diferente; pela primeira vez estava olhando para os meninos com outros olhos. Eu sabia que não teria chance alguma com um deles. Márcia era diferente, comunicativa, falava de forma agradável e era engraçada, e logo conseguiu fazer amizade com os meninos. Moacir, o bonitão, tinha cabelos loiros, olhos claros, abdômen e braços já com músculos bem torneados, uma linda voz grossa e muito charme. Era admirado por todas as meninas da turma.

A maioria dos estudantes da escola morava em apartamento ou casa própria. Eu era uma novata na escola, que vinha da invasão que eles chamam "favela". Para mim, favela e invasão tinha diferença, mas para eles, não. Desse modo, quando ia me apresentar, eu dizia que morava na rua Alice Tibiriçá, mas não dava detalhes.

Tudo era muito novo para mim. Estudaria inglês pela primeira vez. No primeiro dia de aula, o professor se apresentou e colocou um CD com músicas internacionais para tocar, e nos ensinou algumas palavras e frases, mas os alunos continuavam a conversar entre si. Eu, ao menos, aprendi a falar *My name is Angela. How are you? I'm fine, thank you.*

Com o tempo, fui piorando nas aulas de matemática, que eu não conseguia aprender. Anteriormente, nunca tive problema com matéria alguma, mas passei a viver um momento difícil.

Nessa mesma época, com 13 anos de idade, comecei a ter crises de pânico, mas ninguém em casa sabia o que era isso. Tinha medo de ir à escola, e quando chegava, não queria entrar, sentia falta de ar e começava a tremer. Minha vontade era de sair correndo e gritando. A doença era mais forte do que eu. Foi assim que comecei a faltar às aulas. Fingia que ia para a escola e me escondia nas ruas de trás do colégio, que eram bem isoladas. As casas tinham muros altos e quase não dava para ver quem passava. Eu sentava na calçada e começava a chorar. Não entendia por que não conseguia entrar na escola.

O único lugar em que às vezes ainda conseguia entrar era a biblioteca, mas logo a bibliotecária me mandava ir para a sala de aula. O resultado foi que repeti de ano e tive de estudar novamente a 5ª série. Eu piorava cada vez mais. Tinha crises que até pareciam epilepsia. Um dia, retornando com o Gilberto na bicicleta, quando olhei para mãinha, caí no chão e fiquei me debatendo. Passei a ficar em casa, e não queria ir à escola nem a lugar nenhum.

As crises só pioravam e eu chorava muito. Só queria ficar na cama, deitada. Minha tia me levou para sua casa, pois mãinha trabalhava muito e ficou assustada com o que eu estava sentindo. Tita tentou me levar a um médium, mas eu não queria sair, não conseguia. Ela insistia, e eu piorava. Comecei a gritar de medo e a dar saltos. Escutava vozes me chamando e tinha diversas visões. O medo aumentava cada vez mais. Quando minha tia precisava sair, meus primos ficavam fora da casa, brincando, e eu na cama morrendo de medo. Às vezes saía correndo e chamando meus primos, pois entrava em desespero por estar só.

Cheguei a participar dos rituais com tia Tita, mas o medo não passou, e eu não entendia o que estava acontecendo. Pensava que iam me fazer receber alguma entidade e me desesperava. A cada dia emagrecia mais. Minha mãe vinha me buscar nos fins de semana, e quando chegava segunda-feira eu não queria voltar para a casa da minha tia.

Meus amigos de Cajueiro se afastaram, pois eu não recebia ninguém. Era choro e pânico dia e noite. Até que minha mãe resolveu procurar um médico. Era muito difícil conseguir consulta com um psicólogo, pois não tínhamos plano de saúde. Minha mãe falou com um e outro, e conseguiu. Fui a um psiquiatra e fiz diversos exames. O resultado foi incrível. Eu estava tendo uma regressão emocional provocada por um trauma; restava apenas descobrir que trauma era esse.

Assim, fui encaminhada para a psicóloga, que por coincidência tinha o mesmo nome da minha querida avó, Alice. Claro que as crises haviam sido causadas pelos abusos sexuais que sofri calada devido ao medo. Essa profissional me ajudaria a sair daquela situação e a ser a adolescente alegre que sempre fora. Essa dor durou alguns anos da minha adolescência.

# Adolescência e pânico

Passei boa parte da minha adolescência com síndrome do pânico. Até os 13 anos vivia o trauma calada para não entristecer minha mãe. Minha vida era ficar em casa chorando. Não frequentava mais a escola e nem brincava com os meus irmãos e amigos. Vivia para sofrer e fazer o tratamento. Nem mesmo na casa da minha tia, que eu amava tanto, queria ir.

Para me alimentar, mãinha pedia para sair do trabalho na hora do almoço para ir até a casa e me dar comida; caso contrário eu ficaria na cama, sem alimento. Para dormir era outro dilema. Precisava deitar ao lado da minha mãe para conseguir relaxar. Quando Gilberto estava em casa eu dormia com a Michelle no beliche, mas mãinha me dava um beijo e dizia que estava ali pertinho, que qualquer coisa podia chamá-la. Depois, ela rezava e deitava. Até para tomar banho eu precisava estar com minha mãe por perto; sentia medo de ficar sozinha no banheiro.

Ao conviver com minhas crises, meu irmão Roberto começou a ter pesadelos diariamente. Ele acordava gritando desesperado, um grito tão alto que nos amedrontava. Bem que eu queria ajudar meu irmão galeguinho, mas não podia, não tinha como, eu vivia imersa em meu medo.

Em frente à nossa humilde casa estava o rio Capibaribe. Por trás da casa, que dava para a rua principal, morava Rosilene, filha de Dona Maria, da barraca, uma jovem de 18 anos bem generosa e caridosa. Diariamente ia me visitar, pois me escutava chorando. Levava vários livros e lia as histórias para mim. Quando percebia os pés gelados, aquecia-os fazendo massagem. Era muito bom; ela massageava minhas mãos e eu relaxava. Rosilene tinha muito amor em seu coração.

Devido às crises constantes, eu era chamada de doida pelos amigos. Diziam que eu tinha enlouquecido. A maioria deles não me procurava, e eu tinha medo de chegar perto também. Quando precisava sair à rua com minha mãe para ir à terapia, abaixava a cabeça para não falar com ninguém e apertava a sua mão. Caso ela parasse para cumprimentar alguém, eu começava a chorar copiosamente. Somente Rosilene podia se aproximar de mim. Lene, como era mais conhecida, nessa época ingressou na igreja Mórmon, em que segue até hoje. Casou-se e mudou-se para Palmas, em Maiorca, na Espanha. A ela devo todo o meu respeito e gratidão!

Quando completei 15 anos, ainda estava doente e deitada na cama. Nossa família não tinha dinheiro para comprar um bolo de aniversário. Foi então que a vizinha, Dona Sônia, costureira da região, que vendia roupas para a nossa família de forma parcelada, me enviou um bolo de presente de aniversário. Esse foi o meu primeiro bolo da vida. Meus irmãos e mãinha sentaram-se na cama em que eu estava e cantaram o 'Parabéns'. Todos com os olhos cheios de lágrimas, torcendo pela minha recuperação.

Com a terapia, melhorei muito. Quando comecei a confiar na psicóloga, fui me abrindo, entendendo, e tudo foi se encaixando. Então voltei a comer sozinha e a ficar com meus irmãos. Por ficar muito tempo deitada, meus músculos das pernas atrofiaram, e precisei me exercitar. Gilberto ajudava sempre. Caminhava comigo, colocando os meus pés em cima dos dele, e isso me ajudava a recuperar os movimentos. Nessa época eu não tive nenhum contato com meu pai. Ficamos em torno de três anos sem vermos um ao outro. Mesmo sabendo onde eu morava, ele nunca foi me visitar para perguntar o porquê do meu sumiço.

Gilberto, homem bom, que nos ajudou muito, sofria nesse tempo uma grande perda. Seu filho mais velho foi assaltado e assassinado. A partir daí passou a beber muito e entregou-se totalmente à bebida. Poucas vezes conseguia vê-lo sóbrio. Mas quando estava bem, conversava comigo e pedia para eu levantar da cama e fazer ginástica. Ele dizia que eu precisava ficar forte porque o mundo lá fora esperava por mim, e a televisão também. Agradeço pela dedicação desse homem à nossa família.

Lentamente, fui me recuperando, e passei a sair sozinha para ir à terapia. Voltei a estudar e precisava recuperar o tempo perdido, terminar a 5ª série. Ainda sentia diversos medos e vergonha. Minha mente ainda não estava recuperada por completo. Tinha a preocupação de ser chamada de doida novamente. Então mudei de escola, um pouco mais longe. Como o colégio ficava no caminho da casa da minha amiga Taciana, eu passei a visitá-la. Para me ajudar, Rosilene me levou para frequentar a igreja Mórmon, onde permaneci por um tempo.

Também comecei a fazer um curso de costura no Centro de Convenções de Campina do Barreto. Taciana e eu íamos e voltávamos juntas, e por vezes almoçava na sua casa. Em outras, ela almoçava no nosso barraco, apesar de os seus pais terem medo de ela frequentar o local que eu morava.

Apesar de mãinha ficar preocupada comigo por fazer um curso mais distante de casa, ela ficava feliz de me ver melhorar a cada dia. Eu sabia que seria difícil, visto que não tinha dinheiro para comprar os tecidos, mas estava muito entusiasmada, pois havia conseguido fazer os meus primeiros "modelitos": uma saia e uma blusa para mim.

Logo terminei o curso e fiquei muito feliz de receber o certificado. Em comemoração à conclusão do curso, foi feita uma festa no próprio local. Para fechar com chave de ouro, desfilamos com a roupa que costuramos. Eu queria seguir com a vida de costureira profissional, porém, como eu não tinha dinheiro para comprar a máquina de costura, acabei por me afastar da profissão. Nunca mais fiz uma peça sequer.

À minha mãe, minha gratidão eterna por tudo o que fez por mim. Por conseguir se transformar em outra pessoa para me ajudar. Nunca mais nos bateu. Tinha consciência de que o que eu havia sofrido era muito grave e ela podia ter me perdido. Apesar do seu problema de saúde, as constantes enxaquecas e o trabalho árduo, mãinha se dedicou a cuidar de mim e a me salvar.

Sou grata à minha mãe, aos meus irmãos, à Dra. Alice e a todos que participaram de alguma forma dessa triste etapa da minha vida e não desistiram de mim.

Na terapia com a Dra. Alice, aprendi algo muito importante, que divido com quem ler este livro:

— Tudo o que é desejável é realizável. Nunca se esqueça disso!

Eu nunca esqueci.

Essas foram as lutas e conquistas da minha adolescência.

# Uma adolescente cheia de sonhos

Pouco tempo depois, eu começaria a participar de outro curso no mesmo Centro de Convenções de Campina do Barreto. Eu e minhas amigas Fabíola, Taciana e Yara fazíamos juntas. Apenas eu e a Fabíola morávamos na favela, só que o barraco da Fabíola ficava no mesmo bairro do curso. Ela era três anos mais nova do que eu, jovem, magra, inteligente, comunicativa e madura. Não demorou a ficarmos amigas.

O curso de Agentes Multiplicadoras de Informações (AMI) era oferecido pela ONG Casa de Passagem, criada por Ana Vasconcelos. A missão da ONG era tirar as meninas das ruas do centro de Recife, em que ficavam cheirando cola, totalmente drogadas, e levar para reabilitação e socialização. Os profissionais informavam, de forma correta e elucidativa, sobre os problemas da gravidez inesperada na adolescência, os malefícios das drogas, além de ensinar os direitos e deveres do cidadão para todos os adolescentes das comunidades carentes.

Era um projeto maravilhoso, que auxiliou muito o meu caminhar. As aulas eram ministradas por psicólogas em cinco diferentes comunidades de Pernambuco. Na nossa região, o trabalho era realizado pela especialista Lúcia Barros, com o auxílio de uma apostila. Estudávamos sobre o corpo humano, seu desenvolvimento, a adolescência, e recebíamos orientação sexual e informações sobre doenças sexualmente transmissíveis, como o HIV.

Lucinha, como a chamávamos carinhosamente, chegava na Kombi da ONG uma vez por semana para dar as aulas. Fazíamos terapia em grupo e tínhamos atendimento psicológico. Recebíamos um lanche, e, por vezes, aprendíamos biodança.[2] Esse curso chegou na hora certa, pois tive um apoio psicológico que me ajudou a superar o trauma do passado. Além disso, eu era bem imatura, e ali aprendi muitas coisas, como ter consciência do desenvolvimento do meu corpo, ou sobre minha menstruação, aos dezessete anos de idade.

Nosso grupo fazia vários passeios, e num deles fomos conhecer o local onde ficava a ONG Casa de Passagem, onde conhecemos pessoalmente Ana Vasconcelos. Com o tempo aprendemos a dar palestras e a organizar fóruns. Eu sentia um enorme prazer em estudar para ser palestrante nas escolas e ajudar outros jovens. Eu, Taciana e Yara éramos sempre selecionadas para falar em público. Eu me apresentava muito bem.

O tempo passou, e nós continuamos a visitar uma das sedes da Casa de Passagem, no centro de Recife. Gostávamos de assistir às palestras de Ana ou algum outro convidado. Eu adorava frequentar a ONG: havia aula de dança, teatro, costura, e até de culinária. A comida era deliciosa, e Fabíola e eu adorávamos almoçar "a comida de rico" de lá, como dizíamos.

Eu me orgulho muito de ter participado do projeto AMI — Adolescentes Multiplicadores de Informações. Era um

---

[2] Prática não verbal e grupal que envolve dança e psicologia por meio de movimentos, música e situações.

projeto em que nós, adolescentes, passávamos conteúdos educativos para outros adolescentes carentes por meio de palestras, congressos, teatro e outros eventos. Inclusive, nessa época, o então Presidente da República, Fernando Henrique Cardoso, em passagem por Recife, visitou a ONG, e eu tive a honra de entregar-lhe em mãos uma poesia de minha própria autoria. Foi um momento único para uma jovem sonhadora e aspirante a escritora, como eu. Inclusive porque, além do presidente, lá estavam todos da Casa de Passagem, e autoridades como o prefeito da cidade e o governador do estado. Esse momento encontra-se registrado em jornais da época.

Minha amiga Fabíola chegou a participar do grupo de dança e de uma peça de teatro. A peça se chamava "O Bolero de Raquel", a história de uma menina de rua que cheirava cola. O melhor é que nos sentíamos acolhidas com a dedicação da Ana e dos demais voluntários. Havia também diversos patrocinadores, principalmente da Itália e da Bélgica.

Os estrangeiros costumavam nos visitar e assistir às apresentações. Em uma das minhas palestras, conheci Valerie, belga, casada com João, biólogo brasileiro natural de Recife. Com o tempo nos tornamos amigas, e a amizade permanece até hoje. Atualmente ela vive na Bélgica com o marido e três filhos.

Esse momento da minha vida estava sendo precioso. Eu já começava a me conhecer melhor e a superar o passado. Tinha amigas queridas e me sentia feliz com minha família. Sentia-me realizada com os cursos que havia feito, e ainda podia ajudar outros adolescentes.

# Primeiro beijo

A vida parecia começar a sorrir para mim. Porém, eu continuava ainda um pouco inocente. Em um determinado dia, estava ligando para mãinha no "orelhão" do bairro. Naquela época só existiam o telefone fixo e os orelhões, que ficavam espalhados pelas ruas da cidade. Bastava comprar um cartão com crédito para usar ali, ou então ligar "a cobrar". Quando peguei o telefone para ligar, escutei três vozes conversando. Inocentemente, perguntei:

— Quem está falando?

As três pessoas, duas mulheres e um homem, então perguntaram:

— Quem é você?

— Sou a Angela! — respondi.

Eu não sabia o que era linha cruzada, então perguntei:

— Como vocês três estão conversando ao mesmo tempo?

— Angela, falamos de uma linha especial, que permite que até quatro pessoas possam conversar ao mesmo tempo.

— Nossa! Eu não conheço isso! Estou ligando de um orelhão — disse.

— Você é burra e pobre. Sai fora!

O único homem que ali estava foi muito gentil e me defendeu das ofensas das meninas.

— Angela, anote meu telefone e me ligue. Meu nome é Antônio Carlos.

— Tá bom, vou anotar. Mas só tenho uma ficha e preciso ligar para minha mãe. Sinto muito!

— Não tem problema, me informe o número do orelhão que eu te ligo.

A voz era linda, parecia de locutor de rádio! Antônio me ligou e ficamos conversando.

— Angela, eu moro no centro de Olinda, e você?

— Moro em Cajueiro, em Recife.

— Quantos anos você tem?

— Eu tenho dezessete anos.

— Você tem namorado?

— Não, eu não tenho namorado. Na realidade, eu nunca tive um.

— Você nunca beijou ninguém, menina?

— Não!

Antônio Carlos era bem mais velho que eu, tinha 29 anos, e era advogado. Era muito educado e agradável. Conversamos por mais de uma hora até que chegou uma pessoa para telefonar e precisei me despedir. Marcamos de falar novamente pelo orelhão no dia seguinte. Por um bom tempo nos comunicamos desse modo. Era muito bom falar com ele.

Depois de muitas conversas pelo telefone, resolvemos marcar para nos conhecermos pessoalmente, mas avisei de imediato que não iria encontrá-lo sozinha; eu iria com minhas amigas. E assim eu fiz. Marcamos um dia no centro de Recife, e segui para lá com Simone e Taciana.

Ao chegarmos ao parque marcado, vimos um carro com o pisca-alerta ligado. Antônio estava do lado de fora do veículo, encostado, me esperando. Ele era um pouco mais alto do que eu. Um homem educado, atencioso e cheiroso. Tinha voz de locutor, barba bem tratada, e estava elegantemente vestido. Apesar da sua delicadeza, eu me senti nervosa e logo fui embora.

Com o tempo, eu e Antônio acabamos marcando outro encontro, mas eu sempre fui acompanhada, pois continuava temerosa. Não era para menos; eu ainda sofria do trauma do passado. Na penúltima vez que nos vimos, Antônio pediu que nos encontrássemos a sós, e assim, quando fui à Casa de Passagem, marquei um encontro com ele. Entrei em seu carro e fomos para um barzinho na orla da praia de Olinda. Ele tomou o seu drinque habitual, e eu o meu suco, pois não bebia nada alcoólico.

Ao sair do bar, pegamos o carro novamente e seguimos para a parte alta da cidade. Era por volta de 17 horas e o sol ainda brilhava no horizonte, uma bela paisagem! Antônio tentava estacionar o carro, e após algumas voltas, parou em frente à Igreja de São Bento. E lá, ainda dentro do carro, Antônio me perguntou.

— Angela, é verdade que você nunca beijou ninguém?

— Sim, nunca beijei...

Nesse instante, recebi o primeiro beijo. Ele disse estar honrado de ser o primeiro homem a me beijar. Mas ele não parou por aí. Aos poucos foi me acariciando, e sua mão descendo. Assustada, tirei sua mão e pedi que ligasse o carro para irmos embora. Antônio, envergonhado, me pediu desculpa e me levou até a Praça de Cajueiro, perto da minha casa. Sem ter muito o que falar, mostrei o orelhão de onde conversava com ele. O sorriso surgiu novamente em seu rosto. Desci do carro em plena felicidade.

# Meu primeiro carnaval

Era semana de carnaval e eu nunca havia frequentado um baile ou mesmo me divertido nos bailes de rua. Então conversei com minha mãe para convencê-la a deixar que eu fosse ao carnaval de Olinda com meus amigos. Eu estava com 17 anos, sempre fui correta, nunca havia bebido qualquer coisa alcoólica e nem me aproximei de droga alguma. Tinha dado o primeiro beijo somente com essa idade. Usei todos os argumentos, mas não adiantou. Mãinha não permitiu.

Mudei a tática. Acordei, fui limpar a casa e lavar roupas, tudo para agradá-la, mas nada. Meus amigos foram até minha mãe para pedir que ela reconsidesse, mas também não adiantou. Daí, num ato de desespero de adolescente, me virei para ela e disse:

— Se for para viver presa em casa e não aproveitar a vida, prefiro morrer!

Afastei-me triste e desconsolada. Algumas horas depois, mãinha me chamou e me deu permissão para pular o meu primeiro carnaval. Coloquei a minha calça xadrez preta e branca e uma blusa branca com babados. Nos pés uma sandália de couro. Parecia uma hippie. Segui assim com meus amigos para a multidão de Olinda. Saímos de casa às 17 horas, e a Cinderela aqui precisava voltar à meia-noite.

Pela primeira vez eu caminhava admirando a multidão brincando nas ruas da cidade. Meus amigos bebiam suas bebidas e eu meu guaraná, mas todos nos divertíamos muito ao som de Alceu Valença, que alegrava as ruas de Olinda. Um tempo depois, me sentia cansada. Não tinha costume de ficar em lugar muito cheio. Então descemos para o farol da cidade e fomos a um barzinho na praça. Eram 20 horas e eu estava ali, dançando, cantando e sorrindo, me sentindo feliz. Nesse instante, minha amiga Nida me falou:

— Veja, Angela, aquele gringo está de olho em você.

Quando olhei, o gringo sorriu e me cumprimentou segurando um copo de cerveja, e acabei sorrindo também. Ele estava com um grupo de turistas e me chamou para conversar. Imediatamente baixei a cabeça com vergonha e sinalizei que não. Morria de medo do que escutava sobre os gringos na TV. Ouvia dizer que esses estrangeiros vinham para o Brasil, conquistavam as mulheres e as levavam para o seu país para serem prostitutas. Eu não queria isso pra mim.

Minha amiga percebeu que ele estava um pouco triste, então resolveu chamá-lo para conversar conosco onde estávamos. Quando ele começou a caminhar, olhamos uma para a outra e nos perguntamos:

— Como vamos conversar com ele? Não falamos direito o português, que dirá outra língua!

Continuamos a cochichar e sorrir. Quando ele se aproximou, para a nossa surpresa, falou:

— Olá, tudo bem? Qual é o seu nome?

Ficamos admiradas com o seu português correto. Então ele se apresentou. Seu nome era Michael, e morava em Zurique, na Suíça, um lugar de que eu nunca tinha ouvido falar. Logo, eu e meus amigos nos apresentamos, mas Michael sempre se dirigia a mim. Ele tinha 28 anos e eu 17, o que lhe causou surpresa. Prontamente me apresentou ao seu grupo. Achávamos graça em conversar com ele com o seu sotaque estranho. No final, ele ria da gente, e nós dele.

A conversa continuou na noite à beira da praia. Contei sobre mim, falei onde nasci, como eram Recife e Olinda, e o que fiz em alguns momentos da vida. Falei do Alceu Valença, pois ele adorava música e gostava de anotar o que aprendia. Falei sobre diversas coisas. Michael era lindo e parecia um príncipe encantado. Alto, loiro, com o cabelo bem liso, olhos cor de mel. E bebia com moderação, não aparentava ter bebido.

Até que chegou a hora de ir embora. Michael estranhou ser carnaval e eu, moradora da região, ter de voltar para casa naquele horário. Fez cara de espanto quando informei que aquele era o meu primeiro carnaval. Trocamos os telefones; passei o número da Casa de Passagem, e ele, o telefone de onde estava hospedado.

Eu e Michael nos conhecemos no último dia de carnaval. Assim, marcamos um novo encontro, eu, ele e minhas amigas Taciana e Simone. Eu continuava a sentir medo de encontrar alguém sozinha. Michael nos levou para um bar na beira da praia de Olinda. Passamos momentos agradáveis conversando com ele. Sempre se mostrava interessado em mim, e eu, sem entender o que ele viu em uma menina magra, feia e sem atrativos, conforme a visão que eu tinha de mim.

Vimo-nos por mais quatro vezes, quase sempre acompanhados das amigas. Contei-lhe sobre a minha vida e meus sonhos. Falei do sonho de me casar e construir uma família, e não me deitar com homem nenhum sem que eu o amasse. Disse isso para ele desistir de mim e procurar outra vítima para as suas aventuras. Foi quando Michael contou que não estava buscando sexo. Estava viajando pela América Latina há dois anos e nunca conheceu uma moça parecida comigo.

Esse príncipe estava próximo de retornar para os seus pais. No nosso último encontro, ficamos a sós à beira da praia. Ao chegar perto de Michael, deixei-o admirado, pois cortei o meu enorme cabelo para terminar com a peste de piolhos que havia contraído. Meu cabelo estava bem curto, e ele questionou por que eu havia feito aquilo. Envergonhada da situação, não contei a verdade, apenas disse que tive vontade de cortar. Foi um momento muito bonito caminhando pelo calçadão de Olinda. Tiramos fotos juntos, trocamos endereços e nos beijamos. Apesar de ele dizer que gostaria de me ver novamente, sabia que nunca mais o encontraria. Despedimo-nos e logo retornei para casa com uma pequena tristeza no coração.

# Momentos divergentes

O tempo passou e eu precisava seguir em frente. Focava cada dia mais nos projetos da Casa de Passagem. Em breve eu teria outra formatura que marcaria a minha vida, pois contava com ela para ajudar minha mãe, que trabalhava tanto para cuidar dos filhos, e principalmente de mim, com a depressão que tive.

Resolvi procurar meu pai novamente. Ao encontrá-lo, contei das minhas conquistas na Casa de Passagem e entreguei meu convite de formatura, que aconteceria no *podium* do Centro de Convenções de Recife. Apesar de ter certeza de que ele não iria mesmo confirmando presença, fiz questão de convidá-lo.

Para a formatura, a Ana preparou uma grande festa. Comprei sapato novo, peguei um lindo vestido emprestado com a minha amiga Márcia, e a Olívia arrumou alguém para fazer meu penteado. Eu estava muito feliz nesse dia. A única coisa que me entristecia era ver mãinha abatida com a enxaqueca. Ela, que sempre foi tão bonita, estava esgotada mental e fisicamente com a vida dura, cuidando dos filhos, da minha doença e convivendo com a bebedeira do Gilberto.

Eu contava com a formatura para começar a trabalhar e a ajudar minha mãe a sair daquele barraco à beira do rio. Ter uma vida mais digna, onde não houvesse goteiras no telhado e a água da chuva não invadisse, trazendo ratos, cobras e outros animais mortos para o nosso convívio.

A cerimônia começou, e em milésimos de segundo essa imagem do barraco surgiu em minha mente. E eu ali, sentada, esperando me chamarem ao palco onde estavam todas as psicólogas do projeto AMI, Ana Vasconcelos e Graça Vasconcelos, para a entrega dos certificados. Quando ouvi chamar o meu nome, levantei-me feliz e orgulhosa. Olhei para a plateia para ver se enxergava mãinha, mas o escuro do salão me impedia de vê-la. Recebi o certificado e tirei fotos com as psicólogas. Nesse momento imaginei minha mãe feliz, e ao mesmo tempo indaguei ao universo se o pai estava ali me olhando, orgulhoso, mas logo pensei: lógico que ele não veio!

Quando a cerimônia acabou, seguimos para a sala das comemorações, onde seria servido o coquetel. Várias pessoas já estavam ali tirando fotos. Saí em busca de minha mãe para comemorar com um abraço e, nesse momento, para minha surpresa, meu pai surge à minha frente sorrindo e me parabenizando. Ele estava na cerimônia desde o começo, orgulhoso, me vendo. Foi um grande presente quando meu pai me disse:

— Angela, estou orgulhoso de você!

No meio das pessoas que caminhavam e se abraçavam, encontro minha mãe. Nesse momento meus pais se cumprimentaram e ele disse sentir orgulho de mim. Mãinha não pensou duas vezes e respondeu:

— Muito fácil sentir orgulho de um filho que não mexemos uma palha para ajudar.

Meu pai não respondeu e se manteve calado. Para mudar o clima instalado, chamou um fotógrafo para tirar a nossa foto. Desse modo, ganhei a primeira foto minha com meus pais. Ao perceber minha mãe incomodada, meu pai me presenteou com o seu relógio de pulso, se despediu e se foi. Ele nunca havia me dado um presente. Esse relógio existe na minha memória até hoje, pois foi roubado quando assaltaram a minha casa. Eu e mãinha ficamos pouco tempo lá, pois ela não se sentia bem. Saímos em direção ao ponto de ônibus e seguimos para casa.

Três meses se passaram, e eu levava a vida estudando, me concentrando nos assuntos da ONG, estudando muitos textos e assuntos que falaria nas palestras. Até que, em uma tarde, retornando da escola, ouvi Dona Maria me chamando. Sorrindo, me dizia que havia chegado uma carta da Suíça para mim. Ao ouvir meu coração disparou. Eu me senti feliz, e ao mesmo tempo não acreditava que Michael tivesse escrito. Ao receber a carta, abracei Dona Maria, e juntas sorrimos felizes. Corri rapidamente para casa para ler o que ele tinha a me dizer com o seu português exemplar. Na carta ele dizia que nunca me esqueceu e sentia saudade. Deixou claro que eu havia sido o presente do fim da sua viagem. Contou-me como estava a sua vida e o que estava fazendo. Presenteou-me com a foto que havíamos tirado juntos no calçadão da praia.

Parecia que eu estava em um conto de fadas. Eu lia e relia a carta diversas vezes. Meu coração batia mais forte, e era impossível esconder a minha alegria ao receber a carinhosa carta do meu príncipe. Ao baixar a adrenalina que circulava pelo meu corpo, passei a escrever a resposta. Contei sobre meus estudos na Casa de Passagem e do trabalho em palestras que estava realizando lá para adolescentes. As cartas viraram rotina em nossas vidas. No início falávamos de três em três meses, depois as cartas chegavam aproximadamente a cada mês e meio. Até que me avisou que no ano seguinte voltaria ao Brasil para me ver.

# Mais uma vez

Nessa época, perto de fazer dezoito anos, meus primos Ivanildo e Iraquitan sempre passavam o fim de semana em nossa casa. Por vezes eu ia para a casa da tia Tita. Nós éramos muito unidos e não ficávamos muito tempo longe um do outro. Agora nossa casa já oferecia melhores condições para receber visitas. Gilberto e mãinha haviam construído uma casa de alvenaria com o esforço do trabalho. Minha mãe trabalhava em três lugares para poder ganhar mais dinheiro e nos dar uma vida mais digna.

Agora, no lugar do barraco, existia uma casa com um pequeno quarto, onde cabia uma cama de casal. No corredor ficava o guarda-roupa com quatro gavetas e sem as duas portas. Dentro dele caberia a roupa de toda a família. A cozinha contava com uma pequena pia de mármore, o fogão, um armário amarelo e uma mesa com quatro cadeiras. Gilberto construiu um balcão e prateleiras sempre brilhando, pois mãinha sempre foi muito limpa e organizada. Como o quarto era pequeno, na cozinha ficava uma cama beliche para acomodar as crianças. Agora tínhamos um pequeno banheiro, e uma sala com sofá e uma pequena estante de madeira.

O primo Ivanildo, mais crescido, começou a trabalhar como office-boy para um escritório de advocacia. Ele estava orgulhoso com o novo trabalho e com a namorada. Como éramos muito unidos, fez questão que eu conhecesse o seu trabalho e a Marlene. Eles sempre estavam conosco. A tia de coração, Celina, e a sua filha Nana, também prima de coração, viviam em nossa casa e detestavam quando chegava a hora de ir embora. Tínhamos pouca comida, mas mãinha conseguia alimentar a todos juntando as verduras e carnes que tio Cláudio e a esposa nos traziam. Minha mãe e Celina organizavam as coisas e tio Cláudio e Gilberto ficavam somente na bebida.

Era uma época em que me sentia feliz. Como era adolescente, mais crescida, mãinha me deixava ir ao pagode no bairro de Água Fria com minhas amigas Simone e Kina. Eu só queria ser feliz, não me interessava por bebida alcoólica e cigarro. Com essa idade também não tinha intenção de ter relação sexual com ninguém. Meu sonho era casar na igreja, constituir uma família e ser feliz.

Adorava ir ao pagode e dançar. Eu e as minhas amigas pegávamos uma mesa para colocar as nossas coisas. Algumas ficavam sentadas bebendo, e eu e Simone, como não bebíamos, dançávamos quase que todo o tempo. Dançávamos sozinhas e também agarradinhas com alguém, como é a dança do pagode a dois. A música era ótima e ao vivo.

Em uma das noites de pagode, conhecemos o Haroldo do Cavaco, músico da banda Pique Brasileiro. Ele era alto, magro, negro, com um lindo sorriso. Pessoa alegre e brincalhona. Tocava cavaquinho e também era um dos vocalistas da banda. Ele não podia me ver, que tentava me conquistar, e me colocava para dentro do pagode com minhas amigas sem que pagássemos. Um dia ele conseguiu o esperado beijo.

Nosso grupo para ir ao pagode era grande, entre sete e oito pessoas. Por vezes eu dormia na casa da Simone, e em outras, ela na minha. No retorno, em torno das duas da madrugada, ainda conversávamos na quadra para depois ir dormir. Sentíamos segurança em Cajueiro, pois era um lugar muito tranquilo. Porém, em uma determinada noite estávamos na quadra eu, Kina e Simone, quando se aproximaram de nós dois rapazes, mas rapidamente saímos correndo para minha casa. Mãinha abriu a porta assustada e, quando íamos fechar a grade da porta, eles chegaram e nos pediram um copo de água. Disseram que nós não precisávamos correr, beberam a água da jarra, pois não tínhamos geladeira, e se foram. Nessa noite minhas amigas acabaram dormindo lá em casa.

Na semana seguinte, estávamos dormindo em minha casa, eu, mãinha, meus irmãos, Ivanildo e minha vizinha Ana, filha de Goretti. Era por volta das duas horas quando escutamos bater na porta. Nessa noite Gilberto não estava conosco. Eles chamavam por Robson. Avisamos que não morava ninguém com esse nome ali. Eles insistiram que Robson estava lá. Ficamos muito assustados e pedíamos para que eles fossem embora, que éramos uma família pobre. Nesse momento minha irmã Michelle e a Ana foram para baixo da cama e por lá ficaram. Eu disse para que não saíssem de forma alguma. O intuito era outro: os homens arrombaram a porta para assaltar, quebraram o cadeado com um tiro.

Ao entrarem, foram colocando o revólver na cabeça do Ivanildo. Não entendíamos por que estavam ali, pois não tínhamos nada de valor. Apenas a bicicleta do Nido e o relógio que eu havia ganhado do meu pai. Quando olharam a bermuda do meu primo, fizeram-no tirar, pois era de uma marca boa. Enquanto um pegava a bicicleta e as demais coisas para levar, outro passava a mão pelo meu corpo. Meus primos e irmãos, muito jovens, e mãinha nada puderam fazer. Desesperada, percebi quem era o que comandava os demais e pedi para que mandasse seu comparsa tirar a mão de mim, e ele me atendeu.

Quando finalmente resolveram ir embora, o meu cachorro avançou em um deles e acabou morto com um tiro. Esse me pegou pela mão e disse que me levaria para garantir que ninguém iria ligar para a polícia. Mãinha entrou em desespero, assim como os demais que estavam em casa. Todos imploravam para que me deixassem ficar e eu sentia dó de ver minha mãe tão desesperada.

Saímos caminhando. Eles com um pano na cabeça, parecendo personagens de um filme de terror, e eu, apavorada. Eles brigavam entre si para disputar quem iria fazer sexo comigo primeiro. Seguimos pela rua Alice Tibiriçá e adentramos o mangue perto do rio Capibaribe. Nesse local, todos me violentaram.

Após o ato, todos foram embora e eu fiquei deitada no chão molhado, suja de lama, com a roupa toda rasgada e sem sapatos. Escutava apenas o barulho dos ratos e entrei em pânico. O local era ermo e estava escuro, e só havia mato à minha volta. Apavorada e com muito nojo do que havia acontecido, me levantei e comecei a caminhar. Ao escutar passos de cavalo, me escondi, pensando serem eles novamente. Ao ficar tudo em silêncio novamente, voltei a caminhar, meio perdida.

Ainda meio tonta, só queria sair dali e ir para casa. Poucos minutos depois percebi que estava chegando à beira de uma rua. Parecia que eu estava muito longe, até que me dei conta de que estava indo na direção de casa. Comecei a andar mais rápido. Eu me sentia muito mal, vomitava, chorava e soluçava. Quando consegui chegar à rua Alice Tibiriçá, vi uma grande multidão.

Alguém de longe me reconheceu e gritou meu nome. Todos vieram em minha direção, e eu só pedia a Deus para me ajudar. O carro da polícia com minha mãe dentro veio ao meu encontro. Eu estava muito mal. Fui colocada na viatura e levada ao Pronto Socorro do Agamenon, de Recife. Minha mãe, desesperada, chorava e me perguntava como eu estava e o que fizeram comigo, porém eu não queria falar, não queria lembrar, só queria me esconder na minha casa.

No hospital me deram um banho gelado de mangueira, pois eu estava toda suja de lama e não conseguia tocar em meu próprio corpo. Do banho fui encaminhada para os exames, e em seguida me deram duas injeções de Benzetacil. A médica conversou com minha mãe e a acalmou, pois ela precisava ir para casa ver como estavam meus irmãos e meu primo. Cruelmente, alguns médicos e enfermeiros vinham ver a menina violentada, e a médica que me atendeu os repreendeu fortemente, e todos saíram. Fiquei sozinha no quarto com os meus pensamentos.

Era muito difícil conviver com o que havia acabado de acontecer. Não conseguia dormir. Para me consolar, surgiu uma linda pomba branca na janela. Ela parecia me olhar, e andava de um lado para o outro. Sentei-me na cama para vê-la e ela bateu asas e voou. Meu corpo todo doía muito, mesmo assim fui até a janela para tentar ver a pombinha, mas ela tinha ido embora. Sentia um arrepio percorrer pelo meu corpo e não entendia o porquê de tudo isso acontecer comigo.

Então parei e refleti: algumas teorias diziam que recebemos o que damos, que colhemos o que plantamos, e eu me perguntava:

"O que fiz de errado para receber essas coisas em minha vida?"

"Por que Deus permitiu isso acontecer comigo?"

"A primeira vez que fui abusada, tinha apenas nove anos de idade; o que teria feito de mal?"

"Por que a vida estava fazendo isso comigo?"

"O que fiz de errado para merecer tamanha dor?"

"Antes fui abusada e agora violentada, por quê?"

Sentia-me humilhada e envergonhada. Na minha cabeça de adolescente, o meu sonho de casar na igreja agora ficaria distante. Sempre fui uma jovem correta, nunca usei roupas vulgares nem seduzi ninguém, e não entendia como uma menina tão magra e de pernas finas poderia chamar a atenção dos homens. Quando saía à noite para dançar, sempre tinha uma boa postura e me vestia com calça comprida e blusa mais encorpada, pois tinha vergonha de mostrar as pernas e de usar blusa decotada devido ao tamanho médio dos meus seios.

Então, eu questionava onde estava Deus, que não me protegeu. Desisti de acreditar nele. Se Deus existisse e fosse bom não permitiria tamanha crueldade comigo. Desse modo, parei de ir à igreja Mórmon. Apenas, ao deitar, fazia a minha costumeira oração do pai-nosso e pedia a Deus que me mostrasse a verdade, caso ele realmente existisse.

E assim, quando um novo dia surgiu, recebi um bilhete do amigo Haroldo.

*Mexeram com sua cabeça,*
*Mexeram com seu corpo,*
*Mas não conseguiram alcançar seu coração.*

*Haroldo Celestino*

Minhas amigas haviam contado o ocorrido para o Haroldo e juntos todos foram me ver. No entanto, o hospital não permitia visitas, e isso foi bom, pois estava triste e sem vontade de falar. Somente minha mãe poderia subir para me ver. Nessa manhã, mãinha me trouxe roupa e sandália para eu vestir na alta do hospital.

Mais tarde recebi a liberação para voltar pra casa e segui com Taciana e seus pais para a casa deles. Fiquei uma semana em sua companhia, com todos os cuidados e carinho. Para eles, a minha eterna gratidão!

Uma semana depois, voltei para minha casa, visto que a vida precisava continuar. Nossa querida Ana Vasconcelos, da Casa de Passagem, promoveu uma passeata pedindo segurança no centro de Recife, e também incentivava as meninas que sofriam abuso ou estupro a não se calarem; o crime precisava ser combatido.

O tempo passou e voltei para a terapia, que me ajudou profundamente a superar essa fase dolorida. Minhas amigas e Haroldo também me ajudaram com visitas e conversas. Ele trabalhava próximo da Casa de Passagem, e sempre que podia me acompanhava até a minha casa.

Ele adorava cozinhar carne seca com mandioca, pois podia mostrar o que aprendeu no curso de cozinheiro, hoje mais conhecido como curso de gastronomia. Sentávamos todos à mesa para ver as músicas que Haroldo escrevia. Suas letras eram bonitas, além de ele ser um cantor muito bom e querido em Recife. Ele era muito respeitador e se preocupava comigo. Também, o bom era que mãinha não se preocupava comigo quando eles estavam lá em casa, pois sabia que cuidariam de mim.

Eu aproveitava os ouvidos dos amigos para falar de Michael e o que ficava sabendo pelas cartas. Por sinal, minha última carta para ele foi bem triste, pois achei melhor contar o que havia acontecido comigo. Não poderia enganá-lo.

Apesar de ficarmos assustados, não tínhamos outra opção a não ser continuar morando ali, naquele mesmo lugar. O fato foi tão marcante que foi noticiado na televisão, e, assim, meu pai ficou sabendo. E pela primeira vez ele apareceu em nossa humilde casa, mesmo que rapidamente, para me visitar. Isso me fez muito bem, percebi a sua preocupação comigo.

Três meses depois, as noites ainda eram longas para mim, a ponto de pedir para o Haroldo dormir lá em casa. Por vezes ele dormia até no chão. Eu tinha medo e pesadelos, e acordava suada. Só me tranquilizava quando via o dia amanhecer. Às vezes eu e Simone íamos com ele ao show para nos distrair. Ficávamos próximas ao palco, vendo-o tocar. Ele parecia apaixonado por mim, a ponto de compor uma música em minha homenagem; porém às vezes aparecia com uma garota. Mas com o tempo ficamos apenas amigos. Ele era muito bom, confiável e me respeitava. Eu me sentia segura com ele.

# Primeira viagem e uma grande surpresa

A Casa de Passagem iria participar de um Congresso Nacional de Adolescentes em Belo Horizonte, Minas Gerais. De cada um dos cinco grupos de comunidades carentes do projeto AMI, foram selecionadas duas jovens para participar; do meu grupo, eu fui escolhida. Foi um dos dias mais felizes da minha vida. Parecia um sonho viajar pela primeira vez para outro estado do Brasil.

A viagem seria de Recife para Belo Horizonte de ônibus, e o congresso teria duração de uma semana. A Casa de Passagem nos presenteou com roupas e sapatos para o clima frio, pois em Recife e Olinda é quente até quando chove, e seria minha primeira experiência com o clima frio.

Chegou o dia da viagem. Foi bem intenso arrumar a mala e esperar a hora de partir; eu estava ansiosa. A Kombi do projeto chegou às 18 horas com outras meninas, e seguimos para o bairro de Boa Viagem para pegar o ônibus, que era bonito, grande e alto; fiquei encantada. Após guardar as malas, era hora de conferir a documentação de cada jovem. Para minha surpresa, a autorização da minha mãe havia ficado em casa. Como eu era menor de idade, não poderia embarcar.

Todos ficaram constrangidos e tristes, e eu chorava. De repente uma das coordenadoras falou:

— Eu assinarei como responsável da Angela! Pode ser?

Graças a Deus essa opção foi aceita, e assim consegui viajar, graças à boa vontade dessa coordenadora, que do nome não me recordo, infelizmente!

A viagem foi maravilhosa. Eu me sentia abençoada, sentada naquele ônibus tão bonito. Olhava a paisagem da janela e pensava como tudo era bonito e como o estado de Pernambuco era grande. De tão ansiosa, não conseguia dormir, queria ver tudo o que acontecia à minha volta. Logo fomos saindo da cidade e pegando a rodovia. Eu admirava as casas, cada bairro, tudo incrível para mim. De vez em quando alguém levantava e fazia uma gracinha; eu sorria e continuava a admirar a paisagem pela janela.

Quando nos aproximamos de Minas Gerais, começamos a ver montanhas e muita neblina. Aquilo era fantástico, eu nunca tinha visto. Minas Gerais era bem frio na época, e pela primeira vez senti frio na vida. Precisei colocar a roupa que recebi da Casa de Passagem. O ônibus fez uma breve parada para um lanche, já dentro daquele estado. Estava encantada e provei, também pela primeira vez, um chocolate quente. Foram diversas novidades, a começar pelo sotaque mineiro, que achei muito engraçado.

Partimos em direção à hospedagem, o Mineirão. Ficamos no local que os jogadores usavam para dormir. Foi incrível a troca que tivemos com as palestras, e conhecer adolescentes de todos os cantos do país. Ali estavam diversas ONGs mostrando seus gratificantes trabalhos.

Tempos depois, fiz a segunda viagem com a Casa de Passagem para Aracaju, Sergipe. Eu ainda me sentia desolada com a violência sexual. Esta viagem foi um mês depois do estupro, mas precisava viajar para conhecer lugares e pessoas diferentes. Sair de Pernambuco talvez me ajudasse aos poucos a parar com os pesadelos horríveis que tinha.

Partimos para Aracaju, e mais uma vez eu me sentia feliz, mas ao mesmo tempo preocupada. Um pouco antes de viajar recebi a carta de Michael dizendo que chegaria em breve a Recife. Estava preocupado comigo e queria me ver de perto. Ele chegaria dois dias após minha partida. Imagine como fiquei triste. Precisava viajar, minha participação estava certa; o que fazer? Também queria vê-lo, mas não tive escolha. A viagem toda falava de Michael para as minhas amigas, e elas também sentiam muito. Ele viria de tão longe e não poderia me ver!

Eu não tinha telefone para me comunicar, então, antes de viajar, deixei com a minha mãe o endereço do congresso em Aracaju. Os dias foram passando e as apresentações transcorreram muito bem. A dois dias do término do evento, no intervalo do almoço, eu e meu grupo de trabalho nos reunimos para descansar e organizar o próximo congresso, pois eu falaria no *podium* a seguir. Nesse momento alguém chama pelo meu nome.

— Onde está a Angela, da Casa de Passagem?

Ao escutar, me levantei. Quando olhei para a frente, não pude acreditar. Michael estava ali, ele foi ao meu encontro! Corri para abraçá-lo, era um sonho vê-lo! Eu havia deixado o endereço com minha mãe, e como imaginei, ele foi até a minha casa na favela à minha procura.

Eu estava eufórica, e nos abraçamos. Meu grupo, feliz com a presença dele, começou a nos aplaudir. Gritavam:

Viva! Sorrimos envergonhados e nos afastamos um pouco para conversar. Tínhamos muito que falar. Michael assistiu a todas as apresentações, inclusive a minha palestra. Ele se hospedou em um hotel próximo ao congresso. Foi incrível.

No último dia, Michael me convidou para viajar com ele para a Bahia. Mas eu não poderia ir, pois cada jovem que a Casa de Passagem levava na viagem, eles tinham a obrigação de trazer de volta. Ana Vasconcelos era muito cuidadosa com a nossa segurança.

Michael ficou desolado; já estava com as nossas passagens em mãos. Mas ele buscou uma solução. Partiria primeiro para a Bahia e deixaria dinheiro comigo para comprar passagem e as outras despesas da viagem. Pediu para eu viajar logo que chegasse a Recife.

Quando voltei para casa, conversei com mãinha sobre a viagem, e desta vez ela não teve como impedir. Eu estava com dezoito anos e decidida a viajar. Fiquei com o número do telefone do hotel em que ele estava e liguei para informar sobre a minha chegada. Ao descer na rodoviária de Salvador, fiquei apavorada ao não vê-lo. Fiquei parada. Vinte minutos depois o vejo saindo do banheiro todo suado e amarelado, pois havia comido alguma coisa que lhe fez mal.

Em seguida, pegamos um táxi e nos dirigimos ao hotel. Ele havia reservado um quarto com duas camas. Também me informou que seu pai chegaria dentro de dois dias e gostaria de me conhecer. Michael sempre foi respeitoso e nunca me tocou. Preocupava-se em não me magoar. No entanto, eu já estava decidida a ter minha primeira noite de amor com ele. Durante a viagem para a Bahia, eu pensava em como seria, pois talvez ajudasse a livrar-me das lembranças doloridas. Queria registrar em minha mente imagens de amor.

Então pedi para que ele juntasse as duas camas para que pudéssemos dormir mais perto um do outro. Acabamos trocando de quarto, e ele continuou a me evitar. O quarto ficava de frente para o mar, no Farol da Barra, em Salvador. De lá podíamos até ver a linda ilha de Itaparica.

Para sair, eu sentia vergonha, pois não tinha boas roupas. Havia levado a saia rodada que fiz no curso de costura e algumas peças emprestadas da minha amiga Simone. Michael não se importava com isso. Levava-me para passear pela orla da praia e aos restaurantes, para jantar ao som de belas músicas. Pela manhã descíamos para o café, que era divino, Quando olhava para ele, tão lindo, eu me perguntava por que ele não me desejava. O máximo que havia acontecido eram alguns beijinhos.

Chegou o dia da chegada do seu pai, e fomos juntos ao aeroporto para buscá-lo. Michael olhava ansioso para o relógio. Eis que chega seu pai, um homem alto, forte e alegre. Na mesma hora me pegou pelos braços como uma pena e falou algumas palavras que eu não entendia. Sorri para ele, envergonhada. Pegamos um táxi e seguimos de volta para o hotel. Vez ou outra ele dizia para Michael que eu era muito bonita. Apesar de não me achar interessante, gostava dos elogios que eram traduzidos pelo Michael. Já tarde da noite, fomos dormir e ele ficou sozinho no bar ao lado do hotel.

No dia seguinte pela manhã, descemos para o café e o pai de Michael estava em uma mesa acompanhado por uma jovem. Sentamos com eles, apesar de achar tudo muito estranho. A moça morena de cabelos claros me olhava sem parar. Ela tinha um corpo lindo, vestia um vestido colado em seu corpo e usava salto alto. Em instantes começamos a conversar e ela me perguntou de onde eu era, se Michael estava me pagando ou se éramos namorados. Foi então que entendi que o pai de Michael pagou para dormir com aquela mulher.

Imediatamente fiquei envergonhada por pensar que as pessoas me olhariam também como uma prostituta. A jovem, que usava o nome Graziela, estava bem tranquila e não se importava. Continuava a fazer perguntas: como nos conhecemos, quando, etc. Eu fiquei perdida e não sabia o que responder.

Michael, por sua vez, era bem cuidadoso comigo. Ele não dizia nada, mas havia percebido o meu silêncio e perguntava se estava tudo bem comigo. Respondi que estava com vergonha. Então Michael me disse que seu pai trabalhava muito e se dava essa liberdade nas viagens, mas era um bom homem.

Acabamos passando o dia todo juntos. Para minha vergonha aumentar, meu chinelo de couro partiu e eu não tinha como comprar outro. Michael, sabendo da minha condição, me levou para comprar uma percata. Em seguida, caminhamos para um restaurante. Como era de esperar, Graziela, não contente apenas com o pai do Michael, se arriscou a deixar o número do seu telefone com outros homens, e, claro, todos passaram a me olhar da mesma maneira.

No dia seguinte saímos passear por Salvador. Fomos visitar o Pelourinho, o Porto da Barra, e chegamos à linda

Itaparica. Passávamos praticamente o dia todo na praia, pois Michael adorava o mar. Ele parecia um latino, amava o calor e as músicas brasileiras. O dia foi interessante. Passeamos, tiramos fotos, e foi especial, como nunca havia acontecido. Uma viagem sensacional ao lado de um homem tão lindo, conhecendo praias de barco, restaurantes interessantes e lugares maravilhosos.

Chegou a hora de nos despedir. Eu voltaria para Recife e ele para a Suíça. Prometeu buscar-me dentro de seis meses para conhecer a sua mãe, os demais parentes e o seu país. Afirmou me amar e querer casar-se comigo. Fiquei feliz e fascinada. Meu coração e meus pensamentos transbordavam de alegria.

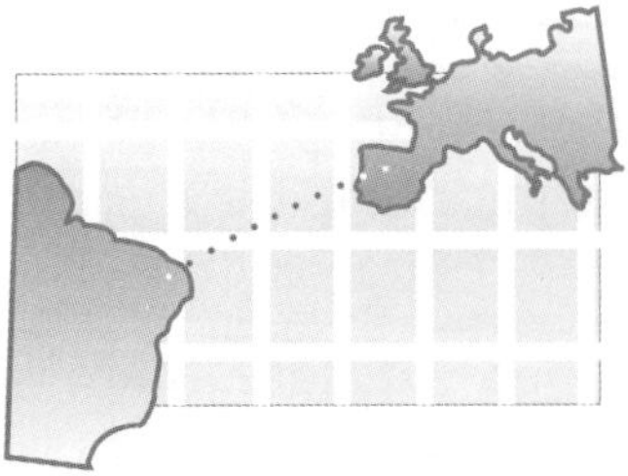

# De volta a Recife

Cheguei à minha casa em Recife. Estava de volta à minha realidade, ao meu humilde barraco na favela. O que me deixava feliz era saber que voltaria para a minha velha cama para dormir ao lado da pessoa que eu amava, minha querida mãe. Entretanto, agora eu queria dormir ao lado de Michael. Ele não saía dos meus pensamentos.

Meu sonho era encontrar Michael novamente, mas não sabia como seria. Ir para o exterior me amedrontava, mas também me fascinava. Meus amigos diziam ser perigoso. Haroldo sempre me pedia para ter cuidado, pois muitas garotas brasileiras vão para a Europa e acabam quebrando a cara. Era um bom amigo, me dava conselhos e dizia me amar, mas como bom marinheiro e músico, a cada dia estava em um lugar e conquistava uma nova mulher.

Fui vivendo minha vida em Recife na casa construída com o amor e a dedicação de mãinha e Gilberto. Minha vida começou a voltar à normalidade de estudos, e passeios com os amigos Haroldo, Simone, Kina e Nida. Na maioria das vezes frequentava o pagode com a Simone.

Taciana, uma das minhas melhores amigas, conheceu um homem pelo qual se apaixonou, bem mais velho do que ela, e engravidou dele. Fui a primeira a saber. Embora ela beirasse o quarto mês, me preocupei com a reação dos seus pais. Ela era a única filha menina, a mais nova e sempre muito bem cuidada. Taciana era uma menina linda, a flor do jardim dos seus pais. Fomos ao ginecologista. Quando foi confirmada a gravidez, ela ficou em prantos.

Após exames, decidimos ir ao encontro do homem com quem ela se relacionava para contar a verdade. Quando ele nos viu no escritório, nos levou para uma praça próxima para conversarmos. Lá me distanciei para que eles tivessem privacidade. Eu olhava à minha volta e só enxergava altos prédios e milhares de escritórios.

Eu estava nervosa. Olhava para Taciana, sempre tão linda, e imaginava que ele assumiria a ambos. Mas isso não aconteceu. Ele negou que fosse seu, não assumiu a responsabilidade, não foi um homem digno. Antes falava que amava, agora dizia que não assumiria a paternidade. Ficamos sem entender por que ele agia dessa maneira. Com muita classe, Taciana se afastou e fomos para minha casa, comer cuscuz... Ela adorava cuscuz, e eu também.

Decepcionada, também tentava entender por que os homens fazem isso. Por que não usam preservativo, então? Será que só a mulher tem a responsabilidade? Por que acreditar nos homens? No final, a mulher e a criança é que sofrem. Essas perguntas permaneciam em minha mente. Muitos homens só querem sexo e depois vão embora. Eles fazem promessas e nos fazem confiar, mas quando aparece a gravidez desaparecem! Não podia aceitar, isso é muito injusto. Hoje, olhando minha amiga, consigo entender o que mãinha passou. Homem mais velho, casado e com filhos se faz de solteiro, e a menina ingênua se apaixona e serve apenas de objeto sexual para alguém que não se importa com os seus sentimentos.

Taciana não tinha muito o que fazer e resolveu seguir grávida. Ela é forte, decidida, e assumiu a responsabilidade. Por vezes me visitava em casa e mãinha lhe dava conselhos. Pedia para que ela contasse à sua mãe, pois era o melhor apoio que poderia ter. E assim Taci fez, contou para os pais. Sua mãe se preocupou, mas apoiou. Seu pai a princípio se revoltou contra o namorado mau-caráter que não quis assumir a gravidez.

Taciana foi bem cuidada e não lhe faltava amor. Ela ficava cada vez mais linda com a barriguinha crescendo, e eu mal podia ver a hora do bebê nascer.

# Partiu Suíça!

Algum tempo passou, e, para a minha felicidade, Michael enviou algumas fotos da nossa viagem à Bahia. Foi mágico olhar cada uma delas. Relembrei cada lugar que visitamos, cada restaurante em que entramos, nossos passeios pela orla da praia. Ver aquela linda paisagem ao seu lado foi magnífico.

Seis meses depois, eu estava pronta para viajar à Suíça. Conforme Michael me prometeu, ele me enviou a passagem. Esta seria minha primeira viagem internacional. Não dava para acreditar; aquela menina pobre, que havia passado por tantos problemas, iria visitar a Suíça, um maravilhoso país da Europa.

Parecia um sonho, e era difícil acreditar que isso estava acontecendo comigo. Mãinha me lembrou de que, quando pequena, eu via um avião no céu e sempre dizia:

— Um dia vou andar nisso!

— Filha, isso é para rico e não para nós que somos pobres.

Ao lembrarmos juntas, sorrimos e nos abraçamos. Ela entendeu que a vida estava me agraciando. Então, sorrindo, ainda lhe falei:

— E eu nem rica sou...

Era chegada a hora dos preparativos. Tinha muito que fazer e pessoas queridas para visitar. A primeira foi meu pai. Fui até sua casa avisar da viagem. Primeiro ele me disse que era ótimo dentro do avião, que era como assistir TV na sala. Depois pediu para eu ter cuidado. Em seguida, fui dar um abraço de despedida na minha tia e nos primos. Visitei Taciana, com sua enorme e linda barriga de gravidez. Ela estava em paz e todos estavam felizes com a chegada do bebê. Pedi que o neném me esperasse voltar da viagem para poder nascer.

Dessa forma, fui ao encontro do meu destino. Não sabia o que aconteceria, mas também só descobriria se fosse. Meus primos Ivanildo e Iraquitan, e minha amiga Simone foram com mãinha e meus irmãos ao aeroporto. Todos preocupados, mas felizes por mim. Eles queriam se despedir até o último momento e ver meu avião decolar. Foi emocionante!

Ao entrar na aeronave, fiquei perdida. Não sabia como achar a minha poltrona. Esperei a ajuda da aeromoça e lá fiquei sentada, nervosa e ansiosa. No momento, lembrei-me do painho dizendo que viajar de avião era como estar na sala de casa e comecei a rir sozinha. Tentei abrir a janela, mas percebi que não era possível. De repente uma voz de mulher, a comissária de bordo, ensinava os comandos de segurança e avisava que o enorme avião da Vasp iria decolar.

Ele foi subindo, subindo, parecia mágica. Foi me dando um enorme frio na barriga e comecei a sentir pânico. Inesperadamente comecei a gritar dizendo que eu queria descer. Como sempre na vida, aparecem anjos para nos ajudar. Meus vizinhos de poltrona me acalmaram. O rapaz segurou a minha mão e disse:

— Calma e respira fundo... Você vai ver que tudo ficará bem!

Depois que me acalmei, eles começaram a rir e me perguntaram como eu queria parar o avião no alto. Todo o tempo essas pessoas me deram suporte e me ajudaram. Apesar de estar viajando à noite, não consegui dormir direito, o medo ainda me consumia. Tenho gratidão por eles aparecerem naquele momento em minha vida. Parecia fácil para a maioria que estava ali, mas para mim era quase sobrenatural estar dentro de um avião indo para a Suíça.

Eu viajei vendo lindas imagens em minha mente. Eu fechei os olhos e me imaginei chegando à Suíça e vendo a paisagem dos quadros que vendia com minha avó e a imagem da caixa do perfume Alfazema. Eu imaginei que ao chegar lá iria ver imediatamente os lindos campos de flores de alfazema, com camponesas segurando cestas. Que sentiria o seu inebriante aroma. Que poderia ver montanhas de neve e lindos pinheiros. Era marcante para mim, pois vó preparava o banho com esse perfume maravilhoso, que tanta paz me transmitia.

A viagem transcorria tranquila, mas o frio do avião era terrível. Eu não estava com roupa adequada para o frio e me sentia muito mal. Não levei casaco na mão. A coberta do avião não ajudou muito.

Horas depois o avião aterrissa em Zurique. Havíamos chegado à Suíça de Michael. Logo que desci do avião percebi que o frio local me congelava. Além disso, eu não sabia o que fazer, para onde ir, mas seguia os comandos de Michael. Ele me havia dito para descer do avião e seguir as pessoas, para prestar atenção na palavra EXIT, pois deveria seguir as placas onde estivesse escrita. Fiz exatamente o que

Michael havia me ensinado e cheguei à sala de controle de entrada de pessoas no país e verificação de passaporte.

Após longa espera, chegou a minha vez de mostrar o passaporte, e o oficial de controle pediu que eu o seguisse para uma sala separada. Comecei a me preocupar, pois não falava inglês nem alemão. Além de mim, outras pessoas também chegaram a essa sala. Um burburinho começou quando alguém disse que para entrar no país precisava trazer na carteira três mil francos e eu não tinha nenhum dinheiro comigo. Trazia minhas coisas pessoais e a carta do Michael.

Um policial começou a entrevistar cada pessoa e algumas delas puderam responder em inglês. Entretanto, eu não sabia o que fazer. Por não falar outra língua, precisei esperar mais um pouco, mas novamente outro anjo apareceu e se prontificou a traduzir para o inglês o que eu falasse. Então comecei a explicar.

— Senhor, está aqui a carta do meu namorado onde consta o telefone dele. Ele está lá fora me esperando.

Então o policial me perguntou pelo dinheiro. Respondi:

— Para falar a verdade, não tenho dinheiro comigo. Se eu soubesse que precisava de dinheiro para vir à Suíça, eu não tinha vindo, pois não tenho.

Falei que meu namorado me convidou a vir conhecer a família e o país dele. Peguei a carta e entreguei a eles. Foi um total de duas horas. Eles até ligaram para Michael e depois me liberaram para pegar as malas. Sentia-me cansada e apavorada. Peguei a mala, segui novamente os EXITs, e me deparei com a sala de desembarque. Ao sair, para meu alívio, avistei Michael e seu pai me esperando.

Ele com flores nas mãos e seu pai com um cachorrinho de pelúcia.

Michael me abraçou fortemente e seu pai me levantou em seus braços e me disse: "Bem-vinda, Angie!". Foi um apelido que me marcou, e sou chamada assim até hoje. Como Michael não tinha carro, seu pai nos levou até o apartamento do filho. Ele sorriu para Michael, deu um tapinha em suas costas e se foi.

Eu estava bem cansada da viagem e não tinha dormido nada. Mas, antes de qualquer coisa, Michael fez questão de mostrar o seu apartamento. Apesar de ser bem pequeno, era muito bonito e moderno. Estava bem limpo e organizado. No banheiro havia uma banheira linda, coisa que eu jamais tinha visto. Na pia, duas torneiras, a quente e a fria, que sempre me confundiam. Na cozinha, um belo fogão de cerâmica, coisa fina, que nunca vi nem mesmo na casa das patroas de mãinha. Da pequena varanda dava para ver as flores e o tempo gostoso do verão suíço.

Michael precisava ir para o trabalho, então colocou algumas coisas na mesa para eu comer e se foi. Comi algo e deitei em sua cama, e só acordei quando ele retornou. Novamente, ele organizou um lanche para comermos ao som de uma boa música. Enquanto eu desfazia a mala, Michael pegou o número de telefone para falar com a minha mãe e avisar que eu tinha chegado bem. Eram 19 horas e o dia ainda estava claro. Um lindo dia.

Michael fez um quadro com nossa foto e preparou um álbum com as fotos da sua viagem pela América Latina, durante os dois anos. O apartamento era bem pequeno, uma kitchenette, sala e quarto juntos, uma pequena cozinha e um pequeno banheiro. Como sempre, Michael foi muito respeitoso e não me tocou, apenas me deu um beijo.

Ao amanhecer, fomos passear pela cidade. Era sábado e Michael não trabalhava. Em seguida, fomos ao restaurante encontrar sua família, pois ele queria me apresentar à mãe e ao restante dos parentes. Lá estavam sua mãe, seu pai, o irmão e a esposa, que também não era suíça, mas das Filipinas, e a filha. Seu pai, sempre alegre, me dizia diversas coisas em alemão que eu não entendia, mas Michael traduzia. Eu pensava: "Que língua complicada, jamais conseguirei aprender."

Durante a minha estadia foram diversos passeios, todos maravilhosos. Passeamos por vários lugares com o grupo de amigos com que ele sempre viajava. Muitos fins de semana passávamos na casa da família na montanha. Os passeios pelas montanhas eram lindos, mas bem frios. Eu usava os casacos que ganhei da Casa de Passagem e outros que Michael comprou e me presenteou. Visitamos diversas cachoeiras e até subi os Alpes de teleférico. Para mim, tudo era mágico.

O tempo foi passando e eu me acostumando com o lugar e as pessoas. Michael me apresentava a todos que encontrávamos. Cheguei a conhecer uma brasileira, Lizandra, também de Recife, esposa do amigo dele. Ela já estava há dois anos na Suíça. Ela já falava alemão, e isso me ajudou muito, pois nos dias em que Michael estava trabalhando, Lizandra me levava para sair e passear. Tornamo-nos amigas e mantemos a amizade até hoje.

Michael cozinhava muito bem e eu adorava seus dotes culinários. Conheci algumas de suas especialidades, como:

Picata à milanesa com polenta, risotos *al funghi* ou de açafrão, saladas com molhos divinos, entre outras delícias da Suíça. Era tudo perfeito. Sentia-me amada e protegida, em uma vida de princesa. Era mais do que eu havia sonhado.

Quando íamos dormir, encontrava um homem paciente e gentil. Com o tempo, começamos a criar intimidade. Tirávamos a roupa e nos beijávamos ardentemente. Mas, se ele percebesse que eu desejava mais que os beijos e as carícias, Michael parava na hora, me dava um beijo e virava para dormir. Certa noite, entre beijos e carícias, resolvemos ir adiante, mas na hora H ele desistiu do nada, dizendo para ser somente depois do casamento. Eu não entendia por que ele não queria fazer amor comigo.

O seu carinho por mim era encantador. Sempre me dizia que quando casássemos, teríamos nosso momento especial, mas eu já estava apaixonada e o desejava. Tinha certeza de que, com amor, eu poderia apagar as imagens da violência sexual que sofri. Por vezes, mesmo longe de casa, acordei assustada, gritando e ofegante. Porém Michael pacientemente me colocava em seus braços e me confortava.

Existia uma coisa que me incomodava: a caminhada de quatro horas que costumávamos fazer. Nunca tive essa cultura. O máximo que eu andava em Recife era até a casa da minha tia. Além de andar muito, o ar das montanhas me deixava sufocada. Apesar disso, viver aqueles momentos e ver a neve derretendo, os rios gelados, lagoas azuis e montanhas deslumbrantes apagava qualquer pequeno sofrimento.

A casa da montanha da família de Michael ficava em Flims Graubünden. Havia um lago lindo, o mais bonito que já vi, o Caumasee. Havia um restaurante responsável pela área, que cobrava uma entrada. Ali nós podíamos nos distrair. Nadávamos e pegávamos sol; esse lugar era como uma praia para nós.

Michael sempre fazia as minhas vontades. Eu sempre comentava que a Casa de Passagem tinha patrocinadores, entre eles, os italianos. Estes às vezes nos visitavam. Falavam de Veneza de uma forma tão especial que eu queria conhecer. Eu também adorava as músicas que eles cantavam. Em uma visita, eles se reuniram em círculo conosco e cantaram para nós. Foi lindo, não esqueço aquela música!

*Volare oh, oh*
*Cantare oh, oh*
*Nel blu dipinto di blu*
*Felice di stare lassù*

Conhecer Veneza era um sonho meu, e sei que de muita gente. Para minha surpresa, Michael organizou uma viagem à Itália com um casal de amigos. Fiquei perplexa. Com dezoito anos, estava visitando a linda Veneza! Era fantástico, mais um sonho realizado. Consegui vencer até o medo da água e subi em um barco para passear. Visitamos ilhas inesquecíveis. Mas fui agarrada em Michael!

Eu me senti muito bem em um país tão distante do meu. Seus pais eram amorosos comigo. Sua mãe, muito simpática, tentava se comunicar em espanhol. Eu recebia muita atenção da família. Mas certa vez fomos jantar em restaurante chique com os seus pais. Sentamos em uma mesa com uma bela toalha branca. Quando olhei a disposição dos talheres, vi vários garfos, facas e pratos. Diversos pães e o guardanapo. Não sabia o que fazer e nem por onde começar, e entrei em pânico. Fiquei com vergonha, pois não sabia como comer. Diferente do bolinho de feijão da vó, que eu comia com a mão, agora precisava decifrar aqueles talheres.

Desse modo, me dirigi ao banheiro e comecei a chorar. Sentia-me humilhada, envergonhada e sem vontade de comer. Ao retornar à mesa, todos me aguardavam para começar a refeição. Michael percebeu os meus olhos vermelhos e perguntou o que havia acontecido, mas me calei. Esperei ele começar a comer para fazer o mesmo. Nervosa que estava, fui copiando as suas ações e da sua mãe.

Três meses se passaram e a minha viagem estava chegando ao fim. Surpreendentemente, Michael me fez uma surpresa e ficamos noivos. Fomos jantar no Restaurante Flims com toda a família para comemorar. Lá, ganhei um lindo anel de noivado, com a promessa de que no ano seguinte nos casaríamos. De presente dos seus pais ganhamos a noite de noivado em um lindo hotel rústico nas montanhas. O quarto tinha vista para os Alpes. Era deslumbrante.

Michael estava bem alegre por conta do noivado e de algumas taças de vinho. Preparamo-nos e fomos deitar. Quando nos tocamos, o clima foi esquentando entre abraços e beijos. Michael foi tirando lentamente a minha roupa e em um relance me perguntou se eu estava bem. Eu disse:

— Sim!

E pensei: "Não pare!"

Ele já começou a se afastar e eu ponderei:

— Agora estamos noivos e vamos casar. Eu falei sobre o meu sonho para você de casar sem ter nenhuma relação sexual, mas depois do que passei, mudei de ideia.

E continuei:

— Agora que estamos noivos, estou preparada.

Eu sempre sonhei em casar virgem, mas após o estupro e o noivado comecei a pensar diferente. Para mim, fazer sexo com amor me tiraria dos pesadelos e da angústia em que vivia.

Então nos beijamos e ele se levantou para pegar uma camisinha. Ficou parado olhando a camisinha em pé ao lado da mesa, virou-se e disse:

— Se esperamos até agora, podemos esperar até o casamento.

Então eu fiquei morrendo de vergonha e virei para o lado para dormir.

Chegou o dia de retornar ao Brasil. Michael, no aeroporto comigo, prometeu me buscar em seis meses para nos casarmos na Suíça, perto dos seus pais. Prometeu também passar uma temporada no Brasil para conhecer a minha família. E me disse:

— Angela, daqui a seis meses não haverá mais despedidas. Estaremos juntos e casados.

E, ouvindo essas palavras, segui em direção ao avião para retornar ao Brasil.

# De volta ao Brasil

Ao retornar para Recife, minha família e meus amigos estavam me esperando. Eu estava feliz por tudo que havia vivido, e também por estar perto daqueles que amava. Ao chegar, abri as malas e fui mostrando os presentes que ganhei ao longo dos três meses na Suíça. Eram perfumes, diversas roupas, das quais algumas doei à minha amiga Simone, e muitos chocolates que distribuí entre os amigos da favela.

À noite recebi a visita da amiga Taciana. Ela estava com uma enorme barriga. Seu bebê, Thiago, havia me esperado chegar ao Brasil para nascer. Dias depois, veio ao mundo alegrar a vida da minha amiga e da sua família. Ele era branquinho como a mãe e bem pequenino, e eu tinha até medo de carregá-lo.

A minha vida no Brasil começava a voltar ao normal. Todo dia ia para a escola e na volta sempre visitava Taciana e o pequeno Thiago. Eu tinha muitas histórias para contar. Conversávamos durante horas. Falei da minha estadia na Suíça, da minha relação com Michael, inclusive do seu respeito por mim. Taci afirmava que ele agia assim porque não era brasileiro, pois se fosse, se aproveitaria da situação.

Apesar de as coisas irem bem, e mesmo após tantos meses da violência sexual que sofri, continuava a ter os pesadelos. Eles surgiam até nos cochilos, quando estava vendo TV, ou mesmo dentro do ônibus. Era terrível. Eu via as cenas do estupro e eles tentando me matar. Acordava ofegante e assustada. Entretanto, eu precisava ser forte e superar o passado. Não podia continuar vivendo assim. Precisava ressignificar o sexo em minha mente.

Foi então que procurei meu amigo Haroldo, pois queria lhe contar sobre a minha viagem e a relação com Michael, mas também fazer-lhe uma proposta. Foi então que marquei um encontro com ele. Haroldo estava trabalhando, mas, numa lanchonete. Quando me viu, sem nem precisar perguntar, fez um milk shake de banana para mim, pois sabia que eu adorava. Quando ele terminou o serviço, fomos conversar no terraço da lanchonete.

Meu amigo logo percebeu meu nervosismo e me questionou sobre o que me afligia, e resolvi contar. Mesmo com tantas coisas boas acontecendo em minha vida, a chegada do Michael e o nosso noivado, eu estava com medo de enlouquecer, pois não tinha paz. Os pesadelos eram horríveis e constantes, e eu precisava dar um jeito em minha vida, acabar com aquele sofrimento.

Passei por abuso e violência sexual em fases diferentes da minha vida, mas começava a ter uma imagem diferente sobre o sexo, e a entender que é bom e normal. O que havia acontecido foi brutal, mas não poderia marcar-me para sempre. Também queria acabar com o sofrimento e esquecer as dores do passado.

Contei para Haroldo sobre o meu relacionamento com o Michael, que contava com ele para apagar a imagem ruim que tinha do sexo, mas ele também estava preocupado comigo, com o meu pavor, e nunca me tocou. Meu amigo escutava e só dizia que Michael me respeitava e que não queria me machucar, que isso era um bom sinal.

Eu falava e escutava os conselhos do Haroldo. Eu nunca tinha feito sexo por vontade própria. O único ato sexual foi por meio do estupro, e eu queria mudar, viver em paz, não ter receio de sexo. Foi então que resolvi tomar uma atitude. Nesse momento, levantei a cabeça e falei:

— Haroldo, você poderia fazer amor comigo? Por favor? E não me diga que não. Vou achar que o problema está em mim.

Ele até se engasgou com o guaraná e chegou a ficar rouco. Olhou para mim e se manteve calado por um tempo. Seu olhar passeava pela rua à nossa frente e voltava para mim. Ficou pensativo por um bom tempo, até que me respondeu:

— Se é o que você quer, será um prazer para mim, me sinto honrado com o seu pedido.

Diante disso, saímos da lanchonete e nos dirigimos para minha casa. Precisava avisar minha mãe que iria ao pagode com Haroldo. Antes de sair, cozinhamos o jantar da nossa preferência, mandioca com charque. Em seguida, nós dois saímos para ir ao show. Após duas horas de música e dança, pegamos um táxi e seguimos para um motel em Olinda. A vergonha era grande, pois seria a minha primeira vez em um motel.

Entramos no quarto e Haroldo, atencioso, ligou o ar condicionado e a TV. Nela passava um filme pornô, que ele fez questão de tirar. Bebi uma coca-cola sentada na cama conversando com ele. Haroldo resolveu tomar um banho e eu fiquei com os meus medos e pensamentos. "Meu Deus, o que fiz? Será que virei uma prostituta? Ofereci-me para um homem! O que eu faço para ele ir embora?"

Meu desespero aumentava a cada minuto. Estava nervosa, já não sabia mais para onde olhar. Minhas mãos estavam geladas e meu coração batia forte. Resolvi deitar e me esconder embaixo do lençol. Nesse momento, vinham as lembranças ruins. Via as imagens do estupro, o meu cachorro levando o tiro e o rosto de mãinha chorando. Aqueles homens nojentos beijando a minha boca, e eu deitada naquela lama fria. Comecei a imaginar o meu rosto se despedaçando e os meus lábios bem gosmentos, e vomitando. Foi horrível, e eu fiquei ainda mais angustiada.

De repente desperto com o Haroldo perguntando o que estava acontecendo. Saí daquelas imagens e respondi que estava tudo bem. Levantei-me e fui tomar banho. Ao olhar-me no espelho, perguntei: "Angela, você vai continuar com isso? Tenha coragem." Deixei a água cair sobre meu corpo e voltei ao quarto. Haroldo estava de roupão, assistindo a um vídeo musical. Deitei-me ao seu lado. Ele, preocupado, perguntava:

— Angela, você está bem? Te respeito muito e quero o seu bem. Você está com medo?

— Estou bem, Haroldo.

— Você está segura de que quer se deitar comigo?

— Sim, estou!

Nesse momento, Haroldo me beijou suave e deliciosamente. E disse:

— Quero que saiba que tenho um grande respeito por você e sei o que você quer.

E, desse modo, me entreguei pela primeira vez a um homem, alguém que sempre esteve ao meu lado, cuidando de mim e me dando o seu carinho. Foi a minha primeira experiência, e foi marcante, me fez muito bem. Isso me ajudou a diminuir os pesadelos. As imagens de sexo que passeavam em minha memória começavam a ser de amor e carinho. Imagens lindas e prazerosas.

Depois, tivemos mais uma noite de amor. Chegamos a pensar em ficar juntos e eu desistir de ir para a Suíça. Entretanto, Haroldo era músico, homem da noite e de muitas mulheres, e não poderia dar o que eu queria: uma vida tranquila e fidelidade. Dessa forma, seguimos nossas vidas como bons amigos.

Chegou o mês de junho, época em que ocorria forte chuva na região. A água chegava lavando as casas e levando móveis, utensílios, roupas, tudo o que tínhamos. O único lugar que ela não invadia era o quarto da minha mãe. Ali ficávamos esperando a chuva passar. O meu maior desejo na vida naquele momento era comprar uma casa digna para mãinha, ainda mais ela, que sofria com fortes crises de enxaqueca, vivia magra e fraca.

# Idas e vindas

Tempos depois, passados exatamente seis meses do meu retorno ao Brasil, Michael chega a Recife para ficar comigo. Alugou um quarto em uma pousada no centro histórico de Olinda. Lá havia dois ambientes grandes, e eu e minha irmã Michelle fomos ficar com ele. Divertíamo-nos, e ela adorou. Pela manhã tomávamos banho de piscina, e na hora do almoço íamos para a casa da minha mãe. Michael não se importava com a pobreza. A casa era simples e pobre, mas muito limpa e organizada. Ele adorava a comida que mãinha fazia: feijão, arroz, salada, por vezes guisado de carne ou frango. À noite, voltávamos para dormir na pousada.

Michael passaria duas semanas no Brasil conhecendo minha família e depois iríamos embora juntos. E assim os dias se passaram e chegou a hora de partir. Eu iria embora para a Suíça para viver uma nova vida, longe da minha querida Recife, da minha família e dos amigos. Viveria em Zurique, e nos finais de semana estaria nos Alpes suíços, vendo lindas montanhas e terras geladas, mas com uma segurança que no meu país não usufruía.

Na minha despedida, estavam todos no aeroporto para mais uma demonstração de carinho. Eu, nervosa, olhava o rosto triste de mãinha. Olhava para meus irmãos, tia Celina, meus amigos. Pessoas que realmente me amavam estavam ali ao meu lado nesse momento importante da minha vida.

Queria ter uma chance na vida, e dar uma situação melhor para minha mãe. Estava partindo para me casar com um homem que me respeitava e que só me tocaria após o casamento. Mas agora eu sabia o que era amor e já não tinha medo do sexo. Era hora de entrar no portão de embarque, e nos abraçamos chorando e nos beijamos. Olhei para trás com lágrimas nos olhos e disse:

— Amo todos vocês!

Minha alma sofria por deixá-los, mas sabia que seria bom para todos. Então Michael pegou a minha mão e seguimos juntos; eu estava soluçando. Isso ficou registrado na foto que meu irmão fez questão de tirar com a câmera que Michael me havia presenteado e dei à minha família. Assim poderiam tirar fotos e me enviar pelo correio. Só assim eu teria certeza de que todos estavam bem.

Após a decolagem, voltei a chorar, tanto, que tive dor de cabeça. Michael me deu um remédio para relaxar e pude então dormir bem. Quando acordei faltavam apenas duas horas para o avião aterrissar. Chegamos à linda Zurique e a família de Michael já nos aguardava.

Os dias foram passando e comecei a me ambientar. Iniciei em uma escola de alemão, pois precisava começar a me comunicar na língua deles. Fiz várias amizades. Caminhava pela cidade e pegava ônibus e metrô. Lizandra, minha amiga conterrânea na Suíça, me ajudava muito.

Os meus papéis para o casamento estavam prontos e Michael marcou a data para o mês de agosto. Fizemos uma cerimônia simples no cartório, e a partir dali seríamos marido e mulher. Eu usava um vestido simples, de formato tubo, e cabelo solto. No salão a que minha sogra me levou não tinham costume de pentear cabelos iguais aos meus, então ficou como uma juba, foi até engraçado. A maquiagem estava terrível para uma mulher morena como eu. Entretanto, não tinha como reclamar. Ainda não falava uma palavra em alemão. Para melhorar a minha aparência, fui ao banheiro e tirei um pouco da maquiagem com uma toalha e prendi o cabelo.

Depois de terminada a cerimônia, seguimos para um restaurante chinês com toda a família de Michael e alguns amigos. Fiquei um pouco perdida com tantas pessoas falando alemão. Só não foi pior porque estavam Lizandra e outra brasileira com quem eu podia conversar. Michael, feliz, bebia demais, e acabei pedindo para ele beber menos. Afinal era o nosso casamento e seguiríamos para a lua de mel.

Jantamos, brindamos e depois todos se foram. Seguimos para casa com o pai do Michael. Dois dias depois viajamos para Algarve, em Portugal. Escolhemos Portugal pois me sentiria melhor, já que eu falava somente o idioma português. Fomos para um lindo e charmoso hotel, com uma piscina bela e iluminada. Na cidade havia maravilhosos bares e restaurantes frequentados pelos nativos e pelos turistas. Estava um clima quente e gostoso. A comida também era maravilhosa.

Michael alugou um carro e viajamos pela costa do Algarve, chegando a Lisboa. Foi realmente incrível. Em Portugal, passamos duas excelentes semanas. Passeamos por lugares incríveis. Era verão, não tão quente como em Recife. A água da praia era gelada e eu não entrava.

Em Lisboa andávamos todos os dias, e ao fim da tarde deitávamos um pouco para descansar. Em seguida, saímos para jantar. Michael também gostava de ir a um barzinho para beber cerveja. Bebia tanto que os olhos ficavam vermelhos e apertados. Por vezes, falava de forma mais lenta, e isso era fácil de ver, já que eu não bebia nenhuma bebida alcoólica. Ele era feliz assim e acabei me adaptando ao seu ritmo. Era uma pessoa muito boa para mim, e quando eu discordava de alguma coisa, ele acabava abrindo mão para me deixar feliz. Michael gostava de velejar e de tirar muitas fotos, e acabei me acostumando a ser fotografada.

Em uma noite fomos jantar em um lugar muito bonito, que estava bem cheio. Sentamos e fizemos o pedido. De repente escutei alguém chamar por Angela. Quando virei, vi Valerie, a amiga belga que conheci na Casa de Passagem em Recife. Ela ficou feliz em conhecer Michael, pois eu falava muito sobre ele. Agora estávamos ali, na sua frente, em lua de mel. Ficamos conversando por horas naquela noite. Valerie estava passando férias em Portugal. Foi uma bela surpresa, e fiquei muito feliz em revê-la.

Voltamos para a Suíça e nos mudamos para outro apartamento. Passamos a morar em Glattbrugg, região próxima ao aeroporto Zürich Glattbrugg, uma cidade perto de Zurique. Continuei meu estudo de alemão em outra escola. Frequentava duas vezes por semana durante duas horas. Lá conheci Jessica, uma sul-africana da cidade do Cabo, além de mulheres brasileiras. Entretanto, a professora pedia para eu conversar com pessoas que não falassem meu idioma, pois só assim aprenderia.

Com o tempo Jessica e eu ficamos amigas. Ela era três anos mais nova e tinha um filho de um ano, Joshua, que passei a adorar. Moça linda, morena escura, cor de chocolate. Dona de um rosto perfeito, usava diferentes apliques no cabelo que aumentavam sua beleza. Bem magra e de estatura baixa. Também casada com um homem suíço, chamado Marcel. Descobrimos que morávamos bem próximo, pois ao descer do ônibus, nos esbarramos. Desse modo, passamos a nos encontrar mais vezes.

Quando comecei a me sentir mais segura, resolvi procurar emprego, e Michael me apoiou. Fez meu currículo e eu o enviei para o Hotel Hilton, em Glattbrugg. Havia visto a vaga de arrumadeira de quartos no jornal. No primeiro mês, aprendi a limpar os quartos e conheci cada parte do hotel. Era cinco estrelas e muito bonito. Logo comecei a sentir orgulho de mim. Uma brasileira pobre, casada, morando na Suíça, aprendendo a falar alemão e trabalhando. Após algum tempo indiquei Jessica para trabalhar lá comigo.

O serviço era pesado e eu estava me sentindo muito cansada. Eu não tinha formação alguma, e ainda por cima, não falava bem o alemão para mudar de emprego. Estava apenas com 20 anos de idade, época em que as jovens trabalham e se divertem. Fiquei muito incomodada em sair da escola de alemão. O trabalho me deixava exausta e era difícil conciliar as duas coisas. O mais importante era que eu podia mandar dinheiro para ajudar a minha família. Isso me trazia verdadeira paz, pois sabia que agora não passariam necessidades e poderiam melhorar as condições da pequena casa.

Algumas vezes, quando retornava do trabalho, não encontrava Michael em casa. Ele estava bebendo no bar no centro de Glattbrugg. Isso me incomodava muito, mas não podia fazer nada. Michael era uma pessoa alegre, mas se o chateasse tornava-se insuportável, então ficava calada e não reclamava. Por vezes ia buscá-lo no bar e sentava-me à mesa para esperar acabarem as suas cervejas. Eu ficava na coca-cola.

Uma vez estávamos no supermercado no centro de Glattbrugg, próximo ao bar onde ele costumava beber. Estávamos fazendo as compras quando, de repente, senti tontura. Avisei que não estava bem e precisava pegar um pouco de ar. Na Suíça, o cliente é quem empacota a própria compra, e como não retornei, Michael foi quem empacotou sozinho, e ele detestava isso. Quando ele saiu do supermercado e me viu sentada no banco, sem perguntar se eu estava bem, colocou as sacolas de compras no chão, estressado e com o rosto vermelho, e me deu uma "banana" com os braços. Não tive reação, não entendi esse gesto repentino dele.

Parada estava, parada e calada fiquei. Não tinha o que fazer. Michael pegou as sacolas e saiu caminhando para casa, e eu ali sentada, me sentindo mal. Ao melhorar, levantei e voltei para o apartamento. Quando entrei em casa, o vi bebendo cerveja na varanda. Já era outra pessoa. Ele vem de uma família muito boa e tradicional. Para eles a bebida é normal, mas para mim era incômodo. A cultura suíça é assim. Você pode sair do trabalho e ir beber cerveja ou vinho, e isso é algo normal para eles. Michael bebia de duas a cinco cervejas todo dia após chegar do trabalho. No dia seguinte, estava tudo normal, mas o seu comportamento era irritante. Após beber, me incomodava bastante.

Cansada, falando pouco o alemão, e com o temperamento bipolar de Michael, por vezes me sentia sozinha. A saudade de casa e da minha família era grande. Lembrava-me dos meus irmãos, da minha irmã querida, Michelle, e da minha mãe. Recordava-me também do Haroldo e das minhas amigas Mone, Kina, Nida, Taci e Yara. Sentia falta de todos. Várias vezes eu chorei de soluçar. Gritava de saudade por mãinha, meu peito chegava a doer. Sozinha e saudosa, chamava o nome dos meus irmãos e da minha mãe. Certa vez Michael me viu em uma crise de choro e ficou com o coração partido. Assim, disse que traria Michelle para me fazer companhia, e cumpriu a promessa.

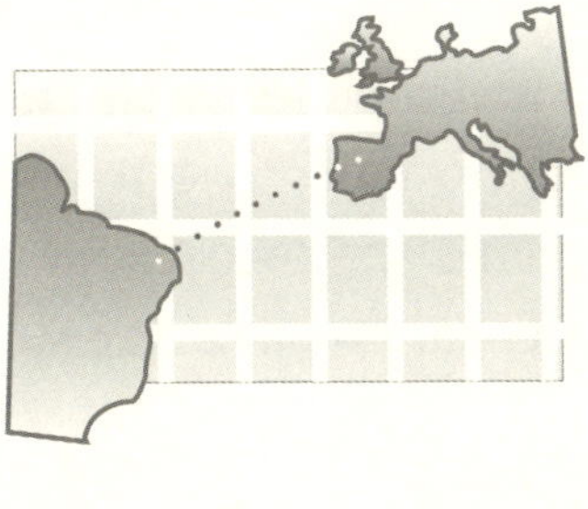

# Michelle visita Zurique

Após Michael perceber o meu sofrimento longe da minha família e dos amigos, permitiu que minha amada irmã Michelle viesse ficar comigo. Ela estava com 14 anos de idade e precisava da autorização da nossa mãe para viajar. Documentação e malas prontas, Michelle partiu para Zurique.

No dia da sua chegada, eu fui bem antes para o aeroporto esperá-la. Não queria que nada desse errado. Estávamos Michael e eu na porta do desembarque quando ela chegou com uma atendente da companhia aérea. Era preciso me identificar e assinar os documentos para que ela seguisse conosco. A viagem foi tranquila. Michelle estava muito feliz e também com saudade, e nos abraçamos e nos beijamos por alguns minutos. Era incrível ver minha irmãzinha ali comigo. Que felicidade!

Michelle ficaria três meses conosco. Aproveitamos todo o tempo juntas, e até diminuí minha carga horária no trabalho para dar mais atenção a ela. Quando eu chegava do trabalho, íamos juntas para a piscina térmica. Lá conversávamos e brincávamos. Era inverno e estava muito frio, por isso nos mantínhamos dentro da água o tempo todo. Michael também ficou feliz com a sua chegada, pois passaria a cobrar menos a sua presença. Podia tomar sua cerveja em paz e sem reclamação.

Michelle ficou muito feliz em estar comigo e adorou a Suíça e suas montanhas. Na piscina que frequentávamos, no bairro de Oerlikon, ao norte da cidade de Zurique, ela fez amizade com uma brasileira, e logo estavam saindo juntas. Elas brincavam e conversavam o tempo todo. Nessa época eu já conseguia vestir meu biquíni de oncinha, pois já não sentia mais vergonha do meu corpo. Entretanto, usava os biquínis suíços, pois os brasileiros eram de um tamanho muito pequeno para mim. O local era muito aconchegante, com três piscinas, uma para nado esportivo e salto de até dez metros, e as outras para a nossa diversão.

Enquanto Michelle se divertia com a amiga, eu ficava sentada lendo, e por vezes dava um mergulho. Minha amiga Lizandra ia conosco algumas vezes para a piscina, e passávamos horas muito agradáveis conversando. Sempre passeávamos de dia com Michelle. Somente à noite é que não podíamos sair com ela, por ser menor. Sem a minha irmã, íamos a bares para nos divertir, porém era compensador ficar em casa com Michelle. Minhas saídas ajudavam a passar o tempo, e agora minha irmã cumpria essa função.

Um dia desses, estávamos todas na piscina, e Lila, como chamávamos carinhosamente Lizandra, caiu e machucou o seu bumbum brasileiro, grande e moreno. Passado o susto, foi engraçado, pois o salva-vidas achou que ela tinha ficado menstruada. Mas ela se havia machucado de verdade, e começamos a rir da atitude do rapaz italiano. Lizandra, no auge dos seus dezoito anos, era linda, alegre e corajosa, e não se abalava por qualquer coisa. Por fim o rapaz se convenceu e tratou o ferimento. O pobre homem se sentiu envergonhado, mas também não era nada grave.

Depois desse episódio, ficamos conhecidas no local. No dia seguinte, estávamos na piscina novamente e o salva-vidas que ajudou Lizandra estava lá. Ele nos reconheceu e nos cumprimentou. Havia outro salva-vidas tão bonito quanto ele, mas forte, com cabelos negros e olhos azuis. Imediatamente Michelle e a amiga, que tinham em torno de 15 anos, se empolgaram com o rapaz. Fiquei admirada como com tão pouca idade podiam já admirar os rapazes. Entretanto, ele olhava para mim. Sorria me olhando, a ponto de me sentir bonita e interessante.

Frequentemente, quando podíamos, íamos à piscina. Porém ficamos algumas semanas sem aparecer por lá, e quando retornamos, o bom rapaz italiano veio falar conosco e perguntar do nosso sumiço. Rapidamente puxou um cartão do bolso e nos presenteou. Disse que aquilo daria direito a frequentar as piscinas sem pagar por um mês, o que deixou Michelle e a amigas bem felizes.

Sem interrupção, o salva-vidas, amigo do italiano, se apresentou. Seu nome era Anton, e tinha 31 anos. Seu olhar me causava arrepio, invadia a minha alma. Ao mesmo tempo, o italiano mais extrovertido me perguntou se eu tinha silicone nos seios. Nesse momento a vergonha só aumentou. Respondi que não e sentei-me para ler. O italiano percebeu a sua indiscrição e completou:

— Seus seios são tão bonitos que parecem de silicone. Perdoe-me por falar assim; nós, italianos, falamos sem pensar.

Anton era suíço e se sentiu envergonhado, e pediu desculpa pela indelicadeza do amigo. Continuei calada, como estava, e não dei mais assunto. Toda vez que me levantava para ir ao restaurante ou à piscina, Anton sorria para mim com seus olhos brilhantes. Ao fim da tarde, fomos para casa e conversei com o Michael sobre o ocorrido. Expliquei que gostava de ir à piscina com minha irmã e nossas amigas, mas que havia um rapaz que não parava de me olhar e de sorrir para mim, e que isso me incomodava.

Diante disso, pedi a Michael que fosse conosco alguma vez à piscina, pois mostraria ao rapaz que eu era comprometida. Entretanto, Michael reage opostamente ao que eu esperava e diz:

— Você é bonita, quem não vai olhar para você?

Ele não havia se importado. A cerveja e o bar eram mais importantes em sua vida do que eu. Era lá no bar com os amigos que ele se sentia feliz. Tínhamos um casamento amigável, porém raramente tínhamos uma relação sexual ou alguma demonstração de carinho. Mas, mesmo assim, continuei a convidá-lo a vir comigo, e ele sempre respondia que preferia ficar só. Claro, bebendo.

# Saudade de tudo

Mais dois meses se passaram e chegou a hora de Michelle voltar para o Brasil. Isso me deixou muito triste. Durante esses noventa dias ficamos muito unidas, e agora a saudade voltava ao meu coração. Sentia falta da minha mãe e dos meus irmãos, e também dos amigos queridos que havia deixado no Brasil. Precisava voltar e ver a minha gente e o meu Recife.

Eu sentia saudade até do rádio em forma de esqueleto que ficava ao lado da minha cama. De escutar o programa da Rádio JC FM, às 21 horas. Ali se ouviam belas músicas internacionais. Mesmo sem entender o idioma inglês, elas tinham o poder de se comunicar com o meu coração. Falavam de amor, tristeza e saudade.

Dois anos se passaram, e Michael e eu resolvemos visitar o Brasil. Organizamos a viagem e partimos. Próximo à aterrisagem, recordei-me da música do Alceu Valença que tanto escutei durante minha infância e adolescência. Veio a imagem da época em que minha família não tinha rádio e nem TV, e só podia escutar a música que tocava na casa dos vizinhos. Cantei a música "Voltei, Recife" bem baixinho, apenas para minha alma escutar.

O avião pousou e eu, ali dentro, agoniada para rever aqueles que eu amava e não via há dois anos. Ao sair do portão de desembarque, avistei mãinha com seu rosto meigo e sofrido. Sorrindo, ela veio ansiosa para me abraçar. Foi um lindo e longo abraço de "te amo e estou com saudade". Levantei-a como se levanta uma pena. Ela estava bem magrinha. Pensei que quando eu voltasse, precisaria aumentar as horas de trabalho para ganhar mais e ajudar minha querida mãe, pois eu estava sustentando minha família e não queria mais ver minha mãe se matando de trabalhar; conhecia o seu sofrimento.

Em seguida abracei os meus irmãos. Todos estavam crescidos, e eu não havia acompanhado a vida deles de perto. Meu galeguinho virou um lindo rapaz. Alexandre, o meu irmão da "gema", tornou-se um bonito moreno. Michelle estava a mesma. Também estavam no aeroporto Gilberto e meus primos Ivanildo e Iraquitan.

As quatro malas que levamos estavam bem pesadas com os presentes que levei para a família e os amigos. Tinha um pouco de tudo, entre roupas e sapatos que comprei e ganhei para levar para todos. Levei vinte quilos de chocolate. Tinha até pequenos utensílios de cozinha. Não poderia me esquecer de ninguém. Eu me sentia muito feliz. Parecia um sonho estar em Recife com tantas pessoas queridas.

Era época de carnaval e Michael adorava a folia em Olinda. Hospedamo-nos em um hotel na orla de Olinda, em um quarto de frente para o mar. Um lugar lindo. Durante a nossa estadia, meu irmão Alexandre, que estava com 19 anos, virou o companheiro de Michael. Os dois ficavam juntos bebendo.

O restante dos meus parentes e amigos, consegui ver aos poucos. Tio Jorge, nessa época, morava próximo à casa da minha mãe, em Cajueiro, e foi uma grande festa encontrá-lo. Também revi diversos amigos, inclusive a Simone, que teve o seu primeiro filhinho e me convidou para ser a madrinha. Fiquei muito feliz. Estive com o meu querido amigo Haroldo. Eu e Michael fomos vê-lo tocar, e como sempre ele estava rodeado de mulheres. Após o show, sentou-se comigo e Michael, e juntos beberam uma boa cerveja. Quanto ao nosso passado, tinha ficado enterrado, e o que eu sentia por ele era gratidão.

O hotel em que estávamos era maravilhoso e oferecia muita diversão. À noite tinha música ao vivo, e podíamos passar horas bem alegres. Por vezes, ficava lá com Michael ou então visitava minha mãe. Precisava me dividir entre os dois. Michael queria aproveitar a visita ao Brasil e conhecer outros lugares. Assim, aproveitamos a chegada do seu pai com um amigo e fomos os quatro para Porto de Galinhas. Um lugar mágico. Ficamos em um hotel à beira-mar, com uma vista cinematográfica. E dessa vez meu sogro sem nenhuma garota ao seu lado. Eu só tenho a agradecer a ele.

Voltamos para Olinda e logo chegou o dia do meu aniversário de 21 anos. Era uma data importante para mim. Além de ser maior idade em muitos lugares do exterior, estaria comemorando com minha família amada. No dia, enquanto Michael me distraía, eles preparavam minha festa-surpresa. Entretanto, ele não conseguiu me segurar até as 18 horas, conforme combinado. Retornei para casa e acabei vendo tudo. Minha família ficou surpresa quando me viu chegar, mas foi lindo vê-los tão entusiasmados.

Era a minha primeira festa de aniversário, e com a participação da minha família e dos meus amigos. Meu tio

Jorge, já então um cozinheiro de mão cheia, preparou tudo maravilhosamente.

Foram dias de muita alegria e amor, mas chegou a hora de retornar a Zurique. O tempo passou muito rápido e só deixaria saudade. Novamente, nos despedimos no aeroporto. Eu, Michael e meu sogro sentíamos toda a emoção da despedida. O difícil era ver os olhinhos tristes de mãinha a mirar-me; era de partir o coração. Estavam todos lá, meus irmãos, meus primos e minha mãe. Era tanta gente que precisei contratar a Kombi do vizinho para nos levar e trazer minha família de volta para casa.

Após a despedida, seguimos para o embarque. Ali deixava mais uma vez aquelas pessoas que eu tanto amava. No avião, eu olhava o oceano pela janela e podia ver a Praia da Boa Viagem. Minhas lágrimas escorriam pelo rosto e os soluços denunciavam a minha tristeza. Pensava na dor da mãinha e em quanto ela precisaria ser forte para aguentar a minha ausência e as poucas visitas ao Brasil. Então eu disse:

— Logo eu voltarei, Recife! Logo eu voltarei, mãinha! Amo todos vocês!

# Rotina suíça

A minha vida foi pautada por muita luta e uma grande união familiar. Mas, naquele momento, vivia longe do meu país, do meu Nordeste, longe daqueles que eu mais amava. Eu sofria com a saudade. Mesmo jovem, aos 21 anos, tinha a responsabilidade de uma mulher, e sem minha família por perto para me apoiar.

Meu marido era distante e não havia química entre nós. Éramos amigos e havia muito respeito, somente isso, mas nenhum desejo. Vivíamos em mundos diferentes e com objetivos diferentes. Ele gostava de ir para o bar para beber cerveja e eu o acompanhava com uma coca-cola, esperando até que ele e seus amigos ficassem bêbados e fossem para casa dormir. A história era sempre a mesma. Como toda jovem, queria me divertir, viver grandes emoções e ser feliz no amor, porém, minha vida era ao lado de um homem frio, ou no trabalho pesado, limpando e arrumando enormes suítes luxuosas.

No hotel, fiz boas amizades com as camareiras. Todas éramos estrangeiras e tínhamos histórias parecidas de vida. Na pausa do trabalho, parávamos para uma boa conversa e para conhecer um pouco sobre o país da outra. Havia brasileiras, filipinas, tailandesas, africanas, dominicanas, argentinas, entre outras. Por vezes a conversa girava em torno de sexo, e eu ali, escutando falarem sobre os seus relacionamentos e suas experiências. Elas davam altas gargalhadas, e eu sem nada para contar.

Muitas contavam que nem dormiam direito por fazer amor a noite toda, e que o marido não dava descanso, queria várias vezes ao dia. Eu continuava calada, pois não tinha o que contar. Chegaram a me perguntar se o meu marido me dava muita "*pisa*", e eu disse que ele não era agressivo. Elas começaram a rir de mim e me explicaram que "*pisa de sexo*" é quando o homem não dá descanso para a mulher. Morri de vergonha e respondi que sim, mas não era verdade. Praticamente não tínhamos relações, e sempre foi assim. Para minha sorte, era chegada a hora de voltar ao trabalho.

Após o fim do meu turno, eu ia direto para casa e chegava muito cansada. Minha única diversão era quando visitava ou saía com as minhas amigas. Com o tempo percebi que eu vivia em um enorme deserto. Então comecei a refletir sobre a vida que levava com Michael. Perguntava-me: "Por que Michael não faz amor comigo? Ele não se importa quando saio sozinha; por que ele não sente ciúme de mim? Ele parece não sentir nada por mim!"

Todo dia eu fazia tudo igual. Quando queria sair da rotina, visitava minha amiga Jessica e seu lindo filho Joshua, um amor de menino. Ela havia se casado com Peter, um homem bom que assumiu ambos, ela e seu bebê, e o registrou e amou como se fosse seu filho de sangue. Aconteceu um fato curioso no casamento da Jessica que vale a pena contar. Minha amiga resolveu fazer uma cerimônia muito simples no cartório, e em seguida um bolo e algumas bebidas para comemorar em seu apartamento. Minha amiga estava linda com o seu vestido preto de casamento. Olhei para a cor da roupa e, surpresa, não me contive e perguntei:

— Jessica, por que você está casando de preto? No Brasil, dizem que dá azar.

— Angela, preto é a cor que mais gosto, por isso eu estou casando assim. Veja, esta é a cor da minha pele. Você acha que alguém que tem a pele negra dá azar?

A resposta de Jessica ficou em minha mente e mudou a minha forma de ver as coisas. Temos crenças que nos limitam e nos fazem acreditar em bobagens. Eu, que achava que roupa preta deveria ser usada em velório e nunca em casamento, precisei desconstruir essa ideia. Achava que o preto dava azar, mas minha amiga tinha razão, ela tinha a pele da cor do seu vestido e era uma pessoa iluminada. Por vezes acreditamos em besteiras que nos afastam da realidade.

Tinha também a Adriana, outra amiga que conheci durante o trabalho no Hotel Hilton, brasileira e alegre, também de Recife. Ela estava grávida e continuava forte e decidida. Adorava visitá-la. Era a oportunidade de estar com alguém contagiante e que fazia um apetitoso feijão. Ela não se abatia com nada. Com ela também ocorreu um episódio bem interessante e até engraçado. Uma vez marcamos de ir juntas visitar outra amiga nossa. Na Suíça, tudo é pontual. Se perdermos um ônibus ou trem, precisamos aguardar exatamente o tempo marcado para o próximo, que é em torno de quinze minutos. Bem... Pegamos o trem e precisaríamos pegar um ônibus em seguida para continuar o trajeto. Ao descer do vagão, avistamos de longe o veículo que nos levaria até o destino final. Então eu disse:

— Que pena, Adriana! Perderemos o ônibus. Precisaremos esperar mais quinze minutos!

Era inverno e estava muito frio, em torno de cinco graus negativos. Era difícil ficar na rua esperando o transporte. Foi quando Adriana sorriu e me respondeu:

— Angela, corre, o que está esperando? Não vamos perder o ônibus! Estou grávida, e não doente.

Decididamente, fui atrás dela, que não parava de correr, e me olhava e sorria. Esses momentos com minhas amigas alegravam o meu coração.

Entretanto, no fim do dia precisava retornar à minha realidade de casa, a solidão e a tristeza. Revia as fotos da família e chorava, me sentindo exilada. Para matar a saudade, ouvia os CDs de Alceu Valença, Reginaldo Rossi e alguns grupos de pagode que eu adorava, pois consolavam um pouco o meu coração.

Saía muito com Jessica. Ela gostava muito de se divertir em Zurique. Frequentávamos os bares dos africanos, conterrâneos dela. Apesar de se comunicarem em inglês, que eu não falava, conseguia me divertir muito. Os suíços, em sua maioria, falam inglês também. Então a única pessoa sem comunicação ali era eu. Com eles, aprendi a gostar de *hip hop*, e me apaixonei pelo ritmo. Conheci um *rapper* sensacional, o 2 Pac, e ouvia constantemente seus CDs. Alguns africanos, amigos da Jessica, mesmo casados, buscavam outras mulheres, e as cantadas não paravam, mas eu não tinha interesse por ninguém.

Para falar a verdade, Anton, o salva-vidas, por vezes passeava em meus pensamentos. Mas há muito tempo não o via, pois não frequentava a piscina sozinha até então.

Michelle havia voltado para o Brasil, e Lizandra, minha amiga, trabalhava em horário diferente do meu. Certo dia eu resolvi ir à piscina sozinha, pois Michael não gostava de me acompanhar. Sentei-me no mesmo lugar de sempre, perto do restaurante com vista para a água. O italiano, amigo de Anton, estava sozinho e veio falar comigo. Ele questionou a razão do meu sumiço. Expliquei que não gostava de frequentar o clube sozinha e que me sentia cansada de tanto trabalhar. E nesse dia fiquei sabendo que Anton sempre procurava por mim.

Por me sentir sozinha, voltei a frequentar a piscina, mesmo sem companhia. Outro dia, Anton me viu e me procurou para conversar. Eu estava muito carente, e quando ele me olhava eu abaixava a cabeça de vergonha. Ele era lindo e tinha um corpo tão bonito; vestia um short branco que tirava o meu ar. Era gentil, atencioso e me causava desejo, coisa que nunca havia sentido na vida. Sentia medo e vergonha de que ele percebesse.

Naquele momento eu estava ali, desejando aquele homem de lábios grossos e lindos olhos azuis. Seu cabelo escuro realçava sua pele clara. Enquanto ele falava, subia um enorme calor pelo meu corpo. Sua voz me inebriava, e então resolvi sair daquele lugar; era tentador ficar ao lado de Anton. Eu não recebia amor, carinho e sexo do meu marido e sentia uma vontade enorme de ter alguém que me amasse e me fizesse mulher. Quando saí da piscina, já depois de ter me trocado no vestiário, estava indo em direção à parada de ônibus e encontrei Anton no estacionamento. Ele me ofereceu carona, e eu neguei. Paramos ao lado do carro e conversamos um pouco. Eu estava nervosa porque a presença dele me provocava. Ao me despedir dando os três beijinhos de costume na Suíça, ele segurou minha mão, me abraçou e me beijou. Meu corpo pegou fogo. Era uma explosão de sensações. Nunca um único beijo havia me excitado tanto. Em seguida me despedi e fui embora. Eu não andava, e sim flutuava. Nunca havia sentido essa sensação maravilhosa. Em meus pensamentos, surgiam suas mãos me abraçando e me apertando naquele breve encontro.

Desci do ônibus e voltei para a realidade. Caminhava para casa apreensiva por ter traído o Michael. Pensei no que havia feito de errado, afinal eu era uma mulher decente e meu marido não merecia isso. Dizia para mim mesma que nunca mais voltaria a frequentar a piscina, que precisava esquecer o que havia acontecido. Cheguei em casa e, ao abrir a porta, avistei Michael trabalhando no computador. Como sempre, quando chegávamos, não havia beijos ou carícias. Éramos como dois amigos.

Cheguei a pensar em seduzi-lo, mas não havia a mínima vontade de ambas as partes. Mesmo assim, mais tarde coloquei uma linda lingerie, voltei para a sala e parei em frente a ele, que nem me olhava, e ainda me pediu para sair da frente da televisão. O resultado foi sentar ao seu lado e assistir a um filme. Apesar de querer conquistar e seduzir meu marido, não havia interesse da sua parte, e o meu coração já pertencia a outro homem. Milhões de pensamentos me atormentavam: em certos momentos pensava nos beijos e no abraço do Anton. Em outras, tentava entender por que Michael não tinha desejo por mim. O filme acabou e fomos dormir, eu sentindo o calor dos lábios e do corpo do salva-vidas.

O tempo foi passando e eu não me esquecia de Anton. Dessa forma, decidi fazer um diário para escrever sobre o meu sentimento por ele e nossos beijos ardentes. Queria falar para Michael o que sentia, mas não tinha coragem. Então resolvi deixar o diário na mesa de cabeceira, entretanto ele não se interessava em abrir para ler.

Todos os dias eu saía para trabalhar com uma grande infelicidade no peito. O que me dava forças era saber que precisava continuar a ajudar minha família no Brasil. Um dia aconteceu uma tragédia no hotel. Um hóspede sofreu um infarto fulminante e morreu no banheiro. Eu comecei a ter muito medo de limpar o local. Minha vontade era ir embora pra casa e chorar. Fiquei apavorada com o acontecimento, e somente o tempo resolveria.

Para minha sorte, fui convidada pelo diretor de um dos restaurantes do Hotel Hilton para trabalhar naquela área. Ele queria uma brasileira que falasse alemão; apesar de eu não falar perfeitamente, me comunicava muito bem. O restaurante era lindo, cinco estrelas. O chef do restaurante era um simpático indiano que me aplicou o teste de aprovação. Fiquei lá por uma semana, após aprender a etiqueta para receber e servir os convidados.

O hotel receberia o grupo da escola de samba Beija-Flor, do Rio de Janeiro, e queria fazer uma boa recepção. No dia da chegada do grupo, o diretor me pediu para vestir um traje bem brasileiro, e assim me preparei. O restaurante foi fechado para receber os convidados. Ao recebê-los, cumprimentei-os em português e eles ficaram felizes de ver uma brasileira no local.

A primeira noite foi muito agradável. Após o jantar, alguns convidados ficaram no bar enquanto outros foram dormir. O meu trabalho seria bem corrido. Eu ficaria à disposição deles, sairia tarde do hotel e teria de retornar bem cedo para o café da manhã. O Hotel Hilton era bem grande, a ponto de os brasileiros se perderem pelos corredores e na saída. Foi uma semana incrível. Fui até convidada para ver uma apresentação da escola de samba no Hallenstadion, em Zurique.

Eu fiquei tão próxima do grupo que, nas apresentações, entrava no camarim. Conheci a rainha de bateria, alguns componentes e o puxador de samba Neguinho da Beija-Flor, que me contou que fez uma música com meu nome, que, por sinal, é o mesmo da filha dele. O samba tem um ritmo instigante e contagiava a todos no estádio. Quando a bateria começava a tocar, ninguém permanecia sentado. Sempre chamavam algumas pessoas para o palco, e numa das apresentações me levaram também. Eu estava atrás das cortinas vendo o espetáculo e fiquei surpresa. Foi um show impecável, todos bonitos, e o som da bateria era maravilhoso. No final, ficaram de recordação as fotos que tirei com o grupo na despedida.

Quando achei que estava livre do pânico, voltei a sentir medo. Tinha pavor de ficar sozinha, medo de entrar no elevador, de subir em escada rolante, e de ficar em sala fechada. Era um medo que tomava conta do meu ser e eu não contava para ninguém. Não conseguia descobrir o motivo de tanto medo; apenas sentia. Tinha passado uma semana alegre com a escola de samba e não esperava voltar a sentir medo.

# Pura paixão

No meio dessa crise, Anton me ligou. Havia conseguido o número com uma amiga que frequentava a piscina. Fazia tempo que não nos víamos e ele queria saber como eu estava. Senti felicidade em escutar a sua voz. A alegria parecia voltar. Marcamos um encontro em frente ao local da piscina no mesmo dia, pois Michael voltaria tarde do trabalho. Anton me convidou para ir com ele até Schaffhausen, uma cidade próxima à fronteira com a Alemanha, uma hora de distância de Zurique, uma linda cidade.

Chegando lá, paramos para comer, depois passeamos, conversamos e rimos muito. Anton me contou que ele tinha uma casa de jardim na cidade, uma tradição suíça para quem mora em apartamento sem espaço. Alguns compram ou alugam um terreno e preparam uma horta, verduras saudáveis, sem química. Alguns constroem umas casinhas em que podem até dormir. Outros têm apenas uma casinha onde guardam os materiais de trabalho da horta. Geralmente têm uma varanda com mesa e churrasqueira, onde desfrutam com a família o final de semana.

Anton me perguntou se eu queria conhecer sua casa de jardim. Eu queria ir, mas sabia aonde isso acabaria, e sentia medo e culpa. Porém a vontade de conhecer o amor de verdade e matar esse nosso desejo era bem grande. Seguimos para a sua casa de jardim. Era linda, rústica e de madeira, parecia de boneca. Era no estilo chalé, muito charmosa, e tinha tudo o que precisava, inclusive camas!

Ao mostrar o chalé, paramos na janela e ficamos bem colados um ao outro. Eu sentindo sua respiração ofegante e meu corpo inteiro aquecido em um calor profundo. Abraçamo-nos e nos beijamos loucamente. Em seus braços eu não me lembrava de mais nada. Havia um beliche em que nos deitamos. Apressadamente, Anton começou a descobrir o meu corpo; primeiro levantou minha blusa e depois tirou minha calça. Eu ajudava tirando sua camisa; já fervia de tesão por ele. A sensação de desejar profundamente alguém era maravilhosa. Eu e Anton, um faminto pelo outro. Foram horas de amor e paixão sem nos preocuparmos com o horário. Após nos deliciarmos, deitamos um ao lado do outro, sorrimos e confessamos tudo o que sentíamos no momento. Entre conversas e beijos, voltamos a nos desejar e amar.

Depois do amor, ele me levou para casa, me deu um beijo de despedida e pediu para nos encontrarmos novamente. Dizia estar apaixonado por mim. Pediu que eu me separasse e me casasse com ele. Essa noite foi de insônia; não conseguia dormir, e pensava somente em nossos momentos de paixão.

No dia seguinte, eu e Michael fomos para a casa de montanha dos meus sogros. Tudo parecia estranho; meus pensamentos estavam sempre no Anton. Uma semana depois, já em nossa rotina de trabalho, após o jantar, fui lavar a louça e, para minha surpresa, Michael entrou na cozinha revoltado, dizendo ter lido o meu diário. Perguntava por que escrevi e não escondi o caderno. Perguntou se eu não estava preocupada com que ele lesse o que estava escrito. Questionou por que eu tinha saído com outro homem se ele me dava tudo. Ele próprio respondeu com o questionamento seguinte.

— Você precisa mais do que eu posso lhe dar?

Expliquei que sentia falta de amor e paixão. Casa, carro e dinheiro não me preenchiam. Eu queria uma vida de casal completa, e não tínhamos isso. A vida que levava com ele era vazia para mim. Falei da sua frieza e de não me procurar na cama, mas Michael parecia não escutar. Ele somente temia que eu quisesse me divorciar. Então ele propôs salvarmos o nosso casamento, e eu contei toda a verdade, que a relação com o outro homem tinha ido além de um simples beijo e que ele queria se casar comigo. Desse modo, fiz uma proposta para Michael. Eu iria passar uns meses no Brasil, e na volta resolveríamos a nossa situação.

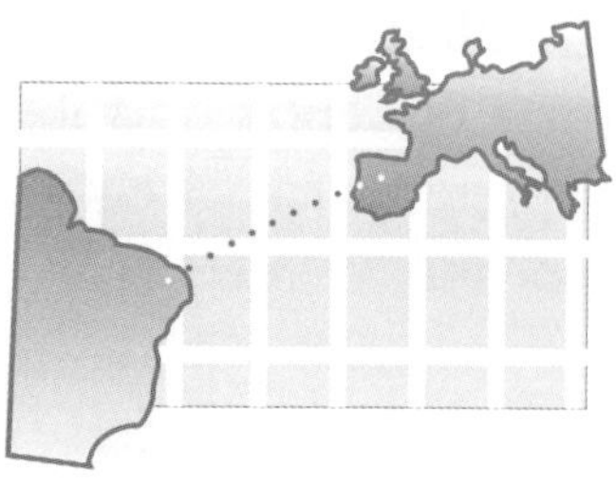

# Brasil, aí vou eu

Após pedir demissão no trabalho, comprei passagem e embarquei para o Brasil com as economias que tinha feito. Voltaria para a casa de mãinha, na beira do rio, mas agora de alvenaria e bem acabada por conta do meu trabalho, o que me orgulhava muito. Cheguei a Recife e pude matar a saudade da família. O contato com minha mãe, meus irmãos e amigos me revigorava.

Aproveitei o tempo sem Michael e Anton para reorganizar os pensamentos e sentimentos. Refletia se deveria me separar do meu marido, afinal, foi ele quem me ajudou quando mais precisei. Estava em dúvida se ficava com Anton ou se o deixava para sempre. Essas dúvidas me geravam aflição, sentimento de culpa e muito medo; não sabia o que fazer.

Para minha surpresa, Michael me disse que construiria uma casa para minha mãe. Ele era louco para morar no Brasil, e gostaria de fazer uma casa bem grande para minha mãe e meus irmãos. Desse modo, fui à busca de uma casa com terreno em Olinda. Comprei-a na Av. Presidente Kennedy, bem próximo ao local em que eu ficava com vó vendendo quadros. Aos poucos, com o dinheiro que Michael enviava, íamos reformando e aumentando a casa. Estava ficando maravilhosa.

Em um determinado dia, Anton me liga dizendo que havia comprado passagem para o Brasil. Queria me ver e ouvir um não pessoalmente; não poderíamos resolver as coisas a distância. Chegou o dia de encontrá-lo no aeroporto de Recife. Ao vê-lo com o seu olhar apaixonado, senti um misto de emoções: feliz por estar com ele e aflita devido ao enorme sentimento de culpa em relação ao Michael.

Anton era um rapaz muito bonito, charmoso, simpático e alegre. Quando eu o apresentei como amigo à minha família, todos o adoraram. As jovens do local suspiravam pela sua beleza. Ele era uma pessoa bem simples e não se importou em ficar na favela à beira do rio. Anton dormia no quarto com os meus irmãos e eu com mãinha, pois precisávamos ser discretos com a família. Tínhamos uma grande atração um pelo outro, e quando nos cruzávamos pela casa sem ninguém por perto, dávamos um rápido beijo.

Nosso desejo aumentava a cada dia, e não podíamos nos tocar na casa da minha mãe. Portanto, resolvemos viajar sozinhos para a ilha de Itamaracá. Hospedamo-nos em uma deliciosa pousada à beira-mar. Ao chegar, fomos direto para o quarto sentir-nos e fazer amor. A saudade era enorme, e estávamos famintos um pelo outro. Passamos o dia dentro do quarto, e à noite resolvemos sair para passear, comer e beber algo. Anton estava maravilhado com a ilha, com o Brasil e o jeito ardente das brasileiras. Entretanto, apesar de gostar de ser admirado, ele só tinha olhos para mim.

Passamos o fim de semana juntos e voltamos para casa com mais paixão em nossos corações. Anton afirmava que me levaria de volta para a Suíça e lá eu deveria pedir o divórcio de Michael para me casar com ele. Porém, apesar de estar apaixonada, não estava segura do que eu deveria fazer, pois meu sentimento de dívida com o Michael me consumia.

Minha amiga Fabíola veio em casa me visitar e, ao ser apresentada ao Anton, ficou completamente encantada. Chegou a me perguntar se éramos apenas amigos, e afirmei que sim. Percebi que minha amiga vinha me visitar todos os dias e, claro, entendi que na verdade ela queria ver o Anton. Então comecei a arranjar formas de eles ficarem juntos. Fabíola era alta, magra e morena como eu, e além disso, era uma ótima pessoa. Eu ajudaria a minha amiga, e ela a mim, já que não tinha coragem de deixar o Michael. Foi então que falei para Anton que eu ficaria com o meu marido e que ele investisse em Fabíola. Ele insistia em dizer que me amava.

Certa noite fomos visitar o Recife Antigo e dançar. Anton tentava o tempo todo ficar comigo, e eu só me afastava. Pensei então em uma estratégia. Fui dançar com um rapaz e o beijei. Desse modo ele desistiria de mim. Foi quando Anton, dançando com Fabíola, a beijou. Apesar de sentir ciúmes ao vê-los juntos, sabia que seria o melhor para todos. Nossa relação precisava ter um fim. Eu nunca daria o que ele esperava. Eu não devia nada a ninguém, mas meu sentimento de dívida por Michael era enorme e eu não conseguia me livrar desse sentimento.

Fui para casa antes deles, mas não parava de pensar nele. Ao saber da sua chegada, me levantei para conversar com ele, disse que o amava e lhe dei um beijo, pois todos estavam dormindo. Expliquei o que acontecia comigo e ele entendeu. Em seguida fui para a cama e dormi tranquilamente. No dia seguinte, quando Fabíola chegou, Anton lhe contou toda a verdade sobre nós e disse que me amava. Ela veio conversar comigo e confirmei o que tinha ouvido. Entretanto, expliquei a minha situação, que o amava mas não podia ficar com ele, e falei para ela ter paciência. Dias depois, Anton voltou para a Suíça achando que ficaríamos juntos meses depois. No entanto, por telefone, tive coragem e falei para ele não voltar ao Brasil, pois eu não deixaria Michael. Os sentimentos de culpa e de dívida me paralisavam, e eu não conseguia tomar a decisão do divórcio.

Michael raramente me ligava, e quando ligava era para perguntar sobre a obra da casa. Esse era o único motivo da sua ligação. Éramos realmente bons amigos, e nada mais que isso.

No calor delicioso de Olinda, eu gostava muito de ir à praia. Em uma dessas idas com minhas amigas, conheci um homem belga que estava passeando com amigos do local. Ele era alto, loiro, cabelo comprido, olhos verdes. Seu nome era Franco. Fizemos amizade e saímos para dançar. Ao saber que eu morava na Suíça, sentiu-se mais confortável e me convidou para sair com ele e seus amigos. Após o bar, seguimos para a casa de um deles, pois a festa continuaria lá. Tentando esquecer o Anton, me deixei levar pelo jogo de sedução de Franco, e me senti atraída por ele. Não demorou muito e acabamos na cama. Encontramo-nos várias vezes e fizemos muitos passeios até a sua partida para a Bélgica.

# Aventura na Bélgica

Franco me convidou para conhecer seu país. Tive a ideia de levar Fabíola comigo, pois assim poderia ajudar minha amiga a rever o Anton, e ele a encontrar o amor que merecia. E assim embarcamos as duas para Bruxelas. Ela ficou muito feliz com a sua primeira viagem internacional. Eu ficaria com Franco na sua cidade, chamada Gent, por umas semanas, e também poderia visitar minha amiga Valerie em Bruxelas. Fabíola iria para Zurique com Anton, pois eu havia combinado para ele ir buscá-la em Bruxelas.

Desembarcamos em Bruxelas, e Anton corre e me abraça fortemente. Apesar de adorar seus abraços, pedi que me largasse e falasse com Fabíola. Ao nosso lado também estava Franco, me esperando e me olhando. Quando vi Anton, a vontade era desistir de tudo e ficar com ele, mas os meus sentimentos não me permitiam. Era melhor que ele seguisse com minha amiga. Franco me abraçou feliz e me deu boas-vindas ao seu país. Saímos os quatro do aeroporto; eu e Franco ficaríamos no seu apartamento em Gent, e Anton e Fabíola em um hotel próximo de nós.

Antes de eles seguirem para o hotel, Franco os convidou para um drinque em sua casa, e seguimos todos para lá. Ao chegar, fui para a cozinha preparar a bebida, e Anton me seguiu, deixando Franco e Fabíola na sala. No meio do cômodo ele se ajoelhou, com lágrimas nos olhos. Disse que era a última vez que faria aquilo e me pede para ir embora com ele. Senti meu coração sangrar, mas não conseguia me libertar do sentimento de dívida para seguir com ele. Nesse momento senti pânico; queria evaporar e sumir dali.

Eu adorava Anton. Era maravilhoso conversar com ele, sorríamos todo o tempo, éramos cúmplices em nossos prazeres, fazíamos um amor delicioso, adorávamos as mesmas músicas, mas eu não conseguia deixar Michael. Minha única explicação para Anton era que meu marido tinha me tirado da favela, e me pediu para não se divorciar dele, pois ele sonhava em viver no Brasil, e eu achava que devia isso a ele. Disse que o amava mas não podia ficar com ele, e que por isso eu não merecia o amor dele. Anton se levantou, enxugou as lágrimas, bebeu água e voltou para a sala. Não passou muito tempo, e foram ao hotel.

Em seguida fui para o banho chorando por dentro. Estava cansada e queria lavar minha alma e descansar. Embaixo da água chorei copiosamente. Bati em meu rosto e me perguntei por que eu fazia isso comigo. Sentei-me no chão aos prantos. Senti-me uma imprestável e inconsequente, e me odiei nesse momento. As imagens de Anton chorando não saíam da minha mente. Após o banho, me acalmei e fui deitar. Queria dormir e esquecer. Apenas havia restado uma forte dor de cabeça.

Na manhã seguinte, Franco me acordou e me avisou que Fabíola e Anton estavam lá para se despedirem, pois seguiriam para a Suíça. Ele mal me olhou, mas minha amiga me confirmou, em particular, que a noite deles havia sido boa, o que me deixou mais tranquila. Após uma rápida conversa, eles se foram.

Franco, passado um tempo, me contou que Anton havia tentado um plano. Ele me havia pedido o telefone do Franco para combinar a nossa chegada em Bruxelas, porém a intenção era outra. Ao conversarem por telefone, falou que me amava e que eu o amava também, mas que existia uma dificuldade em minha vida, e por isso não estávamos juntos. Informou que levaria uma jovem linda para ficar com Franco, e este disse também querer ficar comigo, e não com outra mulher.

# Voltando para Zurique

Como eu queria fazer surpresa para Michael, não avisei que estava voltando para casa. Eu abri mão de um amor para ficar com ele, e antes de voltar disse para mim mesma que a partir do momento que voltássemos, embora sem sexo, estava decidida a não ter nenhuma experiência extraconjugal.

Cheguei a Zurique à noite e, como não avisei ao Michael da minha chegada, precisaria pegar um ônibus para voltar para casa. Eu estava com uma grande e pesada mala, mas ao chegar à porta do prédio achei tudo estranho, pois o apartamento estava totalmente apagado e com as persianas fechadas. Cheguei a pensar que Michael estivesse dormindo. Dirigi-me à campainha do apartamento e, para minha surpresa, não tinha o nosso nome nela. Resolvi chamar a vizinha, e ela ficou surpresa de me ver.

Então ela me disse:

— Você se esqueceu de que se mudaram?

Logo em seguida percebeu que eu não sabia da mudança. Fiquei atônita, agradeci e fui embora. Segui para a casa da minha amiga Jessica, que ficou alegre em me ver, assim como seu lindo filho. De lá liguei para o Michael; ele estava morando na casa da mãe. Então me explicou:

— Oi, Angela. Preparei tudo para ir para o Brasil e agora você não está mais registrada na cidade, você agora é uma turista. Vamos morar em São Paulo. Pedi transferência na empresa e consegui. Por causa disso, vendi todas as nossas coisas da casa.

— Michael, você vendeu tudo?

— Não, Angela, algumas coisas eu guardei no porão do meu irmão. Viajamos daqui a um mês. Vou comprar sua passagem.

— Michael, por que você não me avisou?

— Eu iria te pegar em Recife, mas você voltou antes. Angela, aqui na minha mãe não há muito espaço, então acho melhor você ficar na casa da Jessica.

Eu entrei em choque e não consegui falar nada. Passei uns dias na casa da minha amiga. Era ótimo estar com ela e a família, mas eu não conseguia relaxar. Estava preocupada com o nosso futuro. Fiquei muito decepcionada por Michael fazer tudo sem me consultar. Havíamos combinado de decidir o que faríamos depois dos meus seis meses no Brasil, mas ele tomou a decisão sozinho, se desfez da casa e dos móveis, e guardou pouca coisa, entre elas, nossas roupas.

Dias depois nos encontramos, pois eu precisava pegar minhas roupas que estavam com ele para colocar na mala. Nessa noite jantamos com sua família. Michael me dizia que tudo daria certo. Iríamos para São Paulo; ele já tinha alugado um apartamento em Moema. Michael era só felicidade. Realizaria o seu sonho de morar no Brasil. E eu, somente decepção.

Michael não conseguiu marcar meu voo no mesmo dia que o dele, então ele viajaria uma semana antes que eu para São Paulo. Tudo correu bem, porém no dia da minha viagem eu estava perdida em meus sentimentos e emoções.

Dirigi-me à sala de embarque para esperar o voo para Recife. Perdi-me em meus pensamentos, e quando escutei chamarem pelo meu nome, estava na hora de embarcar. Chamaram diversas vezes e eu continuei ali sentada. O medo tomou conta de mim e eu não conseguia nem me levantar. Não embarquei. Apenas vi o avião subir ao céu. Eu estava só com a bagagem de mão e meu celular. Fiquei chorando sentada por duas horas, mais ou menos, até que decidi sair do aeroporto. Entretanto, eu não podia voltar para a casa da Jessica; precisava ir para outro lugar.

Triste, sozinha e me sentindo desamparada, liguei para Franco, contei o que havia acontecido e perguntei se podia ir para a Bélgica passar uns dias com ele. Precisava pensar com calma na minha vida. De lá mesmo segui para a Estação Central de Zurique, onde peguei o trem noturno para chegar no dia seguinte a Bruxelas. Para não pagar caro, peguei um vagão com seis camas, mas para minha sorte só viajamos eu e uma jovem, que desceu na Alemanha. Eu não sentia fome nem sede; ainda estava em choque.

Logo depois liguei para Michael para contar da minha decisão de não voltar para o Brasil. Expliquei que não havia superado o que ele fez com as nossas coisas sem me consultar. Michael só tinha uma preocupação: não poder morar no Brasil sem estar casado. Então falou para eu ficar onde queria. Se eu precisasse ele me ajudaria, mas pediu para visitar o meu país uma vez por ano para assinar os papéis de imigração com ele, e também para deixar objetos pessoais em sua casa. Para isso ele depositava um valor mensal para mim, e também continuaria a construir a casa da minha família.

# Fuga para a Bélgica

Franco me esperava na estação de trem. Ao descer do vagão com minhas malas, vi-o em pé, com os braços cruzados. No instante que me viu ele veio me ajudar. Cumprimentamo-nos e seguimos para o seu apartamento. Eu só queria dormir, estava cansada e angustiada. Ele foi muito gentil e entendeu o meu momento.

Durante alguns dias fiquei quieta, sem força para nada. Pela manhã eu acordava, me alimentava, dormia novamente, acordava, fazia o almoço com o que havia na geladeira, pois queria deixá-lo feliz, e me deitava novamente. Assim segui por dias. Ele pedia a todo instante que eu reagisse. Ele era arquiteto e fazia um trabalho que renovava os apartamentos, deixando-os com mais luz, modernos; era bem interessante.

Ele vivia no centro de Gent. Tinha uma loja de decoração, que estava fechada por anos; mais parecia um local fantasma. Franco não mudou nada na loja desde que a mulher o deixara. Demitiu os funcionários e deixou a loja com todos os produtos no mesmo lugar, as máquinas, os cortes das costuras e os artigos de decoração. Da cozinha do seu apartamento existia uma passagem que dava direto para a loja. Às vezes eu ficava passeando pela loja, olhando as coisas. Descia ao porão onde eram costuradas as cortinas. Era interessante ver aquele lugar vazio, que outrora fora tão movimentado. Franco também vivia triste, e bebia demais, escutando as músicas dos Rolling Stones. Em frente à loja havia um pub onde ele permanecia com amigos bebendo por horas.

Meu amigo Franco amava uma mulher de programa de Recife. Ela era linda, com um bronzeado claro, cabelo escuro, com seios pequenos e quadril largo. Ele ficava olhando as fotos dela nua e com roupas íntimas. Ele havia colocado foto dela até na casa de sua mãe. Mas sobre isso eu me mantinha discreta e não perguntava nada; não queria piorar sua dor.

Certa noite, saímos para um bar. No decorrer da noite, dançamos muito juntos, e ele também dançou com outras mulheres que lá estavam. Na volta para casa precisei ajudá-lo a andar, pois a bebida tinha roubado as suas forças. No dia seguinte Franco se levantou, foi até a janela pra fumar, e quando voltou para a cama me abraçou e me beijou, e fizemos amor gostoso. Assim não paramos mais. Eram beijos calorosos, um sexo intenso, eufórico e muito excitante. Não havia romantismo, mas liberdade e companheirismo. Após dois meses ali, decidi voltar à Suíça.

Ao chegar, procurei Jessica e me hospedei em sua casa. Comecei a trabalhar como vendedora em uma loja de roupas. Eu vendia bem e meu chefe confiava muito em mim. Quando podia, saía com minhas amigas. Certa noite fomos para o Bar Caliente, onde tocava música latina, inclusive brasileira. Lá conheci o Beny, um suíço alto, sorridente e de corpo sarado que vivia na zona rica de Zurique, no bairro Zollikon. Saímos no dia seguinte e não paramos por aí. Continuamos a nos ver.

Logo depois fui até sua casa para conhecer e jantar com os seus pais, e vi talheres de prata. Na mesa havia lugar marcado para cada pessoa. Era uma linda mansão com tudo de melhor. Nessa mesma noite fui para o quarto no andar de cima com Beny, e lá fizemos amor. Ele era carinhoso comigo e tinha um beijo delicioso. Ficamos juntos por um bom tempo. Ele cursava a universidade em Basel, onde ficava durante os dias da semana. Nos fins de semana, vinha para a casa dos pais, em Zurique, e eu ficava com ele. Eu continuava com meu trabalho, pois tinha a responsabilidade de ajudar minha família no Brasil.

Na mansão trabalhava Alicia, uma paulista que tinha mãos de ouro, e era a governanta da família. Com ela ocorreu um fato engraçado. Certa vez fui fazer uma *pasta*, e quando ela me viu quebrar o macarrão ao meio, começou a rir e me disse que aquilo era um crime, não se partem as massas. Ela era educada, simpática, uma pessoa de grande confiança dos patrões.

Nessa mesma época, entrei em contato com Fabíola e Anton. Ela estava grávida de uma menina e Anton havia assumido a gravidez. Fiquei feliz por perceber que os dois estavam muito bem. Não queria sentir culpa por decepcioná-lo; já bastava o sentimento de culpa que sentia por causa de Michael. Chegamos a passear juntas algumas vezes, mas ao fim do quinto mês de gravidez, Fabíola foi para o Brasil para ter o bebê. Antes do nascimento, Anton foi se encontrar com ela em Recife, e lá se casaram.

Eu estava levando minha vida como dava. Meu amigo Franco sempre me ligava dizendo que sentia saudade de mim, e pedia para eu voltar para a Bélgica. Entretanto, em

Zurique eu tinha trabalho e não podia deixar de mandar dinheiro para a família. Também estava namorando o Beny, que era apaixonado por mim e já falava em casamento. Mas essa era uma palavra proibida no meu vocabulário, eu tinha pavor. Ele pedia que eu me divorciasse do Michael para me casar com ele.

Beny percebeu o meu trauma, meu medo, meu desconforto de falar em casamento, e me prometeu um tratamento para eu ficar bem. Dizia que cuidaria de mim. Eu sentia pânico em ouvi-lo falar aquela palavra, e também não podia acabar com o sonho do Michael de morar no Brasil. Eu havia aceitado o acordo dele e não era justo deixar de fazer a minha parte até que ele recebesse o papel definitivo de expatriado, e assim pudesse viver tranquilamente. Somente após a legalização dele no Brasil eu poderia me divorciar.

Eu não tinha mais o visto suíço como moradora, pois Michael declarou que tínhamos ido morar no Brasil, mas tinha o de turista e nunca fui questionada pelas autoridades. Então fiquei morando em Zurique. Minhas amigas me aconselhavam a me casar com o Beny. Isso me daria segurança, mas eu não conseguia conceber a ideia. Mesmo sabendo que ele me amava, precisava ser justa com Michael.

Meu namorado só falava nisso e sua família já havia absorvido a ideia. Ao perceber que estava ficando cada dia mais difícil, comecei a me afastar dele. Passei a trabalhar aos sábados até às 16 horas. Beny me pegava após o trabalho. Seus pais ficavam felizes em me ver. Seu pai era médico e muito simpático; sua mãe era bonita, elegante e educada.

Beny me presenteava com batom, vestido, sapato, e dizia que queria me ver linda à noite para encontrar com seus amigos médicos. Eu percebia que ele tinha orgulho de ter uma mulher latina e me mostrava como um troféu. Seus amigos me rodeavam fazendo mil perguntas sobre o Brasil, enquanto ele me admirava de longe pegando um drinque. Ele gostava que seus amigos me desejassem, creio que isso o excitava. Beny fazia com que eu me achasse bonita. Tirava diversas fotos minhas. Isso o deixava feliz, e a mim também, mas, para o meu desespero, ele não tirava da cabeça a ideia de se casar comigo. Dizia que após as provas da faculdade iria comigo ao Brasil para eu assinar o divórcio, e voltaríamos para nos casar.

# Visita inesperada

O tempo passou, mas eu e Franco continuávamos a nos falar por telefone. Para minha surpresa, em um determinado dia ele ligou e me avisou que estava na cidade antiga de Zurique e queria me ver após o trabalho. Franco estava hospedado no Hotel Zik Zak, a alguns metros da loja onde eu trabalhava. Era uma surpresa maravilhosa. Ele estava com Paul, seu melhor amigo. Ao sair do trabalho me encontrei com eles para jantar. Era uma linda noite de quinta-feira.

Franco começou o jantar dizendo que tinha ido me buscar. Queria que eu fosse para a Bélgica para trabalharmos juntos. Perguntou-me se eu tinha certeza sobre o casamento com Beny. Ele sabia que eu não queria nem conseguiria me casar com ninguém naquele momento da minha vida. Foi então que tomei uma decisão. Após o jantar fui até a casa do meu namorado pegar minhas coisas que estavam lá. Deixei algumas peças para não chamar a atenção, entrei na mansão, cumprimentei os pais dele e saí sem dizer adeus. Eles pensavam que eu voltaria no dia seguinte.

De manhã, quando Beny chegou a Zurique, eu estava na estrada com Franco e Paul a caminho da Bélgica. Beny, ao chegar em casa e não me ver, me ligou insistentemente, mas eu não tive coragem de atender. Passadas algumas horas, mandei uma mensagem dizendo:

*"Beny, não tenho forças para superar meus traumas. Sou muito complicada. Obrigada por tudo. Aqui, despeço-me de você. Por favor, não me envie mensagem. Perdoe-me!"*

Mais uma vez conheci um homem maravilhoso que me amava e do qual tive de me afastar. Meu sentimento de gratidão por Michael era maior que tudo. Eu não conseguia conviver com a ideia de não cumprir o meu dever com meu marido, mesmo estando separados de corpos. Beny ficou muito mal, a ponto de seu pai me ligar para me pedir para voltar para o filho, mas, apesar de gostar dele, eu não podia atender a esse pedido. O meu consolo era saber que os homens suíços casam rápido. Basta estarem apaixonados e tudo se resolve em questão de meses. Sabia que Beny, um homem bonito e simpático, não demoraria para encontrar uma boa mulher que também o amasse.

O tempo passou, e eu e Franco continuávamos a trabalhar juntos. Ele, bêbado, vivendo suas dores sem perceber o mundo à sua volta, e eu, sentindo os meus traumas. Na rua da sua casa havia uma casa de prostituição. Assim como na Holanda, na Bélgica esses locais oferecem as mulheres em vitrines. Quando eu passava em frente, cumprimentava as moças. Franco as defendia com ardor, pois havia vivido com uma garota de programa brasileira, que ele amava. Quando ela ligava, eu ficava calada para ele não ter problema. Ele dizia que a amava e que estava com saudade. Quando desligava, Franco me procurava e fazíamos amor.

Nosso relacionamento era aberto e livre. Eu não queria me apegar a ninguém e Franco podia oferecer-me essa liberdade, já que ele amava outra mulher. Éramos amigos e nos ajudávamos sempre. Quando bebia, ele dizia que me amava, mas eu sabia que era fruto da confusão de sentimentos.

Uma vez fomos a um churrasco na casa do seu amigo. Lá conheci a Sônia, brasileira, natural do Rio de Janeiro, do Leblon. Vivia em Ghent, na Bélgica. Ela tinha 55 anos na época e trabalhava como astróloga. Com o tempo, ficamos muito amigas, e sempre que podíamos estávamos juntas. Aprendi muitas coisas com ela. Foi um anjo que Deus colocou no meu caminho para me ajudar a sair da prisão emocional em que eu me encontrava. Ela me ensinou a fazer pesquisa sobre a árvore genealógica. Juntas íamos aos porões das igrejas buscar informação nos arquivos de batizados, e certidões de óbito nos cartórios. Foram muitos ensinamentos. Ela chegou a escrever um livro de genealogia. Sônia era uma mulher maravilhosa, que venceu um câncer. Seu desejo era conseguir trazer a filha com o marido e a neta para a Bélgica, e de tanto que batalhou, conseguiu.

Ela me dizia que estava velha para sair conosco, mas eu a via como uma jovem e a convidava para ir aos bares conosco. Ela resistia, mas no fim eu conseguia convencê-la a ir escutar música ao vivo e se divertir. Uma vez ela me disse que eu e Franco não ficaríamos juntos, pois nossos caminhos não estavam ligados, e que em breve eu teria uma vida maravilhosa, viajaria bastante e seria feliz.

Eu e Franco tínhamos muita afinidade e sempre passeávamos juntos. Nessa época nós fomos ao casamento do seu amigo na Holanda, um país lindo, com muitos canais aquáticos e muitas flores pelas ruas. A festa aconteceu em um espaço lindo, com muita natureza, em uma fazenda. Na casa, do estilo pousada, havia vários quartos que acolhiam todos os convidados com conforto. A festa foi maravilhosa e muito farta. Pela primeira vez comi caviar, aquela coisa preta e com gosto salobro, muito esquisito. Além disso, havia outros tipos de comida. O mais importante é que me diverti e gostei muito da festa.

Tempo depois, fomos a Bruxelas para assistir ao casamento da minha amiga Valerie. A cerimônia foi linda, no jardim da casa do seu pai, em estilo hippie. Minha querida amiga e João, meu conterrâneo, formavam um belo casal e estavam muito felizes. Naquele momento, eu só tinha um pensamento: toda a felicidade do mundo para eles.

Franco e eu colecionamos várias histórias juntos. No ano 2000 passamos a noite de réveillon juntos no seu apartamento, somente nós dois. Ele bebendo e escutando Rolling Stones, que de tanto ouvir eu passei a gostar. Apesar de me sentir feliz ao lado de Franco, um amigo que me compreendia e me ajudava, fiquei muito tensa, pois esse ano foi marcado por teorias conspiratórias sobre o fim do mundo. Eu não queria morrer; tinha vários sonhos a realizar, queria casar e ter filhos. Cheguei a pensar em ter um filho com Franco; achava que seria uma linda criança com a mistura dos nossos traços.

Costumávamos passear na casa de praia da mãe do Franco. Na realidade, era um prédio na praia Ostende, com a água cinza e a areia escura. A água era bem fria e não dava para entrar, mesmo no verão, mas tinha uma boa extensão de areia para caminhar. Como Franco era o arquiteto, viajávamos diariamente para o local para verificar como estava ficando a obra. Depois caminhávamos pela areia da praia para relaxar e voltávamos para casa, em Ghent.

Em uma dessas viagens, convidei nossa amiga Sônia para ir conosco e dar um passeio. Enquanto ele verificava a obra, eu e ela fomos caminhar na beira da praia. Em um certo momento surgiram dois turistas, aparentemente libaneses, falando conosco, mas eu não entendia o que eles diziam, e Sônia traduziu. Os homens queriam tirar uma foto comigo, pois haviam me achado bonita. Ao chegarmos ao prédio, achei engraçado e contei para Franco, que na mesma hora me disse que eles queriam me comprar, e que eu devia estar valendo muitos camelos. Todos juntos começamos a rir.

Outra viagem que costumávamos fazer era à Antuérpia, para visitar o Lucas, outro amigo de Franco. Uma bela região, por onde passava o rio Reno, que nasce nos Alpes suíços, faz a fronteira da Suíça com a França e a Alemanha e desemboca na Holanda, no Mar do Norte. Meu amigo me proporcionava bons passeios. Com ele pude conhecer a linda Bruges, a cidade fantasia da Bélgica, conhecida como a Veneza do norte, por causa dos seus inúmeros canais aquáticos. Franco aproveitava para me contar a história dos lugares, dos bares, entre outras informações sobre os seus gostos.

Um dia a ex-esposa de Franco chegou à sua casa e nós estávamos lá. Ele ficou muito nervoso. Ela era dinamarquesa. Ao chegar, me cumprimentou, andou por toda a loja abandonada, fechada há anos, e ficou surpresa de ele não ter modificado nada. Os dois conversaram, mas como era em inglês, eu não entendia. Eu só falava em português com ele, que ele havia aprendido com a mulher brasileira que ele amava. De repente Franco me chamou e disse:

— Meu amor, vou sair com ela para conversar. Volto mais tarde.

Eu, confusa, não consegui falar nada. Afinal, eu não podia cobrar nada dele. Tínhamos um relacionamento aberto. A tarde passou, e a noite também, e ele não retornou; jantei sozinha. Liguei para ele à meia-noite e ele não atendia. Quando eram duas horas da madrugada, Franco chegou com ela e me pediu para fazer um café, pois ela ainda iria dirigir. Com muita raiva, eu fiz. Eu não entendia por que estava sentindo tanto ciúme dele. Era a primeira vez que eu tive esse sentimento. Eles conversavam em inglês sem me dar atenção, como se eu não existisse.

De repente eles se levantaram e saíram pela porta. Franco foi levá-la até o carro. Ao se despedir, beijou a sua boca e ela se foi. Eu olhava tudo pela janela. Dei voltas sem entender por que sentia tanta raiva e ciúmes. Quando ele retornou, peguei uma garrafa de coca-cola e me escondi atrás da porta. Quando abriu, eu bati em sua cabeça com tanta força que ele caiu no chão, sangrando na testa. Fiquei apavorada, pensando tê-lo matado. Abaixei-me para socorrê-lo e ele se levantou cambaleando.

Apavorada, saí correndo para o banheiro e me tranquei. Franco batia forte e com raiva na porta, mas eu não abri. Então me sentei no banheiro e fiquei a noite toda lá. Peguei as toalhas no armário e fiz uma cama improvisada no chão. Ele dormiu no sofá, esperando que eu abrisse a porta. Pela manhã, ele pediu que eu abrisse a porta e não tivesse medo, pois ele não me faria mal algum. O dia passou tranquilo, e na manhã seguinte fui até uma casa de ajuda para mulheres. Com o auxílio de uma tradutora de alemão, expliquei que precisava de um lugar para ficar por algum tempo. À noite Franco foi me ver e pediu para eu voltar. Voltei! Entretanto, liguei para Michael e pedi sua ajuda para ir para o Brasil.

Michael prontamente me enviou a passagem. O voo partiria de Bruxelas em três dias. Contei para Franco da minha volta para o Brasil somente no dia anterior à viagem. Na realidade, falei que pegaria o trem para a capital belga. Ele achou que eu visitaria Valerie, mas expliquei a real situação. Franco entendeu e aceitou a minha decisão, e me levou até o aeroporto de Bruxelas. Ele me agradeceu pelo tempo que ficamos juntos e me pediu desculpas por me magoar. Como despedida, fomos até o banheiro masculino e lá fizemos amor.

Ao partir dali, prometi para mim mesma que não voltaria mais para Franco. Sabia que havia acabado um ciclo para começar um novo. Estava agradecida de coração por tudo o que havia acontecido em minha vida naquele país. Agradecia pelas novas experiências e as excelentes amizades. Estava feliz por ter conhecido e vivido em outra cultura. Logo comunicaram o meu voo e o avião decolou rumo a Recife.

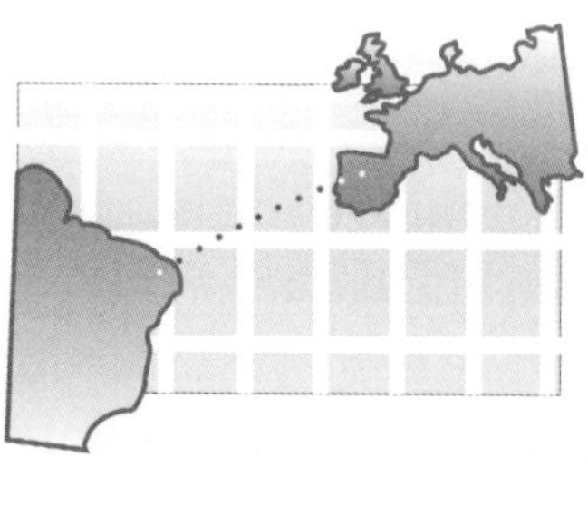

# Mais uma vez no Brasil

Foi muito bom pisar em solo brasileiro naquele momento. Cheguei de surpresa na casa de mãinha, não havia avisado da minha viagem a ninguém. Ao chegar à porta com uma mala na mão, chamei seu nome. Mãinha tomou um susto e saiu correndo para me abraçar. A surpresa foi tão grande que ela até se sentiu mal, mas logo ficou tudo bem.

O tempo foi passando, e a casa que estávamos construindo ficou pronta. Dessa forma, saímos de Cajueiro, em Recife, e fomos para o outro lado do rio Capibaribe. Moraríamos em São Benedito, em Olinda. Era uma região bem próxima da antiga moradia, a quinze minutos de caminhada. Agora tínhamos uma casa decente e grande para toda a família. Havia cinco quartos, sendo duas suítes, quatro banheiros, duas salas, cozinha, área de serviço, terraço e uma área de lazer na parte térrea. A casa era bem segura, com um muro de dois metros de altura. Tínhamos árvores frutíferas, coqueiro, jambeiro e até um pinheiro suíço, em agradecimento a Michael, que financiou a maior parte da construção.

Fiz questão de comprar lâmpadas e tomadas suíças. As cerâmicas, os espelhos, boxes e móveis dos banheiros eram lindos. Todos os móveis e os detalhes foram bem planejados. Fizemos tudo com material de primeira qualidade. Casa pronta e no nome da minha mãe, meu sonho estava realizado. Lá morariam Mãinha e todos os filhos que precisassem. Minha família estava muito feliz com a mudança, e meu coração, tranquilo com a missão cumprida.

Depois que a casa ficou pronta, anualmente Michael passava as férias dele conosco, sempre no carnaval, pois adorava estar em Olinda nessa época. Minha família o tratava como um rei, pois tinha um carinho enorme por ele. Meu irmão Alexandre era o seu companheiro de bar. Michael já tinha outra pessoa, mas ninguém em casa tocava no assunto; o importante era ele estar conosco. Por vezes eu precisava ir a São Paulo para assinar alguns papéis para ele, e continuávamos amigos.

De vez em quando eu ficava no apartamento de Michael, no bairro de Moema. Era necessário mostrar que ele era casado e que vivíamos juntos, caso contrário ele não conseguiria permissão para morar no Brasil. Era um bairro muito bom, perto do Shopping Ibirapuera. O apartamento ficava no 12º andar e era muito frio. Eu me sentia congelada no inverno, mais até que na Suíça. Até para tomar banho era difícil, pois São Paulo é fria nessa época e as casas não têm calefação como na Europa.

Eu me sentia muito sozinha, pois Michael trabalhava e viajava muito. Ele também tinha que cuidar da vida e da namorada, então eu descia do apartamento para caminhar na rua. Em um dos meus passeios, fiz amizade com Armin, um austríaco muito simpático que foi morar em São Paulo ainda bebê. Ele era dono de um quiosque que ficava na esquina da rua do prédio. Nossa amizade começou quando ele descobriu que eu falava alemão. Apesar de ele não falar uma palavra da língua germânica, passamos a conversar todos os dias. Ele perguntava sobre a Europa, pois nunca tinha viajado para outros países após chegar ao Brasil.

Com o tempo, conheci seu filho, a ex-esposa e a namorada. Posteriormente fui conhecer sua mãe, uma austríaca alegre que ficou feliz de falar alemão comigo após tantos anos no Brasil. Ela e o marido eram muito jovens quando vieram para São Paulo com o filho. Nenhum deles havia voltado à Áustria. Armin era um homem estilo europeu, alto, ruivo, magro, com olhos claros, trabalhador, bom pai, uma pessoa maravilhosa, mas era entregue à bebida. Essa família me alegrou por diversas vezes, mas quando eu voltava para o apartamento, me sentia solitária.

Outra forma que encontrei para não me sentir tão só foi participar de um fórum no site UOL. Eu falava com um grupo de brasileiros que morava no exterior e alguns residentes de São Paulo que viajavam para outros países. Após várias reuniões virtuais, o grupo organizou um encontro no MASP. O mais interessante é que éramos mais de dez pessoas, a maioria de fora do Brasil. Havia mexicano, espanhol, suíço, japonês e até norte-americano. Foi um encontro maravilhoso, conversávamos sobre tudo e qualquer coisa. Do MASP, fomos para um bar aconchegante com uma tela enorme onde passavam clipes de músicas, um ambiente extremamente agradável e alegre. Ali eu não me sentia solitária, e aproveitava cada segundo, pois quando fosse embora ficaria sozinha novamente.

Eu estava na mesa com o grupo do chat quando chegou um garçom com uma taça de champanhe na mão e me disse que o rapaz da mesa ao lado havia me enviado. Quando olhei, ele levantou a sua taça para brindar comigo. Morri de vergonha, pois o meu grupo todo olhou para ver quem era. Uma das mulheres dizia que eu estava arrasando, outra dizia que o rapaz era um gato. Os homens que estavam conosco diziam que ele era sem graça. Instintivamente, comecei a olhar para a mesa ao lado. O rapaz levantou, veio em minha direção e me chamou para conversar. Levantei-me e segui ao seu encontro. Para minha angústia, ele começou a falar em inglês e eu disse que não falava a língua inglesa. Era incrível como eu atraía estrangeiro, nunca brasileiro. Perguntei se ele falava português e ele disse que não, mas que falava, além do inglês, um dialeto africano, o francês e o alemão. A partir desse momento começamos a conversar nessa língua.

Jacques era piloto e estava com a tripulação de voo. Estava em São Paulo, no Hotel Renaissance, próximo ao bar. Ele me apresentou ao comandante Mike e ao restante dos companheiros. Disse que eu era brasileira e morava na Suíça. Todos me receberam muito bem. Um dos homens olhou para mim e disse:

— *Beautiful!*

Outro me convidou para ir para Joanesburgo com eles. Jacques me pediu para sentar com eles, mas não podia aceitar, pois estava com o meu grupo, e seria indelicado.

Retornei para minha mesa e contei o ocorrido. Ninguém se importou, afinal éramos todos jovens e solteiros. As meninas diziam que eu chamava a atenção dos estrangeiros por ser bonita, morena, alta, magra e com cabelo comprido. Os rapazes não achavam graça alguma. Os minutos foram passando e Jacques continuava a me olhar. Eu era uma mulher livre, somente casada no papel, e não tinha mais compromisso com Franco. Logo o meu grupo começou a se dissipar, um a um levantando para ir embora, e Jacques veio à nossa mesa. Estávamos apenas em quatro pessoas, ele se sentou e me convidou para jantar. Pediu sugestão de restaurante, e os amigos paulistas sugeriram uma churrascaria cinco estrelas.

Aceitei o convite e seguimos em dois táxis. Jacques, muito educado, agradecia por eu ter aceitado o convite. Mike dizia que precisaria arrumar outro piloto, pois Jacques estava apaixonado. Ficamos rindo e conversando em alemão sobre diversos assuntos. Eles perguntavam sobre a minha vida na Suíça, pois Jacques tinha um voo por mês para Zurique e dizia que podíamos nos encontrar por lá. À meia-noite saímos da churrascaria e seguimos novamente de táxi. Eles ficaram no hotel e eu segui para Moema, porém, deixamos um encontro marcado para a tarde do dia seguinte.

Encontramo-nos em frente ao bar do dia anterior. Jacques estava lá me esperando quando cheguei, vestido com estilo esporte fino com jeans. Ele sorriu e me deu a mão, e saímos caminhando e conversando pela avenida Paulista. Nós dois não conhecíamos nada naquela região, então escolhemos um restaurante para jantar perto do hotel onde ele estava hospedado. Para minha surpresa, ainda no restaurante sofri uma crise de pânico e corri para o banheiro. Eu me olhava no espelho e batia no meu rosto. Estava com raiva por sentir aquilo novamente, chorava, e meu coração batia disparado, parecia que eu ia morrer. Quando melhorei, voltei à mesa com os olhos vermelhos de chorar. Jacques percebeu e perguntou o que havia acontecido. Eu disse que estava bem, mas um mosquito havia entrado no meu olho e eu gostaria de ir embora.

Saímos do restaurante e voltamos a caminhar. Jacques tinha um metro e oitenta e seis, era loiro, tinha a pele clara, olhos escuros e lábios carnudos. Esse homem lindo pegou minha mão e me deu segurança. Ao chegar à frente do hotel, ele me convidou para beber algo no bar do hotel, e logo entramos. Minutos depois ele me levou para conhecer o seu quarto e eu aceitei. Ao entrarmos no elevador, Jacques começou a me beijar muito gostoso e seguimos para o quarto. Seus beijos, sua pegada, seu corpo, tudo sincronizado, e sua boca deslizando pelo meu corpo com enorme desejo em desvendar-me. Seus olhos brilhavam e ele me tocava loucamente. Passamos a noite inteira desse modo e, ao acordar, repetimos aquela louca paixão. Tomamos o café e eu segui de volta para Moema. Ao chegar ao apartamento, fiquei sonhando com os nossos momentos. Logo Jacques viajou e continuamos a nos falar por e-mail.

O tempo foi passando e eu continuava a ter as crises de pânico. Sentia medo e tristeza, sozinha ali. Ligava a TV para assistir aos programas das igrejas, mas logo mudava quando o pastor começava a pedir dinheiro. Eu só queria ter uma vida normal e sem medo. Então começava a rezar o pai-nosso para ver se melhorava. Eu passava a noite acordada, sentada e apavorada no sofá. Sentia medo até de andar dentro do apartamento. Por vezes saía de madrugada para caminhar pela rua e, para minha sorte, São Paulo não parava e tinha movimento até de madrugada.

Voltei para Recife e continuava a guardar a minha situação comigo. Não contava para ninguém, apenas frequentava uma psicóloga quando estava por lá. Lembro que tive uma crise em Olinda. Eu dormia em um quarto enorme na parte de cima. Na realidade, passava a noite acordada e via pela janela o sol nascer. Eu achava que a qualquer momento um ladrão entraria em nossa casa. Quando ouvia o cachorro latir, meu coração disparava. Quando compramos a casa, ficamos sabendo que a jovem que ali morava antes de nós havia morrido soterrada por um pergolado de cimento de uma loja no outro lado da rua, quase defronte à casa. Ela estava ligando para o namorado quando o pergolado caiu, e morreu na hora. Eu tinha mais medo, pois escutava uma voz que me chamava todas as noites; era um desespero solitário. Sempre que escutava essas vozes, corria para o quarto de mãinha.

Meu irmão Alexandre arranjou uma namorada, Flávia, uma linda jovem morena de 14 anos. Ela dormia sempre lá em casa com meu irmão, com consentimento dos pais. Eu achava estranho, pois já estava acostumada com a vida europeia, mas não podia fazer nada, ela era totalmente apaixonada pelo Alexandre. Claro que não demorou muito para ela engravidar, e sem demora foi morar em nossa casa. No Nordeste, infelizmente, é comum ser mãe cedo, e avó aos 35 anos.

Certa vez eu estava com minhas amigas caminhando pela praia da Boa Viagem quando um italiano, de nome Mario, me chamou para pedir uma informação. Para minha surpresa, ele perguntou:

— Quanto custa uma noite com você?

Fiquei parada e chocada olhando para ele. Quando recobrei as forças, perguntei:

— Eu tenho cara de prostituta?

— Não, mas dependendo do nível da prostituta, não aparenta.

Mario disse que eu estava em uma área de garotas de programa, por isso tomou a liberdade de me abordar. Informei que não sabia disso. Eu tinha 23 anos, mas nunca pensei em me prostituir. Passei a reparar nas meninas daquela região, e a maioria delas andava com turistas europeus. Até pensei que, talvez, Franco tivesse conhecido a mulher por quem era apaixonado ali, naquele local. Eu costumava caminhar mais em Olinda do que na praia de Boa Viagem, pois Michael gostava mais, e eu me acostumei.

Bem, naquele momento resolvi fazer um experimento. Então disse ao Mario que só sairia com ele por 500 reais, pois imaginava que ele jamais pagaria. Para minha surpresa, ele disse:

— Costumo pagar em torno de 50, mas você vale um investimento de 500.

Momentaneamente fiquei sem ação e me dei conta de que tinha acabado de negociar o meu corpo. Não imaginava que o italiano fosse aceitar pagar aquele valor, mas ele aceitou.

Assim, marquei com Mario para jantarmos juntos à noite. Nós nos encontramos em Boa Viagem mais tarde, e fomos jantar num restaurante de comida típica nordestina. Logo após o jantar, segui com o Mario para o seu apartamento, localizado em frente à Praça da Boa Viagem. Ao chegarmos lá, fiquei pensando no que faria, pois não tinha a mínima experiência nessa vida. Ele me levou para o seu quarto e me deitou na cama, dizendo que eu era uma mulher bela. Em seguida começou a beijar os meus pés, subindo pelas pernas até chegar ao meu "Ponto G". Que delícia! Eu nunca havia experimentado aquela sensação. Era um orgasmo, que eu nunca havia sentido, era maravilhoso. Após o nosso delicioso sexo, fiquei pensando que minha vida sexual podia ter começado assim, com descobertas boas e positivas.

Mario nasceu em Roma, era calvo, forte e com uma barriga um pouco saliente. Tinha a pele morena clara, nariz pontiagudo e olhos escuros. Andava bem vestido e perfumado. Era dono de uma imobiliária em Roma e estava ampliando o seu negócio no Brasil, precisamente em Recife, na praia de Boa Viagem.

Depois do sexo, Mario me disse:

— Eu pagaria até mil reais para ter você na cama. Percebi que você não era prostituta, mas resolvi arriscar. Por ter um apartamento aqui, conheço quase todas as garotas de programa que frequentam a praia, e eu nunca havia te visto. Tive sorte!

Ele era um homem gentil e fez questão de me levar até em casa. Ao despedir-nos, Mario me convidou para jantar no dia seguinte, e foi me buscar. Por fim, convidou minha mãe, minha tia e a Michelle para irem conosco. Seguimos para o Restaurante Pina, onde havia uma boa comida e música ao vivo. Mario falava muito bem o português, era comunicativo e fez com que a minha família gostasse dele, sem sequer imaginar como nos conhecemos. Após o jantar, nos levou para casa.

Ele dizia que pagaria 500 reais todas as noites para eu me deitar com ele. Passamos quatro dias dormindo juntos. Ele me orientou a pegar o dinheiro que eu ganhava e colocá-lo em uma conta no banco. Eu ainda não tinha uma conta no Brasil, então ele me levou até o banco e esperou horas comigo. Assim abri a minha primeira conta bancária.

Mario era delicado, e logo me apaixonei por ele. Era um mestre na arte de amar e de fazer sexo, muito atencioso e preocupado comigo. Dias depois, precisou voltar para a Itália e me pediu para ir com ele, pois não queria me deixar ali sozinha, mas não fui. Quando chegou a Roma, passou a me ligar diariamente para saber onde eu estava e o que estava fazendo. Era muito ciumento. Não resistiu e me enviou uma passagem. Logo eu embarcaria em um avião com destino a Roma.

# Romance na Itália

Ao chegar ao aeroporto de Roma, encontro Mario bem vestido, cheiroso como sempre e com um largo sorriso. Em seguida, segurou o meu rosto e me beijou a ponto de me sentir envergonhada. Entramos em seu jipe e seguimos para a sua mansão no centro de Roma, tão bonita quanto o seu apartamento em Boa Viagem.

Ao entrar, encontrei seu cachorro, um enorme São Bernardo branco e cinza. Conheci também o casal de filipinos que cuidava do local. Tudo era muito luxuoso e revestido de mármore e vidros. Mario estava redecorando o primeiro andar, que estava em obras. Em cima, havia a sala e uma bela cozinha conjugadas, com espaço aberto. No térreo, havia também um banheiro exuberante, com lindas luminárias e uma fantástica banheira de hidromassagem. Tudo era muito bonito e de bom gosto.

Após me hospedar, fomos almoçar a *pasta* que Mario fez. Passamos alguns minutos conversando e ele me perguntava o que eu tinha feito, por onde eu tinha andado, quem sentou ao meu lado no avião, entre outras perguntas de um homem possessivo. Quando menos esperava, com seus braços fortes ele me levantou, me deitou na mesa e disse:

— Quero a minha sobremesa!

Sem demora, levantou minha saia e abafou a minha boca com sua mão. Deixou-me totalmente constrangida, pois tinha receio de que os empregados chegassem. Mario pedia para eu relaxar, e ali mesmo tivemos uma relação sexual.

No dia seguinte, quando ele foi trabalhar, resolvi conhecer melhor a casa. Ele me havia dito para não mexer no primeiro andar, pois estava em obras. Entretanto, entrei para conhecer, e para minha surpresa havia artigos femininos no banheiro e no closet daquele andar. Havia maquiagem, roupas, sapatos, tudo bem organizado, como se uma mulher morasse ali. Tudo bem estranho, mas fiquei quieta e não comentei nada com ele.

Eu ficava sozinha em sua casa enquanto ele saía para trabalhar. O casal de caseiros trabalhava o dia inteiro, a mulher na arrumação e o homem limpando o quintal, cuidando do jardim e do cachorro e, por vezes, lavando o carro de Mario. Eu me sentia bem com eles, eram muito simpáticos, mas aquele enorme cachorro me assustava, então eu preferia ficar dentro da casa. Quando Mario chegava, ia direto para o banho, e em seguida me levava para a cama para fazermos amor. Depois passávamos horas conversando. Dizia-me o quanto eu era bela.

Às vezes saíamos à noite para passear, caminhávamos pelo centro de Roma e sentávamos em um bar ou uma pizzaria. Um dia, o frio estava congelante e não saí com a roupa adequada, mas na mesma hora ele me levou para comprar um casaco. Nesse dia também me levou para conhecer sua imobiliária e os funcionários. O escritório ficava na região central da cidade. Outra vez me levou para conhecer sua mãe. Todo orgulhoso, sempre comentou que eu morava na Suíça e falava alemão.

Certa vez, fomos a um restaurante e encontramos um amigo de Mario, com sua esposa brasileira. Conversamos agradavelmente enquanto comíamos. Levantei para ir ao banheiro e a minha conterrânea me seguiu. Ao entrarmos, ela me perguntou por que eu estava com Mario, já que eu era jovem e bonita. Respondi que gostava dele, que ele me satisfazia demais. Ele tinha uma barriga saliente, mas braços e pernas fortes. Falei que sua barriga não me incomodava e me surpreendi com a resposta. Ela me disse que todas falavam a mesma coisa. Não tive o interesse em perguntar mais nada e nunca mais a encontrei.

Numa outra noite, fomos encontrar seus amigos em um bar. Depois de algumas horas fui ao banheiro, e havia uma fila grande. Um rapaz veio me pedir informação sobre o banheiro, e Mario, da mesa, olhava. Quando retornei, ele estava com o rosto transtornado, e na frente de todos, falou:

— Todas as brasileiras são putas! Sempre sorriem para os homens na rua.

Fiquei indignada com sua reação e na mesma hora perguntei:

— O que está dizendo? Desde quando você tem problema com puta?

Claro que não fiquei confortável com a situação, e me fechei em meus pensamentos. Logo nos despedimos de todos, pegamos o ciclomotor e seguimos para casa. Ele estava tão perturbado que dirigiu em alta velocidade, coisa que ele não costumava fazer. Eu, com medo de cair, pedia que fosse mais devagar, mas ele não me dava atenção. Ao chegarmos à casa dele, as perguntas vieram:

— Você deu o telefone para aquele homem? O que ele queria com você?

Como não queria brigar, fiquei calada, sem dar resposta. Arrumamo-nos para dormir e, sem falar nada, nos deitamos. Mario então resolveu me pedir desculpas, pois queria me seduzir. Disse que sentiu muito ciúme e que eu o desculpasse, que queria me amar. Segurou as minhas mãos e as amarrou na cabeceira. Pedi que me soltasse, pois não gostava daquilo, e comecei a ficar preocupada. Ele só me beijava. Por fim, amarrou também os meus pés à cama. Fiquei de braços e pernas abertos. Mario me beijava e dizia:

— Deixa, amor! Faz isso por mim. Não tenha medo, estou aqui.

Mario continuava a beijar o meu corpo, a me acariciar e a me tocar. Eu continuava a pedir para me soltar, mas ele não escutava. Fiquei com medo e resolvi ficar calada. Pela primeira vez, não senti prazer com Mario; estava preocupado com o seu prazer, e não comigo. Foi uma grande decepção, e ali comecei a mudar o conceito que tinha sobre ele.

No dia seguinte, quando ele saiu para trabalhar, após tomar o café fiz minha mala e chamei um táxi. Pedi para o caseiro abrir o portão e, para minha surpresa, ele, assustado, disse que não, que iria ligar para o Mario para falar que eu estava saindo. Quando o táxi chegou, pressionei o caseiro, dizendo que iria ligar para a polícia. Somente assim ele abriu. Fui para a Estação Central de Roma e de lá parti de trem para Milão. E em seguida, para Zurique.

Ao chegar ao meu destino final, encontrei minha amiga Jessica, com o namorado, me esperando. Durante todo o dia conversamos muito, e contei toda a minha odisseia com Mario. Na manhã seguinte tive uma grata surpresa. Jacques havia enviado um e-mail dizendo que se lembrou de mim, havia sobrevoado Roma e reparado na lua cheia que eu tanto amava. Isso me deixou muito feliz, era uma prova da sua amizade por mim.

Mario, por sua vez, me enviou mensagem perguntando:

*"Por que você foi embora sem ao menos se despedir? O que aconteceu? Estou preocupado com você!"*

*"Mario, você me amarrou, teve relação sexual comigo sem se preocupar se eu queria, pois sabia que não estava me agradando. Eu pedi diversas vezes para você me soltar. Você não quis me ouvir!"*

*"Angela, me desculpe! O meu ciúme foi tão grande que eu queria provar que você era só minha."*

Mario não sabia, mas tinha mexido em uma ferida antiga, no mais profundo do meu medo. Também fiquei intrigada com aquelas roupas femininas em sua casa. Percebi que o primeiro andar não estava em obras. Ele cobriu tudo com plástico para não me dar acesso àquela parte da casa. Creio que a mulher devia estar viajando de férias. Até na cozinha havia livro de receita com seu nome, que, por coincidência, era o mesmo que o meu. Antes de sair da casa, escrevi um bilhete datado e deixei dentro do livro de receitas para essa Angela. Avisei que estive lá sem saber que ele tinha mulher. Meses depois, Mario fez contato e disse que eu era muito esperta, e logo me confirmou sobre a mulher.

Em Zurique, encontrei Jacques e tivemos a nossa última noite de amor. Na manhã seguinte, após termos uma linda aventura, ele me contou que havia voltado para a noiva e que iriam se casar. Foi uma grande decepção, e me achei usada, pois podia ter me contado antes de nos amarmos. Fui embora e nunca mais quis saber da sua existência. Apenas restaram as lembranças dos nossos bons momentos.

# De volta ao Brasil

Voltei para o Brasil e fui para São Paulo por causa das assinaturas dos papéis de Michael. Apesar do frio, gostava de visitar a cidade e os amigos. Sempre que estava por lá, frequentava o quiosque do Armin para ficar conversando com ele. Por vezes, ele me convidava para ir a uma pizzaria com a ex-esposa e o filho Cacá, e passávamos maravilhosas horas juntos de conversas, sorrisos e companheirismo.

Michael era um bom homem, mas eu me sentia muito sozinha. Ele saía para trabalhar, ia para a casa da namorada e chegava sempre tarde. Mas era generoso. Seu apartamento só tinha um quarto, e quando eu estava em São Paulo ele dormia na sala e me cedia a cama. Entretanto, além de não me importar de dormir no sofá, achava desagradável chegar tarde e ele estar dormindo na sala. Nossa amizade ficou tão grande que dormíamos na mesma cama sem nos tocar, como irmãos. Ele havia me ajudado na construção da casa para minha família, e eu o ajudava com as visitas a São Paulo para confirmar o casamento. Por vezes, fazia a comida, cuidava do apartamento e das suas roupas. Ele, às vezes, me levava para passear e conhecer São Paulo. Lembro-me da praia de Santos, uma cidade interessante, mas com a areia escura, diferente das praias do Nordeste. Quando ele podia, me convidava para jantar fora. Era muito bom tê-lo como amigo.

Nessa temporada, mais uma vez, encontrei o Alexandre, um amigo daquele fórum de estrangeiros. Éramos muito amigos e nunca tivemos nada mais íntimo. Saíamos para beber, comer e rir muito das nossas palhaçadas. Procurávamos lugares diferentes para conhecer. Perto da casa do Michael havia uma nova boate que não conhecíamos, e fomos conferir. O lugar era chique e com pessoas elegantes. Ao chegar lá, precisamos pagar 120 reais para entrar, mas o buffet estava incluso, exceto as bebidas. Percebemos que não era um lugar qualquer, pois pagar esse valor naquela época era muito caro. O local era maravilhoso, com diversos ambientes, lounges no estilo Marrakesh. Havia cabanas de madeira com lamparinas à meia-luz e pista de dança.

Entramos em uma das cabanas, olhamos o cardápio e pedimos os drinques. Em vinte minutos começaria um show, e estávamos esperando. Dois jovens próximos de nós nos olhavam o tempo inteiro. Um casal se aproximou e pediu para sentar conosco. Estávamos achando o lugar interessante, mas a atitude das pessoas era um pouco estranha para os meus parâmetros. Cheguei a perguntar ao Alex se ele estava achando a mesma coisa, mas ele parecia gostar e não perceber nada diferente.

As cabanas eram bem espaçosas e dava para ver perfeitamente o local do show. Quando estava próximo de começar a apresentação, Alex foi ao banheiro e não viu, pois demorou muito. Eu, ali sozinha, fiquei vendo um casal de strippers. Aí comecei a entender que era um bar diferente. A apresentação do casal foi muito bonita e sensual. Ambos simulavam o ato sexual com maestria.

Eu estava impressionada, pois nunca havia visto aquilo, e estava preocupada com Alex, que havia desaparecido. Quando ele chegou à mesa, tentei contar sobre o show, mas ele me puxou e me levou por um grande corredor, onde havia diversas salas separadas por uma fina parede de madeira. Quando olhávamos, víamos as pessoas transando e trocando de parceiros. Aquilo era novo para mim, nunca havia visto.

Perguntei ao Alex se ele sabia que ali era uma casa de swing. Ele respondeu que não, mas, já que estávamos ali, devíamos aproveitar a oportunidade, que ele havia adorado. Entramos em uma sala escura chamada "sala das carícias". Conforme andávamos, as pessoas nos tocavam, e não dava para ver nada nem quem nos tocava. Não gostei daquele lugar escuro e logo saímos. Entramos na sala de toque à meia-luz. Ali dava para enxergar o que acontecia. Por vezes, não estava gostando, em outras, me sentia curiosa, era uma sensação estranha.

Não demorou muito e um casal convidou Alex para ir com eles para uma sala privê. A moça era linda, modelo turbinada da Playboy, e o homem, bem mais velho que a moça. Alex me pediu para ir com eles, mas neguei. Não faria sexo com aquele homem nem com ninguém sem vontade. Entretanto, o homem havia avisado que ele era *voyeur*, ou seja, ele queria somente olhar a mulher dele com Alex. O casal achava que eu e Alex éramos namorados. Achei bem estranho ficar olhando os outros terem relação sexual, mas Alex parecia ter ganhado na loteria e insistia em ir. Então seguimos para a sala privada. O homem era o marido da modelo e ficava olhando, assim como eu, mas ele, à vontade, e eu morrendo de vergonha.

Alex começou a abrir a blusa da mulher e o marido começou a me olhar; isso me deixou apreensiva. Não esperava ver meu amigo transando, mas fiquei admirada ao ver o seu corpo musculoso e o seu membro excitado, tão majestoso. Ali percebi o quanto ele era sexy e másculo. O marido da modelo se excitava cada vez mais assistindo à cena e se masturbando. Era estranho ver um marido sentir prazer em ver sua mulher fazendo sexo com outro homem. Era demais para minha cabeça. A mulher extremamente satisfeita com o ato. Por estar chocada, não conseguia sentir prazer nenhum naquele momento, mas admirava a habilidade de Alex. A cena me fez lembrar o Mario, um mestre do sexo, que gostava de mim e que me dava muito prazer.

No fim do ato sexual do meu amigo, ele veio me agradecer, pois o homem só havia concordado porque pensou sermos um casal. Eu sorri e avisei que iria embora. Fiquei sem jeito, era muita informação para mim; no entanto, Alex quis ficar. O apartamento do Michael era a duas quadras da boate, então fui caminhando para casa e relembrando as cenas do meu amigo em alta performance com aquela loira linda e o marido se masturbando. Foi difícil conseguir dormir. Passei os dias seguintes tentando entender, pois eu não gostaria de ver o homem que eu amo fazendo sexo com outra mulher, principalmente porque eu sentiria ciúmes. Precisava dividir aquele momento com alguém, mas no Brasil não tinha com quem falar. Seria bom se minha amiga Jessica estivesse comigo nessa hora.

Perdida em meus pensamentos, lembrei-me dos meus romances. Eu não tinha ninguém naquele momento. A relação com Michael, que tanto amei, acabou logo. Aí me apaixonei pelo piloto Jacques, mas por pouco tempo. Houve também a paixão pelo Mario, que me decepcionou com ciúmes, mentiras e armações, e nesse momento percebi que era chegada a hora de voltar para minha terra, o meu Recife, e trabalhar novamente.

# Minha terra querida

Ao chegar a Recife, procurei trabalho em instituições, mas a dificuldade era que eu não tinha um currículo com experiência. Havia trabalhado somente na Suíça e tinha o certificado do curso na Casa de Passagem. Pessoas amigas me diziam para eu procurar trabalho em hotéis, pois eu falava bem o alemão e entendia o espanhol. Porém, ao fazer contato, eles pediam experiência. As vagas que surgiam eram poucas e sempre entrava alguém indicado, e eu não conhecia ninguém que pudesse me ajudar.

Embora o Michael me ajudasse todo mês com dinheiro, eu guardava o dinheiro para ajudar a família. Ainda havia outro problema. Quando eu estava em Recife, perto da família, eu tinha crises de pânico, e as lembranças vinham à minha mente. Preocupava-me com o bem-estar da minha mãe e dos meus irmãos, que não tinham estudo. Eles precisavam muito da minha ajuda. Alexandre estava prestes a ser pai. Eu me sentia uma inútil no Brasil.

Eu sentia medo de dormir na nossa casa. Passava noites em claro, coração acelerado, crises de pânico sozinha, sem chamar ninguém. Nunca queria mostrar minha fraqueza.

Eu precisava sair dessa tristeza e, então, resolvi convidar minha amiga Simone para sair comigo à noite. Seguimos para Boa Viagem, onde era o ponto dos turistas. Era um ambiente alegre e me fazia bem. Havia vários *night clubs* e hotéis caros na região. Os turistas ali eram exploradores do sexo, vindos da Alemanha, Áustria, Itália e Espanha. Havia ainda outras nacionalidades, mas eram poucos. Todos em busca de mulheres brasileiras para alguns momentos de prazer.

Tudo acontecia na praça onde fica a Igreja Nossa Senhora da Boa Viagem, construída no século XVII. Uma linda construção pintada de azul com as bordas brancas, toda cercada de ferro. De um lado havia uma feirinha de artesanato a céu aberto, e o outro lado ficava em direção ao mar e ao posto policial. Na feira se vendia de tudo: roupa de banho e de praia, bolos, canjicas, sucos, açaí, lanches e artesanato em geral. Era um local muito agradável para passear. Além disso, eu me sentia mais em casa próximo aos turistas. Era mais familiar para mim. Eu e Simone ficávamos sentadas observando o movimento das garotas e comendo deliciosos bolos. Algumas delas trabalhavam na rua, e outras nos clubes.

Passei a ir à praça constantemente, pois não conseguia dormir, tomada pelo medo e presa aos meus pensamentos de pânico. No entanto, na praça me sentia bem. Tinha a brisa do mar, o movimento dos turistas e da vida noturna; aquilo me distraía. Passei a escrever em um caderno os pensamentos que chegavam, observando a vida que corria ali na minha frente. Era homens velhos com meninas menores de idade, uma coisa absurda. Normalmente, sentávamos perto da igreja em frente a um *night club*. Certa vez Simone estava comigo e resolvemos entrar para conhecer. Subimos ao terraço para observar a praça por outro ângulo, e também a lua cheia, que eu sempre amei. Ali estavam alguns grupinhos de alemães e suíços.

Nós duas começamos a conversar sobre a possibilidade de sair com algum homem daqueles. Afinal, seria mais proveitoso do que sair com os rapazes do bairro, que não queriam nada sério com ninguém, te descartavam e ainda saíam falando de você e sujando sua imagem. Eu falava isso para Simone. Além disso, nossas famílias precisavam de ajuda. Simone ainda morava na favela, era uma vida bem difícil. Éramos sobreviventes da injustiça social do país, trabalhávamos apenas para sobreviver. Todos carregavam a sua cruz. Na favela, na realidade que eu vivia, existia muita revolta, agressividade, medos e loucuras que cansavam os professores. Praticamente não existia chance de uma vida melhor.

Na praça, acabei escutando dois homens suíços conversando que gostariam de conhecer o centro antigo de Recife, porém era complicado, pois eles só falavam alemão. Dirigi-me a eles e me ofereci para acompanhar. Eles ficaram surpresos ao me ouvir falar na mesma língua. Informei que morava entre Brasil e Suiça. No decorrer da conversa, eu citando os locais que conhecia, perceberam que eu estava falando a verdade e se sentiram à vontade, e marcamos para eu ser a guia deles.

No dia seguinte nos encontramos e saímos para o centro. Passeamos pelas ruelas, mostrei igrejas, o centro, a famosa casa da cultura, museus, os trens antigos que ficam exposto na estação de metrô do Recife, entre outras coisas. Eles me faziam perguntas que eu não sabia responder, mas não se importavam. Eles adoravam caminhar no calor, e eu já estava morta, até que resolveram parar para almoçar. Depois continuamos a jornada pela cidade, que seguiu até a noite. No final paramos para jantar, e eu, feliz da vida, ganhei duzentos reais pelo meu trabalho.

Na manhã seguinte nos encontramos novamente na Praça da Boa Viagem. Eles tinham em torno de 45 e 51 anos, eram pessoas muito agradáveis. Nesse dia, fui com eles até a cidade antiga de Olinda. Andamos o dia todo, e no final, jantamos e cada um seguiu o seu caminho. Isso aconteceu durante toda a semana. Passeávamos e eles podiam apreciar os lugares tranquilos e felizes, pois havia alguém que falava sua língua. Quando chegava o dia de viajarem, na noite anterior, me chamaram para um jantar no restaurante do hotel onde estavam hospedados. Ao caminharmos para lá, encontrei o meu irmão por parte de pai e morri de vergonha. Ele era policial e podia pensar que eu tinha virado garota de programa. Mas, afinal, se eu falasse que não era uma garota de programa, será que ele iria acreditar? O importante era minha consciência. Além do mais, eu era maior de idade, então conversei com ele e segui o meu caminho. Eles partiram e deixaram boas recordações.

Tempos depois, conheci dois jovens suíços, Jonas e Tobi, de cerca de trinta anos de idade. Eram turistas a fim de passear, e não estavam interessados no turismo sexual. Ou melhor, o Tobi, pois o Jonas sempre saía com mulheres. Tinha preferência por mulheres negras. Depois de eu ter mostrado a cidade, me convidaram para viajar a Salvador com eles. Haviam alugado um apartamento de frente para o palco da Ivete Sangalo. Eles precisavam de uma tradutora, e eu, feliz, precisava passear. Fiz as malas e partimos. Ficamos muito amigos. Eles nunca me faltaram com o respeito, e desde o início avisei que era apenas tradutora e não faria sexo. Eles aceitaram.

Ao chegarmos a Salvador, fomos para o apartamento e logo verificamos que só havia dois quartos. Então Jonas me disse para eu dormir com Tobi, que era muito respeitador. Na sala, não tinha nenhum sofá, apenas quatro cadeiras. E assim foi feito. Eu dormi no mesmo quarto com o amigo dele, que me respeitou o tempo todo, e eu mantive a postura. Em seguida à nossa chegada, Jonas foi para o Porto da Barra, pois queria ir à praia. Tobi havia dirigido muito e preferiu descansar.

Ele era um homem lindo, muito educado, de 1,89 m de altura, com pele clara, cabelos e olhos escuros. Tinha uma boca carnuda e nariz afilado. De tão cansados que estávamos, dormimos a tarde toda. Quando acordei e fui ao banheiro, dei de cara com uma mulher negra alta, com quadris largos, peitos pequenos, cabelos crespos e olhos vermelhos, o tipo de mulher gostosona. Ao voltar ao quarto contei para Tobi, mas ele me acalmou, dizendo que Jonas a tinha trazido. Também me alertou de que o amigo arrumaria outras, e para eu não me preocupar. E me disse:

— Esta é a razão de ele querer ficar sozinho no quarto.

— Tobi, eu posso ficar em um hotel, caso você queira sair com alguém.

— Fica calma, eu não gosto de garota de programa. E tem mais, amanhã, com Jonas ou sem Jonas, vamos sair para passear.

E assim fizemos. Passeamos muito por Salvador. Jonas vivia atrás de mulheres negras: ficava louco ao ver uma. Realmente a pele negra tem um charme especial. Eu me lembrava de minha Jessica, da África do Sul, tão linda. Certo dia ele estava com três de uma única vez no quarto. Ele, por ser loiro e ter os olhos claros, chamava muita atenção.

Era fim de ano e passamos a virada em Salvador. Foi fantástico. Vimos o show da Ivete do terraço; quero dizer, eu e Tobi, pois Jonas estava às voltas com as mulheres. Foi incrível. Tobi me agradeceu muito pela companhia e prometeu me encontrar em Zurique.

No dia seguinte, enquanto caminhávamos pela praia, começou a chover, e para piorar eu estava com vestido branco e sandália de couro. Usava um colar de algas e estava com o cabelo cacheado solto. Tirei a sandália e saímos correndo para o apartamento. Para me proteger, ele segurava minha mão. Atravessamos a avenida movimentada correndo, e a chuva molhava a sua camisa, que colava em seu corpo bem definido. Tobi era bonito. Eu o olhava e desejava, a partir daí, que ele me abraçasse e me beijasse. Quando chegamos ao prédio, estávamos ensopados, e ele olhava meus seios pelo vestido molhado. Modéstia à parte, meus seios eram lindos, grandes, duros e redondos como uma prótese de silicone, mas eram naturais. De repente ele fez um comentário:

— Gostei do banho de chuva. Faz tempo que não vivo algo assim. Quero te ver em Zurique.

Eu sorri com ele e percebi que estávamos atraídos um pelo outro, dormindo na mesma cama. Entretanto, infelizmente, não quebramos a nossa promessa.

Chegou o dia da partida de Tobi e Jonas. Fui de táxi com os dois até o aeroporto de Salvador. No caminho, ele me entregou uma carta e pediu que eu abrisse somente no ônibus de volta para casa, e assim eu fiz. Eles agradeceram muito pela minha companhia e a ajuda prestada, e me elogiaram como acompanhante-tradutora. Puderam se sentir seguros ao meu lado. Eu fiquei muito feliz em conhecê-los e pelos elogios recebidos. Trocamos os contatos e seguimos os nossos caminhos.

No ônibus, a caminho do meu Recife, abri a carta de Tobi, escrita em alemão.

*"Querida Angie, esses dias com você foram excelentes e pude desfrutar muito. Você é uma pessoa incrível, muito linda e inteligente. Suas pernas longas são como a visão do paraíso. Seu vestido molhado permitindo eu ver os seus seios foi a visão do céu. Espero poder te ver em Zurique. Beijos, Tobi."*

Ao terminar a leitura, chorei de emoção. Gostei muito de Tobi, e fiquei em dúvida se falava para ele ou não. Porém eu achei que não ficaria bem tomar a iniciativa. Também precisava ser profissional. Fui contratada para levá-lo com o amigo para os lugares e servir de tradutora. Por esse trabalho recebi 3.000 reais, que na época era um excelente valor. E foi muito importante, pois com esse dinheiro mobiliei o quarto do meu irmão e comprei todo o enxoval do bebê. Pude ainda dar uma cama maravilhosa para minha mãe. Ajudar minha família era o que me deixava feliz.

Por diversas vezes, acompanhei turistas de várias nacionalidades como guia e tradutora de alemão, quando era o caso. Às vezes ganhava bem, outras nem tanto, mas dava para ajudar a família. Eu ficava na praça para conhecer os turistas e me oferecer para ser a guia deles em Recife; se precisasse eu também viajava para auxiliar.

Em um dos meus trabalhos, acompanhei um grupo de mexicanos que veio para fotografar mulheres brasileiras para a produção de um calendário. Eu marcava as entrevistas, organizava os almoços, visitava diversos lugares e ainda fazia a tradução. Certo dia, o fotógrafo me convidou para ser modelo fotográfica do calendário. Ele dizia que eu era a típica mulher latina, morena e bonita. O valor pago não era tão bom, mas podia ajudar, então aceitei. Fomos para uma praia deserta e lá fiz foto nua e sensual. Eles fizeram toda a produção. Cobriram o meu corpo com areia, mostrando apenas a silhueta dos seios, e agitaram os cachos do meu cabelo molhado, que completou a sensualidade nas fotos. No fim da sessão, o fotógrafo me convidou para sair a sós, mas não aceitei, pois não sentia nada por ele.

Eu ficava tão envolvida sendo guia turística que quase não tinha tempo para ver os amigos de antes. Também não me importava, pois muitos deles diziam que eu era garota de programa. O importante era que eu fazia um serviço honesto e ajudava a minha família. Eu só me relacionava com alguém que me chamasse a atenção. O dinheiro que o meu ex-marido me enviava ajudava muito, mas eu precisava complementar a renda com o trabalho de guia. Também era mais confiável trabalhar para turistas estrangeiros do que com brasileiros, pois cumpriam o combinado. Eu os levava para conhecer os lugares e auxiliava nas compras e no que fosse preciso.

Eu me preocupava muito com o bem-estar da minha família e não me importava com o que as pessoas falavam de mim, e se achavam que eu era garota de programa ou não, pois ninguém pagava as nossas contas. Para minha mãe, eu nunca menti. Ela sabia que eu servia de guia para turistas estrangeiros e não vendia meu corpo. Sabia que, para ter uma relação mais íntima com alguém, eu precisava gostar da pessoa e ter afinidade. Mesmo que me propusessem alguma coisa, eu não aceitaria somente por dinheiro.

Eu não fazia sexo por fazer. Tampouco gostava de algo extravagante, como sexo anal, por exemplo. Quando saía com alguém, tinha que ser com o uso de camisinha, conforme aprendi na Casa de Passagem. O que me fazia bem era o interesse verdadeiro de um homem por mim, que seu corpo pegasse fogo ao me olhar e que fosse carinhoso comigo. Claro que eu também precisava estar interessada nele. Meu trabalho sempre foi digno para sustentar a minha família. Havia construído uma casa para a minha mãe com a grande ajuda de Michael, mas precisava pagar as contas e colocar comida na mesa. O interessante é como as imagens nos marcam. Eu havia comprado uma mesa linda de mármore para mãinha. Em cima dela coloquei uma fruteira e prometi nunca deixá-la vazia. E assim sempre fiz.

Com a casa toda organizada, com móveis nos quartos, na sala e na cozinha, e tudo preparado para receber o filho do meu irmão, eu me sentia mais tranquila. Eis que o pequeno Thomas nasceu e já foi o amor da tia, assim como a Vanessa, filha do meu primo Ivanildo. Ela sempre passeava comigo no shopping e na praia. Marlene, sua mãe, confiava muito em mim. Agora, além de uma princesa, havia chegado um príncipe. Thomas era um bebê lindo e eu babava por ele, não queria que nada lhe faltasse.

Numa das vezes que estava na praia de Boa Viagem, conheci o Emanuelle, um italiano de Milão. Eu e ele nos olhamos e nos perdemos em nossos olhares; foi mútua a simpatia entre nós. Levei-o para conhecer diversas praias de Pernambuco, Itamaracá, Olinda, além de jantar com ele e os seus amigos. Cheguei a levá-lo para jantar com a minha família, e ele adorou. Foram apenas três semanas de excelentes passeios, a promessa de nos encontramos na Europa e a despedida, mas foi gratificante.

Conheci também um piloto austríaco naquela mesma praia. Ele estava hospedado com um amigo no melhor hotel da região. Acompanhei-o por uma semana. Amava subir até a cobertura do hotel com ele para tomar banho de piscina, com direito a música ao vivo. Ele me tratava como uma princesa. Eu me sentia como um troféu nordestino em suas mãos. Certo dia, convidou-me para jantar com ele no restaurante mais chique da região. À noite fui encontrá-lo no hotel para irmos jantar. Ele estava me esperando na recepção com um enorme sorriso e dois presentes na mão. Deu-me os dois embrulhos e pediu para que eu abrisse apenas um e guardasse o outro para depois. Era um lindo colar de ouro. Assim que abri, ele me convidou para ir com ele para a Áustria. Na hora, só consegui sorrir e não falei nada. O outro presente ficou para ser aberto no retorno do jantar, quando chegássemos ao quarto. Quando retornamos, eu tinha a autorização para ver o que era. Encontrei uma calcinha e um sutiã vermelhos e perfeitos para o meu tamanho, e assim a noite foi maravilhosa. Passei de guia para amante, e achei lindo da parte dele. No único dia em que não o acompanhei nos passeios, ele aproveitou para comprar o meu presente. Ficamos em torno de uma semana juntos, e restaram boas lembranças.

Uma noite, sentada na Praça da Boa Viagem, comendo o meu bolo favorito, escutei uma briga em frente ao *night club* e me levantei para ver o que estava acontecendo, pois todos estavam olhando. Eram dois homens bêbados brigando e algumas garotas de programa tentando parar a confusão. Subi em um banco de cimento para ver melhor, quando alguém que estava em pé no banco ao meu lado me perguntou:

— *Qué pasa?*

Meu coração disparou ao olhar seus olhos, e percebi que ele sentia a mesma sensação. Respondi:

— *Yo no sé! Pero quiero estar segura que todo vá bien o si tengo que irme.*

Foi quando ouvimos o barulho de tiro e as pessoas em pânico correram. Eu fiquei apavorada. Aquele barulho me levou de volta para o meu trauma. Sentei assustada e sem forças, quando o homem pegou a minha mão e me disse para corrermos também. Fomos para a rua atrás da igreja, onde havia apenas a circulação de pessoas do hotel, pousada e restaurante. Dali seguimos conversando e caminhando pela beira da praia. Seu nome era Ilan, um israelense que se comunicava em espanhol.

Sentamos à beira-mar e ele começou a perguntar sobre minha vida. Expliquei que estava ali para servir de guia para turistas que precisassem de ajuda para conhecer os lugares ou como tradutora de alemão, que esse era meu modo de ganhar dinheiro. Ele achou engraçado quando eu disse que gostava de sentar na praça, ficar olhando à minha volta e escrever o que vinha à minha mente. Ilan continuava a me olhar admirado. Eu sentia meu estômago revirar de nervoso. Palavras faltavam nesse momento. Não entendia o que acontecia, pois tinha acabado de conhecê-lo. Contei sobre meu ex-marido e meu período na Suíça, e que no momento estava há seis meses no Brasil, e que passava seis em Zurique. Contive-me e não contei que já havia dormido com alguns clientes, pois eu já o estava desejando. Justifiquei que naquele lugar me sentia segura, já que em casa tinha pesadelos e o medo tomava conta de mim.

As horas passaram e não percebemos. Eram três horas da manhã quando começou a chover e a esfriar; o vento era forte. Ilan então perguntou para onde eu iria. Expliquei que iria para casa, esperar o dia clarear, pois meu medo não me deixava dormir. Falei que pegaria um táxi, pois o ônibus passava somente às cinco horas da manhã.

Foi aí que ele perguntou se eu não gostaria de ir para a pousada com ele e falou que eu não precisava me preocupar, pois não faria nada comigo. Não sei por que contei tudo sobre a minha vida. Só sei que sua companhia me fazia muito bem. Então seguimos para a pousada perto da praça onde ele estava hospedado. O quarto era uma bagunça só, e ele tratou de dar um jeito rápido. Pegou um saco de dormir e colocou no chão ao lado da cama, onde dormiu. Na manhã seguinte tomamos o café e depois eu segui para casa.

Rapidamente peguei a roupa de praia em casa e voltei para me encontrar com Ilan. Com ele, tudo era intenso, embora leve e tranquilo. Eu o admirava, gostava de ouvir sua voz e o que tinha para contar. Era um homem sábio, apesar de ser dois anos mais novo do que eu. Ele era alto, tinha olhos verdes e puxados e um cabelo cacheado que ia até o pescoço, mas o que mais me chamava atenção nele eram o brilho dos olhos e o sorriso.

Nessa noite, dormi novamente no hotel com ele, mas agora dividimos a cama. Foi uma noite incrível. Fizemos algo mágico, como nunca tinha vivido. Eu sentia como se fossemos uma só pessoa. Era uma enorme energia que nos ligava e nos fazia esquecer do mundo. Seus beijos, abraços e carícias eram magníficos. Seu corpo era perfeito, aliás, tudo era perfeito. Após a primeira noite, não paramos mais. Fazíamos amor até quatro vezes por dia. Podíamos estar conversando, mas bastava os nossos olhares se encontrarem que uma grande paixão e desejo tomavam os nossos corpos. Entre beijos e carícias, acabávamos na cama. Vivíamos como um casal de namorados apaixonados.

Ele parecia me conhecer muito bem. Certa vez estávamos almoçando em um restaurante e ele sentiu que eu estava agitada, e me disse que percebeu que eu ficava sempre muito tensa quando estava em um restaurante. Sim, isso acontecia. Muitas vezes eu tinha crises de pânico em restaurantes. O barulho das pessoas falando, todos os mínimos barulhos de talheres, vozes pisadas rápidas dos garçons, alguém espirrava, uma criança chorava, era tanta informação para minha mente que me deixava louca. Tudo era tão intenso, era muito difícil para mim controlar essa questão. Ele me pediu para eu cuidar disso. Achei lindo ele ter reparado nisso e ter se preocupado comigo. Ele era tão agradável que o levei para conhecer minha família, que o adorou. Ele ficou muito à vontade, já que nós sabíamos receber muito bem as pessoas. Acabou ficando para dormir, mas no quarto de hóspedes, pois precisávamos manter as aparências em casa.

Minha família sempre foi hospitaleira. Aos domingos, tio Cláudio e a esposa vinham à nossa casa. Meu primo Ivanildo com a esposa e a filha Vanessa, e Celina, a tia de consideração, única amiga da minha mãe, também estavam sempre conosco. Era tradição da família se reunir lá em casa. Tínhamos um espaço grande, bonito e bem decorado. Tudo era de bom gosto e moderno.

Ilan provou do feijão feito com verdura e carne seca e adorou. Durante o dia, conversávamos na varanda do andar superior deitados numa rede, o lugar mais fresco da casa, para aguentar o calor nordestino. Por vezes minha mãe ficava conosco, mas quando não tinha ninguém, trocávamos beijos e carícias, e acabávamos fazendo amor ali mesmo.

No quintal ficava o cachorro pastor-alemão do meu irmão Alexandre. Era um cão bravo, de guarda. Quando Ilan estava lá em casa, só soltávamos o cachorro à noite. Certo dia, pela manhã, ele estava na varanda olhando o cachorro e avisei para não sair, pois poderia ser mordido, mas em uma distração minha, enquanto ajudava minha mãe a colocar a mesa do café, Ilan abriu o portão da varanda e foi brincar com o cachorro. Para nossa sorte, ele não o mordeu, e os dois ficaram brincando. Foi algo inédito.

Nesse mesmo dia ele havia contado que não dormiu bem e que teve sonhos com uma menina que o agarrava pedindo ajuda. Ficamos todos arrepiados, pois nos lembramos da jovem que morreu em frente à nossa casa. Impressionou-me ele ter esse sonho sem saber da tragédia. Ilan também se impressionou ao saber do caso. Passamos horas incríveis, e tiramos fotos para guardar de lembrança dele com toda a família, inclusive com o nosso lindo e pequeno Thomas.

Chegou a sua última noite no Brasil e praticamente não dormimos. Ficamos os dois grudados. Fizemos amor quase toda a noite. A camisinha rompeu, mas não levamos muito a sério. Antes de partir, me presenteou com uma pedra negra de um vulcão da Guatemala, e me disse que servia para neutralizar as energias negativas. Ilan chegou a falar em me levar para conhecer sua família, mas não deu certo. No dia seguinte, fui levá-lo até o aeroporto com muito pesar no coração. Ele pediu para eu sempre usar a pedra negra e por meio dela também se lembrar dele. Disse que manteríamos contato por e-mail e pediu para eu informar quando estivesse na Suíça, pois era mais perto para nos encontrarmos. E, assim, logo ele foi embora.

Na noite da sua partida, fiquei em casa pensando nele. Passei a noite toda acordada no quarto, com medo do sonho dele. Só consegui dormir quando o dia amanheceu, e por volta das dez horas já estava de pé. Sentia-me triste e com o coração vazio. Era como se tivesse perdido a metade de mim. Fiquei sem vontade de comer e de falar com as pessoas. No dia seguinte, à noite, não consegui ficar em casa, então fui caminhar na Praça da Boa Viagem. Lá encontrei mais uma vez o meu irmão por parte de pai, mas já não me importava com o que ele pensava sobre mim. Da praça, segui pela beira-mar para olhar a lua e chorar. A única coisa que eu queria era que o Ilan voltasse para mim.

Chorei a noite toda até ficar com dor de cabeça. Creio que ele levou o meu coração.

Tempos depois, acompanhei o alemão Simon em dois passeios. Conversávamos muito, mas era só trabalho mesmo. Ele até se interessou por mim, mas contei sobre a minha tristeza por Ilan ter partido, ele foi gentil e me respeitou.

O tempo ia passando e a tristeza continuava a machucar o meu coração. À noite, sentava na praça para chorar, até que uma garota de programa veio conversar comigo. Ela me perguntou sobre o meu trabalho, pois havia me visto com gringos na praça. Expliquei que acompanhava pelos passeios. Ela me convidou para ir morar no seu apartamento. Claro, eu teria que ajudar a dividir o aluguel. E não era somente ela. Jennifer morava com mais duas amigas. Não aceitei, mas algumas vezes a visitava. Certo dia, me fez uma proposta de ir com ela e uma das amigas para trabalhar em um clube elitizado na Espanha, onde só frequentavam homens de alta classe. Disse-me que eu tinha o perfil de que os gringos gostavam. Eu estava muito triste, mas era a oportunidade de voltar à Europa sem pedir dinheiro a Michael. Pensei: "Fico alguns dias trabalhando na Espanha e depois posso ir para a Suíça."

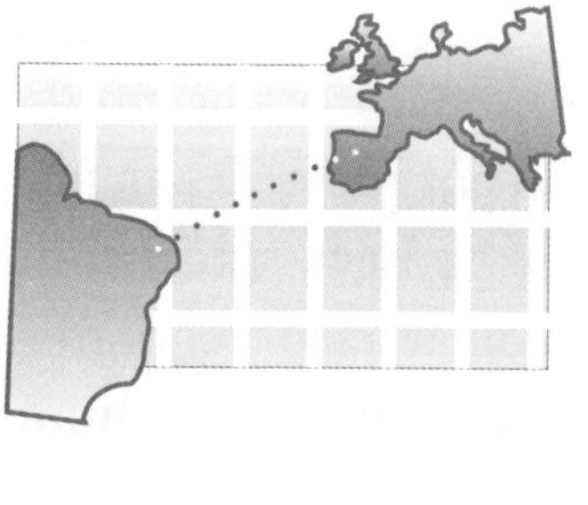

# Espanha da prostituição

Três semanas depois, eu estava viajando com a Jennifer e a Luiza para a Espanha. Na mão, eu carregava a pedra negra que ganhei do Ilan para me proteger, e no coração a esperança de uma vida feliz, sem medo. Horas depois, à tarde, chegamos a Madri, e no desembarque estava o motorista à nossa espera. Entramos no carro e seguimos algumas horas de estrada até a cidade de Pontevedra. Ficamos hospedadas em um belo apartamento, grande e moderno. Cada uma de nós tinha o seu quarto com privacidade. Estávamos muito cansadas e resolvemos dormir um pouco, já que à noite ele nos buscaria para conhecer o *club* e a proprietária. No apartamento morávamos eu, Jennifer, Luiza e Amanda, amiga das meninas que nos havia indicado para o trabalho. Quando ela viu as meninas, correu para abraçá-las. Amanda era natural de Goiânia, capital de Goiás, e tinha pele clara com algumas sardas, cabelos castanhos cacheados, olhos escuros, corpo escultural e um lindo sorriso. Jennifer, que se tornou minha amiga, era linda, parecia uma índia, de pele morena, olhos puxados com enormes cílios. O cabelo era negro, liso e brilhante. Já a Márcia era ruiva de cabelo cacheado e de estatura baixa, parecia uma boneca. Éramos todas garotas bem novas. Eu estava com 23 anos. A Amanda era a mais velha, tinha aproximadamente 36 anos.

Em seguida, fomos com ela conhecer a proprietária do local. Ao nos ser apresentada, foi logo dizendo com uma frieza impressionante que a Luzia não ficaria no *club* devido à baixa estatura, pois isso não se enquadrava no padrão da casa. Amanda foi extremamente generosa e explicou que a amiga não tinha onde ficar, que não tinha pai nem mãe, e precisava do trabalho. Enquanto ela conversava com a mulher para convencê-la, nós saímos para conhecer o espaço. Era um clube muito bonito, todo em vermelho e preto, com luzes de néon. Lindos sofás, paredes espelhadas, um camarim para nos arrumarmos e um palco com as barras para o show das strippers. Inclusive, algumas moças já estavam a postos, sentadas no bar.

Na parte de cima do salão, havia quartos de diferentes tamanhos e decorações, e os preços variavam de acordo com a escolha do cliente. Conhecemos os seguranças e demais funcionários da casa. O Luiz era um barman espanhol, casado com uma brasileira. Sentamos no bar para beber um drinque de boas-vindas, mas expliquei que não ingeria bebida alcoólica. Foi quando Luiz me advertiu que eu ganharia dinheiro com a venda de bebidas para os clientes. Então me propôs que eu dissesse que bebia Martini branco, e ele me serviria um suco no lugar, mas eu não poderia deixar o cliente prová-lo. Nesse momento lembrei-me de Ilan, e queria muito estar ao seu lado. Até então não tivemos nenhum contato. Entretanto, precisava arriscar a vida na Espanha para poder ficar na Europa de forma independente.

Como era a nossa primeira noite no clube, ficamos apenas observando o movimento e como as meninas agiam. Ao chegar um grupo de rapazes bem vestidos e charmosos, elas se aproximaram discretamente e os conduziram. Eles estavam felizes e pareciam estar em uma despedida de solteiro. Logo começou o show de *strip-tease*, que ficamos assistindo do bar. Por volta das duas horas da madrugada chegaram dois homens bem vestidos e muito educados e se sentaram sorrindo no bar. Um deles falou para o Luiz que eu podia escolher uma bebida. O barman informou que era minha primeira noite ali e eu estava apenas conhecendo. Ele insistiu e disse que pagaria um pernoite. Luiz veio conversar comigo e disse que era sorte de iniciante. Aceitei, e ele já avisou ao cliente que eu não sairia da casa. Ficaria somente no clube, pois eu nem conhecia a cidade.

Eu usava uma minissaia rosa e uma blusa brilhante bem decotada e colada ao corpo, que mostrava um pouco dos meus seios. O cabelo estava solto e bem arrumado. Logo após receber o número do quarto, subi com o cliente. Era um médico de 35 anos, bem vestido e sorridente. Apesar da tristeza no coração de estar trabalhando como garota de programa, eu precisava dar um jeito na minha vida. Prontamente expliquei que não tinha experiência, então Alonso, o nome do cliente, pediu para eu não me preocupar e ser eu mesma, pois ele me desejava. Mais uma vez me lembrei do Ilan dizendo que me desejava. Ali havia regras a cumprir. A noite não incluía beijos nem sexo extra, somente se a garota aceitasse, e teria um valor extra. Após o ato sexual, o homem ficou satisfeito. Ele me entendeu e foi muito carinhoso, e eu fingia gostar e estar alegre.

Alonso era um homem bonito e gentil. Em outra ocasião eu poderia até me apaixonar por ele. Ele acabou virando meu cliente. Sempre me escolhia, e caso eu estivesse ocupada com outro, ele me esperava. Ele preferia chegar cedo ao clube e pagar para me levar para sua casa, que era linda e de frente para o mar, decorada com pedras vermelhas, um belo jardim e excelentes móveis rústicos. Com o tempo, eu gostava de ficar com ele, pois me respeitava e me tratava como uma princesa. Havia outro cliente fixo também, um tenente muito simpático de pele clara e cabelo escuro. Sempre passeávamos por Pontevedra.

Após poucas semanas trabalhando no clube, a proprietária me convidou para dançar como stripper, pois ganharia mais dinheiro. A princípio, pensei em recusar, pois não gostava de ser dançarina, mas, no fim, aceitei. Meu nome de guerra ali era Jessica, em homenagem à minha querida amiga. Com esse personagem, eu dançava imaginando ser outra pessoa para conseguir fazer uma boa evolução.

Fiquei muito próxima das meninas do clube. Eu, Amanda e Jeniffer vivíamos no mesmo apartamento e nos sentíamos como uma família. Amanda cuidava de várias coisas da casa, fazia uma deliciosa comida, e eu provava todos os pratos que ela preparava. Um dia eu estava degustando sua comida quando minha amiga me disse:

— Angela, você está comendo muito. Achei o seu traseiro maior. Será que você está grávida?

— Claro que não, Amanda, está louca? Minha menstruação vem normalmente e sempre uso camisinha.

As garotas sabiam que eu não ficaria muito tempo no clube, pois aceitei ser garota de programa na Espanha para guardar dinheiro e voltar para a Suíça. Então, nesse dia, eu falei para minha amiga:

— Amanda, tenho o dinheiro que preciso para viajar para a Suíça; você não quer vir comigo?

— Obrigada, Angela, mas eu vim para ser garota de programa e vou ficar aqui na Espanha.

— Eu vim, como você sabe, para aproveitar a oportunidade para ganhar dinheiro e voltar para a Suíça, mas agora é hora de ir, não quero mais esta vida.

O assunto parou por aí, e lembrei-me de contar que havia sonhado com meu pai. Ele me abraçava e dizia que me amava, e fiquei muito intrigada. Foi a primeira vez que sonhei com ele e me preocupei. No Brasil, eu sempre o visitava, mas agora estava longe de casa. As meninas escutavam tudo atenciosamente enquanto eu falava, emocionada:

— Um dia antes da minha viagem, meu pai foi até a nossa casa, em Recife, me ver e conhecer a casa que construí com muito carinho para minha família. Ele sabia que eu não aguentava mais ver minha mãe trabalhando sem parar, morando naquele barraco na favela. Tinha enchente, barracos pegando fogo no verão. Quando explodia o botijão de gás de um lugar, explodiam várias casas. Perdi a conta das vezes que saímos todos correndo levando o que podíamos. Aquilo não era vida. Vários vizinhos perderam seus barracos com tudo o que tinham dentro. Lembro-me de minha mãe dizendo: "Em caso de incêndio peguem somente a gaveta de roupas." Nesse dia da visita, ele chegou de surpresa com dois filhos do seu primeiro casamento. Eu não conhecia esses irmãos e os recebi com alegria, mas meu irmão Alexandre se recusou a falar com eles e foi para o quarto. Na conversa, meu pai me disse: "Angela, estou velho e sem muita vitalidade, então quero que saiba que tenho orgulho de você por tudo o que faz pela sua mãe, ela merece. Você tem um coração muito bom. Nunca me cobrou nada e nem me culpou. Cometi muitos erros, mas quero que saiba que eu te amo. A casa é linda, parabéns!" Eu respondi: "Obrigada, pai. Quando eu voltar da Europa eu vou te visitar." A visita foi bem rápida, logo meu pai e meus irmãos se foram. Minha mãe, como sempre, reclamou de ele ter ido até a nossa casa, e sempre repetia que era bom sentir orgulho da filha que nunca ajudou a criar. Eu entendia o ponto de vista dela, sei que não falava por mal. Meu pai havia sido seu grande amor e a grande decepção da sua vida. Eu a respeitava e a amava, mas eu ignorava as suas palavras, pois eu amava o meu pai também e sentia falta dele. Minha mãe eu tinha por perto, mas nunca tive um Dia dos Pais ao lado dele e sentia falta da sua proteção.

Pouco tempo depois do sonho, liguei para o Brasil, pois eu sempre tinha cartões para fazer chamadas internacionais. Quando atenderam a ligação, logo veio à notícia. Meu pai tinha falecido. Fiquei anestesiada e não comentei com ninguém. À noite, fui para o clube sentindo uma enorme tristeza, e ao escutar a música Purple Rain, chorei com o coração dilacerado. No momento em que me despedi do meu pai no Brasil, não imaginava que era a última vez que estaria com ele. Agora queria apenas que descansasse em paz.

# Suíça é meu refúgio

Havia passado dois meses na Espanha e estava partindo para a Suíça. Márcia e Jeniffer ficaram por lá. Convenci Amanda e ela acabou embarcando comigo. Fomos de trem de Pontevedra até a capital, Madri, e de lá pegamos outro para a França. Depois seguimos para a Itália, e então, finalmente, para a Suíça. Eu e Amanda passamos a viagem toda conversando e sorrindo. Ela dizia que eu havia chegado bem magra na Espanha e agora estava com a barriga, os seios e o traseiro bem maiores, mas eu não me importei.

Antes de viajar, entrei em contato com Simon, o alemão que morava em Arbon, na Suíça, e ele concordou em ir nos buscar. Ao chegarmos à estação, ele estava nos esperando, sorrindo. Fomos para sua casa, localizada em Arbon St. Gallen. Amanda passou conosco uma semana e logo alugou um apartamento em Zurique, onde viviam e trabalhavam as garotas de programa. Ficava bem no centro, próximo à Red Light, conhecido como Langstrasse (longa rua). Ali estão os bares, cafés, restaurantes, clubes e também os locais de prostituição.

Amanda dizia que não se imaginava em outra vida, que não havia nascido para fazer trabalho formal em um escritório ou uma fábrica. Ela gostava da vida de garota de programa e sabia usar o seu charme de mulher como ninguém. Deixava os homens tontos com os olhares fatais. Mexia o cabelo com muita maestria. Ela tinha classe e nenhuma vulgaridade. Ela tinha sido casada com um diretor de banco, mas trocou-o por essa vida. Amiga fiel, jamais tomou cliente ou namorado de alguém. Não fazia julgamentos ou críticas, e me ensinou o que é ser leal. Era realmente linda, vivia cuidando da sua beleza. Ela era feliz assim!

Eu pensava diferente. Queria construir uma família. Entretanto, nos respeitávamos e nos entendíamos. No fundo, ambas queríamos realizar os nossos sonhos e ser felizes. Na primeira semana em que Amanda estava em Zurique, ela precisou visitar um médico e eu a acompanhei devido ao idioma. Sua casa ficava a uma hora e meia de Arbon, onde eu estava. Ela sentia fortes dores na barriga e foi direto fazer uma ultrassonografia. Ao acabar, minha amiga teve a brilhante ideia de pedir ao médico, um italiano simpático, para verificar a minha barriga também. Ele perguntou se eu estava grávida e eu disse que não, pois menstruava todo mês. Devido à insistência da Amanda, o médico pediu para eu me aproximar e abaixar um pouco a calça e, para minha surpresa, ele disse que havia um embrião, sim. Achei que era brincadeira, mas ao olhar a imagem do exame quase caí para trás. Como era possível estar grávida?

Saímos do consultório e fomos a um ginecologista. Fizemos algumas ligações e conseguimos um encaixe. Ao fazer o exame, entrei em choque, pois foi constatado que eu estava com nove semanas de gravidez. De lá, fomos passar a tarde sentadas na grama do Lago de Zurique. Eu não acreditava. Eu tinha usado camisinha com todos os clientes. O único homem com quem fiz sexo sem camisinha foi o Ilan. Fiz as contas do tempo que passei na Espanha, e era bem provável ser filho dele. O tempo batia certinho. Nesse momento, senti alegria por estar esperando um bebê dele.

Parti para Arbon para conversar com Simon, que mal me conhecia e não quis assumir o filho que não era dele. Era minha segunda semana na Suíça e eu passando por essa situação, precisando de ajuda. Liguei para Michael, que me negou ajuda. Na Suíça, mesmo que a mulher esteja separada, mas casada legalmente, a criança recebe o nome do marido, mesmo que o homem não seja o pai biológico. Diante disso, Simon me convenceu a tirar o bebê, pois somente assim poderia ficar na casa dele. Eu não queria tirar, mas sentia medo e pânico de pensar como criaria a criança sem ajuda.

Simon era um alemão que montava cozinhas e banheiros planejados. Ele era o filho mais velho de um diretor de banco e sócio de um castelo que virou hotel. Havia nascido em berço de ouro, mas não havia superado a separação dos pais e foi viver sozinho. Seu pai morava em uma mansão na Alemanha, e ele em seu pequeno e aconchegante apartamento na Suíça. Simon era tido como ovelha negra da família por não aproveitar as oportunidades que teve. Seus dois irmãos mais novos trabalhavam no banco com o pai. Ele preferia trabalhar montando cozinhas planejadas na Suíça.

Na Suíça, o aborto é legalizado, pois a mulher tem o direito de escolher o que quer fazer com o seu corpo. Nem a igreja interfere na decisão das mulheres. A única questão é conseguir a autorização de um psicólogo atestando a decisão. Desse modo, marquei uma consulta e Simon me acompanhou até a sala de espera. Expliquei ao profissional que me atendeu a minha situação, que não tinha contato com o pai, apesar de amá-lo. Contei como o conheci e o que fiz na Espanha durante dois meses, que estava doente e tinha crises de pânico terríveis . Falei da minha relação superficial com o meu ex-marido, pois ele precisa dessa condição para morar no Brasil, e que me ajudava com um salário mínimo que eu usava para ajudar minha família.

O que mais impressionava o psicólogo era meu trauma. Ele disse que eu precisava trabalhá-lo urgentemente! As crises iriam piorar caso eu não tratasse disso. Pensei e saí dali convicta de que eu não teria condições de criar o bebê, apesar da dor do aborto.

Fiz todos os exames necessários para a cirurgia. Dava para ver o pequeno astronauta que subia e descia em minha barriga. Sofria em silêncio, aperto no coração, uma dor infinita. No carro, voltando para casa, passei mal de nervoso e vomitei muito. Queria que tudo tivesse acontecido de forma diferente. Que Ilan estivesse ao meu lado me dando apoio e assumindo a criança comigo. Era muito difícil criar um filho sem ajuda. Eu bem sei o que minha mãe tinha passado em sua vida. Eu, sem pai, sem amor e sem proteção. O sentimento de inferioridade que sofri a vida inteira, como o fato de meu pai ter registrado mais de vinte filhos e eu não ter seu nome. Meu filho também não teria o nome do pai, seria igual a mim. Quando pensava nisso, eu concordava que era mesmo o melhor para aquela vida nem vir ao mundo. Eu desejava ir com ele também, vontade de morrer, de me matar; não merecia viver. À noite, fiz uma carta para o meu bebê. Eu senti que era um menino, e se nascesse se chamaria Nicolas. Parei na sacada do apartamento do Simon e escrevi. Era uma noite linda de lua cheia, e eu, triste, escrevia a carta e a molhava com minhas lágrimas.

*"Meu Nicolas,*

*Como eu fiquei feliz em saber que você está aqui dentro de mim. Eu não havia percebido a sua chegada. Infelizmente, você escolheu a mãe errada para vir para esse mundo. Eu não sou normal, não sou forte e não tenho forças para te assumir. Perdoe-me... Perdoe-me, querido Nicolas. Você não sabe o quanto eu já sofri na vida e o quanto me senti sozinha. Quantas vezes eu precisei de ajuda e não recebi. Nem meu pai e nem minha mãe estavam lá para me acudir. Minha mãe trabalhava muito para sustentar aos meus irmãos e a mim. Meu pai nunca se interessou de verdade por mim. Eu não odeio meu pai, Nicolas, mas eu sei o sofrimento de não ter ninguém aqui pra nos socorrer. Veja agora, eu queria tanto, tanto, tanto... Poder te trazer ao mundo, mas eu não posso, perdoe-me… Eu sei que você voltará para o céu como um anjo, e eu pagarei caro com a minha atitude, porém, eu não posso, me sinto de mãos atadas. Gostaria muito que fosse diferente, como eu gostaria, por favor, perdoe-me. Eu nunca vou esquecer que você me escolheu. Peça a Deus perdão por mim. Meu anjo lindo.*

*Eu não tive você, mas você tem o grande Pai, o Criador.*

*Da sua quase mãe, Angela."*

Chegou o dia. Entrei para a sala da cirurgia e dormi com a anestesia geral. Acordei dizendo que não queria mais fazer o aborto, porém, quando abri os olhos, vi o Simon e ele me disse:

— Correu tudo bem, Angie!

No mesmo momento, veio um profundo sentimento de tristeza. No hospital permaneci por algumas horas em observação e depois fui para casa. Antes de sair, a psicóloga veio falar comigo, constatou que eu estava bem e me deu alta.

Simon, para me distrair, programou uma viagem para o dia seguinte. Fomos para a Itália visitar o lago de Como, na fronteira da Suíça com a Itália. Durante a viagem, eu não falei nem uma palavra, estava imersa em tristeza e somente admirava a paisagem. Simon fez de tudo para me animar, e seguimos para um lindo acampamento. Lá havia crianças pequenas, e eu evitava olhá-las.

O tempo foi passando e eu voltei a trabalhar. Fazia a limpeza de um bar pertencente a uma brasileira. Eu e Simon sempre viajávamos com o carro de acampamento. Algum tempo depois, ele me apresentou à sua família, que disse gostar muito de mim. Simon agora era um homem diferente, já não bebia como antes. Sempre estávamos sorrindo juntos, ele gostava de ouvir piadas e eu gostava de contar. Éramos bem jovens, saíamos muitas vezes para dançar e para visitar os seus amigos. Passávamos fins de semana na Itália ou na Alemanha na linda mansão do seu pai, construída em cima de um monte. Sr. Klaus, o pai, era uma pessoa muito simpática e confiava em mim. Dizia que o filho tinha mudado muito desde que cheguei à sua vida, e a família estava feliz com isso. As visitas viraram rotina e pude, assim, conhecer várias regiões da Alemanha, inclusive igrejas e capelas, pois Sr. Klaus era muito católico.

# Conexão Brasil-Suíça-Alemanha

O tempo foi passando. Eu e Simon nos entendíamos muito bem, e resolvemos visitar a minha família no Brasil. Ele levou de presente um ventilador de teto e o instalou na sala de jantar. Nessa mesma época, o Michael veio nos visitar e ficamos todos na casa de mãinha. Nós éramos amigos e ele não se importou. Michael e Simon se deram muito bem. Eles ficaram junto com meu irmão Alexandre, na parte de cima da casa, tomando uma cerveja. Simon adorou a minha família.

Simon adorava a praia de Boa Viagem e queria sempre ir para lá, o que não era bom para mim, apesar de ter tido oportunidade de ganhar dinheiro lá para pagar as contas. Mas eu preferia esquecer o local, pois tudo me lembrava o Ilan e o aborto. Também havia outro problema. Ele tinha a mania de olhar as mulheres na praia e isso me aborrecia, achava desrespeito. Era passar uma mulher bonita, em qualquer lugar, ele olhava e me deixava envergonhada.

No retorno à Europa, o pai de Simon nos ofereceu trabalho. Ele queria que eu fosse recepcionista e o filho, caseiro responsável pelos serviços do Castelo-Hotel em Kirchham, na região da Baviera, na Alemanha. Simon ficou bem animado e o pai lhe deu de presente a torre para ele construir o apartamento que desejava. O Sr. Klaus, então, pensou em dar dois grandes apartamentos do hotel para o filho juntar e fazer um apartamento maior para vivermos, mas Simon não aceitou. Preferiu a Torre, onde cabiam praticamente as suas coisas. Ele mostrava não se preocupar com o nosso relacionamento nem com o futuro. Era um lugar pequeno com uma escada caracol no meio, banheiro no subsolo e, no térreo, a cozinha. No primeiro andar cabia apenas a cama, e no andar de cima ficariam as nossas coisas. Tudo era muito apertado. Essa instabilidade do relacionamento me dava medo.

Eu continuava a trabalhar na limpeza do bar na Suíça na parte da manhã. À noite, quando abria, estava tudo pronto. Porém, comecei a ter medo quando estava sozinha no bar, limpando, e me sentia perseguida, como se alguém estivesse me olhando. Sentia medo na cozinha e em cada canto, e ficava mal por estar assim. Quando Simon começou a falar da mudança para a Alemanha, o medo piorou. Lá não conhecia ninguém e tinha medo de ele me deixar e eu não ter para onde ir.

Através do site Yahoo, pelo Messenger, conheci um suíço de 42 anos de idade, o Heinrich. Conversamos bastante, ele falando da vida dele e eu da minha. Informei que tinha um namorado e que em breve me mudaria para a Alemanha. Também desabafei sobre não me ver nos planos do Simon e sentia medo disso. Heinrich era casado há 16 anos e estava procurando uma aventura. Queria algo que o fizesse renascer. Disse que ele e a esposa não tinham relações há anos. Eu ficava feliz em ver a empolgação do Simon com a torre, mas percebia que ele preparava tudo para ele, para uma vida sozinho. Não me vi nos planos dele, e o medo de não dar certo me consumia. Eu e Heinrich tínhamos algo em comum, não estávamos felizes.

Simon precisou fazer uma pequena cirurgia no joelho para extrair um caroço. Aproveitei que estaria na cidade de St. Gallen e marquei um encontro com Heinrich ao lado do hospital. Minha intenção era somente conhecê-lo pessoalmente. Ele veio de Zurique, viajando por uma hora. Quando chegou, desceu do carro nervoso e sorridente ao ver-me. Ele tinha 1,78 m de altura, magro, calvo, e o pouco cabelo que tinha era grisalho. Tinha olhos azuis e usava óculos. A amiga que me havia acompanhado até o hospital, na visita a Simon, ao vê-lo, achou-o velho.

Até então eu não tinha olhado para ninguém. Foram dois anos ao lado do Simon sem me relacionar com outra pessoa. E naquele momento eu estava me encontrando com outro homem. Nosso encontro foi breve. Depois voltamos a nos falar por mensagens. Heinrich dizia que eu era linda. Avisei que eu era perigosa e ele respondeu dizendo que era do signo de Escorpião e tinha seus venenos, mas que tinha muito amor para dar. Passamos a conversar diariamente e marcamos de nos encontrar novamente. Avisei para Simon que iria para Zurique visitar uma amiga, e assim fiz. Fui para a casa da minha amiga e à noite nos encontramos. Fomos ouvir jazz ao vivo em um bar famoso na Cidade Velha de Zurique, chamado Casa Bar.

Conversamos, sorrimos e dançamos. Percebi que ele se excitava ao dançar comigo. Na hora de ir embora, me levou para a casa de minha amiga e nos dias seguintes continuou a me enviar mensagens, dizendo que se excitava ao pensar em mim.

Quando voltei para a casa do Simon, perguntei o que seria do nosso futuro. Perguntei se ele sentia que havia amor entre nós, mas não soube responder. Eu também não percebia sentimento, e sim muita amizade entre nós. Eu sentia necessidade de segurança, e isso ele não podia me dar.

Heinrich falava diariamente que me desejava e que queria ir para a cama comigo. Disse que ele e a esposa dormiam há quatro anos em quartos separados. Estavam juntos apenas pelas três filhas: a mais nova, com nove anos, a do meio, com doze, e a mais velha, com quatorze. Ele era diácono da igreja católica e diretor da paróquia da cidade. Organizava os casamentos, velórios, missas e batizados. Com esse histórico religioso, eu ficava intrigada por ele procurar uma aventura. Mas ele dizia que precisava se sentir vivo novamente.

Ele insistiu tanto que resolvi encontrá-lo. Para não me sentir culpada, disse que iria para a cama com ele por 200 francos, pois assim não me sentiria mal, por ser um negócio. Imagine que loucura da minha cabeça! Seguimos para um hotel próximo ao aeroporto, bonito e moderno. Na recepção ele já estava bem nervoso, e ao chegar ao quarto ficou ainda pior. Heinrich foi direto tomar banho, e ao retornar começou a me acariciar. Começou pelo pescoço, deslizando a mão pelos meus seios, a cintura e as minhas pernas. Ele estava tão louco de tesão e agia tão sensualmente comigo que tive orgasmo sem penetração. Na hora percebi que havia química entre nós. E foi uma grande surpresa.

Depois desse encontro com Heinrich, resolvi falar para Simon que não dava mais para ficarmos juntos. Eu era capaz até de trair, mas não conseguiria viver na mentira. Eu sabia que não estava inserida nos planos dele, e quando falei sobre nos separarmos ele aceitou muito bem e me disse que não era um homem para casar e constituir uma família. Que gostava de viajar e de estar com mulheres diferentes. Que havia se transformado por uns tempos, mas que não seria assim para sempre.

Avisei a Heinrich sobre a minha separação e ele alugou um apartamento para mim. Sozinha, comecei a ter novamente as crises de pânico, choro e saudade da minha mãe. Eu tinha raiva de mim por sentir esse medo. Quando Heinrich ficava comigo, eu melhorava e me sentia mais tranquila. Às vezes, eu tinha as crises ao lado dele, e eu lhe pedia para rezar o pai-nosso para mim. Ele me ajudava muito, rezando quieto e somente com a mente. Era a mesma sensação da adolescência, o medo, a falta de coragem para falar, uma corrente elétrica que atravessava meu corpo, e então, naquela época, eu rezava o pai-nosso e melhorava. Eu sentia remorso pelo aborto que tinha feito, um dos maiores fatores da minha dor. Também tinha medo de que essas crises o afastassem de mim, mas ele sempre estava ao meu lado, me ajudando e cuidando.

Heinrich decidiu e se separou da esposa oficialmente. Não foi fácil, pois se afastou das filhas que amava e perdeu o trabalho na igreja, que tanto o realizava. Os padres conversavam com ele e o deixavam se sentindo mais culpado. Entretanto, ele sabia que a nossa relação o fazia viver. Eu me sentia tão segura com ele que nem usava mais a pedra negra do Ilan, que eu guardei. Ele me amava, dava carinho e cuidados. Nossos momentos de amor eram maravilhosos, me faziam muito bem. Sua presença me dava segurança.

Para me ajudar, levou-me a um médico homeopata para fazer um tratamento que me acalmasse. Também resolveu trazer minha mãe para ficar nesse momento difícil comigo, pois eu chamava por ela sempre nos momentos das crises. Heinrich alugou um apartamento maior em Romanshorn, cidade próxima de onde eu vivia com Simon. Desse modo, poderíamos receber a minha mãe e ele podia trazer as suas roupas e morar comigo.

Simon tinha se mudado para a Alemanha. Pediu-me para ajudá-lo na limpeza do apartamento, na Suíça, para entregarmos tudo limpo para o próximo morador. Eu aceitei e o ajudei. O apartamento ficou brilhando, e Simon economizou um bom dinheiro, pois uma boa limpeza custa caro na Europa. Nós éramos bons amigos e ficamos agradecidos um ao outro pelo que vivemos. Tínhamos a noção de que éramos muito melhores como amigos do que como amantes.

Minha mãe visitava a Suíça pela primeira vez e eu fiquei muito grata ao Heinrich por isso. No dia em que ela chegou, fomos buscá-la no aeroporto de Zurique. Para ela não se assustar, expliquei sobre a minha separação de Simon e sobre meu novo relacionamento com Heinrich. Vieram minha mãe e o Thomas, o meu sobrinho, com dois anos. A presença dos dois me fez muito bem. O menino estava lindo e me distraía muito. Heinrich estava sem trabalho e podia passear conosco. Mãinha fazia seu delicioso feijão, e às vezes almoçávamos no lago Romanshorn.

Mãinha passou três meses comigo e amou o país, apesar de ser inverno e ela passar frio. Precisamos sair e comprar casacos e roupas para ela e o pequeno Thomas. Também ganhamos muitas roupas dos amigos. Nesse período, mudamos de apartamento, alugamos um mais próximo de Zurique. Estávamos em Winterthur, um local com muitas ciclovias, gostoso de viver. Era a cidade onde Heinrich nasceu. Agora teríamos dois quartos para acomodar todos bem. O apartamento era bem arejado e aos poucos fomos decorando. Eu e Heinrich tínhamos o mesmo gosto e estilo. Nosso apartamento era o nosso ninho de amor, pois nos amávamos em torno de três vezes ao dia.

Quando Heinrich fez 43 anos, eu fiz um bolo para ele e convidei sua irmã, que me tratava com antipatia, pois era amiga da ex-esposa. Ela achava que a culpa era minha de ele sair de casa. Porém eu não queria explicar nada para ninguém, nem mesmo os meus motivos. Quando o amor acaba, não tem jeito. Heinrich, por vezes, sentia culpa pelas filhas, mas ele queria viver. Ele era muito bom para mim, me presenteava com joias Swarovski e cartões com poemas de amor. Ele me tratava como uma princesa.

Certo dia, o bispo da igreja católica da Suíça, amigo dele, o convidou para conversar. Após o encontro, Heinrich ficou muito confuso. A questão de perder o trabalho o afetou bastante. Poucos dias depois, ele foi participar de uma terapia de regressão emocional nas montanhas, de uma semana. Em seguida ele participou de uma outra terapia, dessa vez para casais, com a ex-mulher. Sempre que aconteciam esses encontros eu me preocupava em perdê-lo. Ao retornar, ele me contou que os dois conversaram e sabiam que não se amavam mais, mas tinham as crianças.

Heinrich resolveu ir ao Brasil comigo, que ele não conhecia. Ele adorou, apesar do calor forte do Nordeste, para um suíço. Agora que a minha mãe tinha uma casa confortável, podíamos ficar bem hospedados. Fomos visitar lugares incríveis, como Recife, Olinda, Gaibu, Porto de Galinhas e Itamaracá. Apesar de estar feliz comigo no Brasil e perto da minha família, ele sentia muita falta das filhas e ficava triste. Estava próximo do Natal e ele recebeu mensagens das meninas dizendo que este seria o primeiro Natal longe do pai. Heinrich desabou ao ler, pois sabia que elas estavam sofrendo. Desse modo, ele resolveu voltar para a Suíça e eu retornei com ele.

Voltamos para Zurique calados, ele dividido com a situação, e eu triste, pois pensava em viver com ele uma vida saudável. Ele foi ficar um tempo na casa da irmã até decidir o que fazer. Dias depois ele chegou ao nosso apartamento com a irmã para pegar todas as suas coisas. Ao entrarem, fiquei quieta em um quarto, esperando. Eu sentia tanto medo, e me segurava para não ter uma crise ali na frente deles, principalmente da irmã dele. Ela falava comigo, perguntando algumas coisas, e eu tremia por dentro, mesmo me fazendo parecer forte. Heinrich não teve coragem de falar comigo, e eu só saí de onde estava quando eles se foram. Ao saírem, me avisaram que eu tinha um mês para entregar o apartamento. Eu via o meu castelo desmoronar. Quando eles foram embora, caí em prantos. Comecei a chorar e a me culpar, pois achava que eu não devia ter-me metido na vida de um homem casado e que ele estava certo em voltar para a família. Eu concordava que ele estava tomando a decisão correta, embora soubesse que ele me amava.

Eu queria que ele fosse feliz com a esposa e as filhas, mas ao mesmo tempo sofria com a situação. A tristeza foi tão grande que eu fiquei de cama chorando e não comia nada. Minha única alimentação eram dois iogurtes por dia, à força. Sentia-me fraca e ficava tonta. Foi uma semana bem difícil, mas precisava reagir, pois teria de sair do apartamento em um mês. Pensei em desistir da Suíça e voltar de vez para o Brasil. Meus amigos Olívia e Anton me ofereciam abrigo, assim como a Jessica e a Adriana, mas eu me sentia fraca para continuar a vida em Zurique. Eu havia acreditado profundamente em nosso amor e agora estava nessa situação.

Certa noite, a campainha do apartamento tocou e, para minha surpresa, era Heinrich. Ele havia ido buscar algumas poucas coisas que deixou. Quando me viu, ficou assustado, pois eu estava cinco quilos mais magra. Eu já era bem magra, e uma semana depois, com cinco quilos a menos, era bem visível em mim. Ele tentou me fazer comer, mas eu não tinha fome. Ele praticamente colocava a comida em minha boca. Até melhorei após comer um pouco. Heinrich ficou ao meu lado e acabamos fazendo amor. Ele continuava dizendo que me amava, mas que não existia alternativa para ele. Como estava na casa da irmã, logo se foi.

Heinrich estava bem preocupado com o meu estado e me procurou por duas vezes. Avisei que iria embora para o Brasil e que deixaria minhas coisas na casa da Jessica. Ele providenciou minha passagem, saindo de Lisboa. No dia da partida, foi comigo no avião de Zurique a Lisboa, onde eu faria uma conexão. Na viagem, disse que o sonho dele estava indo embora e que ele precisaria ser forte e aceitar o que lhe fazia bem. Disse que me amava inúmeras vezes. Quando descemos do avião para eu fazer a conexão, Heinrich me puxou em direção ao desembarque em Lisboa. Ao sair, caminhamos pela praça próxima e conversamos muito. Ele sabia tudo sobre minha vida, sobre o Ilan, sobre o aborto e até sobre a pedra negra, que eu carregava sempre como um amuleto para meus medos, minhas ansiedades e para conversar com Ilan. Ao lado de Heinrich eu me sentia segura. Estava cansada das crises, de estar sempre lutando sozinha, porém eu aceitei a decisão dele e estava indo embora. Nesse momento, ele recuou e não me deixou partir.

As horas passaram e resolvemos voltar à Suíça de trem. O caminho de retorno passaria em Paris, então resolvemos descer para comemorar o Valentinstag (conhecido no Brasil como dia dos namorados) nessa bela cidade. Ficamos hospedados no Novotel. Era uma época bem fria e ficávamos dentro do quarto fazendo amor o tempo todo. Ao retornarmos à Suíça, resolvemos cuidar de nossas vidas juntos. A ex-esposa entrou com medidas protetivas, pois a lei obriga que a pessoa fique casada ainda quatro anos, porém, oficialmente separados. Ela resolveu buscar os seus direitos, e com toda a razão, pois é o que toda mulher deve fazer. Todos os bens foram divididos. Inclusive, ele perdeu o apartamento da montanha, o que o deixou muito abatido. Ele perdeu quase tudo, mas já estava trabalhando em uma instituição religiosa da igreja católica e iria esperar passar os quatro anos da lei para nos casarmos.

Heinrich começou a cuidar de mim quando eu tinha as crises. Com ele, me sentia forte para vencer os traumas e os medos. Nós nos amávamos muito, e na cama era uma enorme troca de energia. Ficamos juntos por dois anos bem felizes. Ele estava acostumado à vida a dois, mas eu nunca tinha ficado tanto tempo com um homem. Ele havia feito a vasectomia há dez anos e eu já tinha aceitado a ideia de não ser mãe, por ele ser operado, e por eu ter tantos traumas na vida. Sem me falar nada, ele pesquisou sobre a reversão da cirurgia. Eu segui com minha aceitação, até que um dia ele chegou com um papel do hospital informando que podia fazer a cirurgia, o que o deixou muito feliz.

Eu até achava bom não ter filhos, pois tinha tantas crises e o aborto foi uma das minhas frustrações. Sentia medo só de pensar em engravidar. Gostava da vida a dois, mas Heinrich me convenceu. Eu sempre quis ser mãe, mas o medo e o sentimento de incapacidade e de não merecimento me consumiam. Aceitei. Sabia que ele me ajudaria em tudo que precisasse, como prometia. Desse modo, aconteceu o procedimento. Precisamos esperar três meses para saber se o resultado tinha sido positivo. Para nossa felicidade, o exame final mostrou que havia funcionado, e o espermograma deu positivo. Heinrich chegou em casa sorrindo e dizendo que poderia ter cem filhos. Nessa época, eu já sonhava com o bebê. Eram incríveis os meus sonhos. Então resolvi fazer o primeiro teste, pois acreditava que meus sonhos eram psicológicos, e o teste negativo me traria de volta à realidade. Porém, para a minha surpresa, o resultado deu positivo, e foi bem próximo do resultado do exame dele. Passados mais alguns dias, refiz e deu positivo novamente. Eu estava grávida de cinco semanas. Nossa felicidade transbordava!

Quando as filhas do Heinrich nos visitavam, eu as tratava com muito carinho e fazia tudo para conquistá-las. O quartinho delas era todo decorado. Eu mesma fazia tudo com muito carinho. Sempre que vinham eu fazia novas receitas, e cozinhávamos todos juntos. Na mesa do jantar, eu colocava lembrancinhas para elas. Fazia o Marzipan, um tipo de doce em forma de bichinhos, que elas adoravam.

Além de desejar tudo de melhor para as meninas, também respeitava muito a mãe, da qual as crianças sempre falavam sem constrangimentos, com toda a liberdade. Eu e Heinrich nunca nos beijamos na frente delas. Isso é algo meu, nunca gostei de mostrar intimidade quando as crianças ou minha mãe estavam presentes. Eu sempre gostei de respeito com os meus pais e faria o mesmo com elas.

Nossa intimidade só começava quando fechávamos a porta e elas estavam dormindo, já que os quartos ficavam distantes um do outro. Com ele, aprendi sensações maravilhosas. Tinha orgasmos múltiplos e comecei a descobrir o meu corpo e o que me dava prazer. Era tudo perfeito. Nossa felicidade era completa. Heinrich sempre me acompanhava nas consultas e cuidava de tudo para mim. Queria me ver forte e positiva. Minhas crises estavam diminuindo bastante.

Apesar de Michael não querer me dar o divórcio, depois de muita conversa, e tendo ele recebido a permissão para viver no Brasil, por fim concordou. Eu organizei tudo com uma advogada em São Paulo, que preparou todos os papéis para um divórcio amigável. Eu abri mão de tudo; não quis nada do Michael. Era grata de que minha família tinha uma casa que ele me ajudou a construir. Certo dia, quando eu estava próxima dos quatro meses de gravidez, fui ao Brasil assinar o divórcio. Parti para São Paulo. Queria assinar os documentos e retornar antes do bebê nascer. Ao chegar, fui para o apartamento do Michael, que sempre foi gentil e me dava o seu quarto. Ainda em São Paulo, minha irmã Michelle foi ficar comigo para me ajudar. Eu estava bem, mas tinha às vezes um sangramento. O divórcio saiu rápido, e no dia da assinatura fomos comer uma pizza depois da passagem pelo cartório. Queríamos agradecer um ao outro. Michael, por eu esperar tanto para o divórcio, e eu pela ajuda comigo e minha família. Era muito bom, eu já não sentia nenhuma culpa em relação ao Michael, somente amizade.

Para aproveitar a estadia no Brasil, viajei com minha irmã para Olinda. Sentia muita saudade da minha mãe e do restante da família. Em casa, uma noite antes do exame de ultrassonografia, tive um sonho com uma menina linda de três anos de idade, chamada Brigitte. Ao acordar, contei o sonho para minha irmã, e logo saímos para fazer o exame. Quando o médico começou, me perguntou se eu tinha algum pressentimento quanto ao sexo do bebê. Eu respondi que sim, que seria uma menina, e seu nome seria Brigitte. Ele confirmou e deu boas-vindas à Brigitte. Minha felicidade era enorme, e pude dividir com minha irmã e minha sobrinha Vanessa, que estavam comigo.

Na minha última consulta no Brasil, convidei minha mãe para ir comigo. Eu queria ir de táxi, mas ela queria economizar e sugeriu o ônibus. Precisávamos pegar dois ônibus para chegar e eu não me sentia tão bem, mas aceitei. Entramos no ônibus, e dez minutos depois dois assaltantes entraram e começaram a pegar os pertences dos passageiros. Eu congelei ao ver a cena. Na hora, somente coloquei a mão na barriga, pois pensava no pior. O susto foi tão grande que eu sentei e não me mexi. Praticamente não me lembro do alvoroço após a descida dos bandidos. Minha mãe precisou me chamar para descer e caminhar até em casa. Passei o dia e a noite muito mal, mas no dia seguinte levantei melhor.

# Novamente na amada Suíça

Após resolver todas as questões no Brasil, retornei para a Suíça feliz da vida, pois estava voltando para o meu amor. Ele me pegou no aeroporto com flores, um cartão com poesias de amor feitas por ele e um lindo sorriso. Heinrich ficou muito feliz em ver minha barriga de seis meses. Havia comprado um velho Alfa Romeo, e na porta de casa colocou um coração enorme, escrito "Eu te Amo". O apartamento estava todo decorado. Nós dois éramos somente felicidade.

Os meses se seguiram com a gravidez evoluindo perfeitamente. Eu estava agradecida por minha bebê estar saudável e nada ter acontecido a ela naquele assalto. Na madrugada do dia 2 de outubro de 2005, quando me levantei para ir ao banheiro, escutei um pequeno estalo. Era o líquido amniótico descendo, a bolsa tinha estourado. Acordei Heinrich e ligamos para o hospital para saber o que fazer, pois na Suíça a mulher só vai para o hospital após responder por telefone às perguntas das parteiras. A doutora me perguntou a cor do líquido, o cheiro e a quantidade. Após as minhas respostas, ela me informou que podíamos ir. Assim saímos em direção ao hospital, o mesmo em que Heinrich havia nascido. Às três horas da manhã, chegamos, e eu ainda não sentia dor. Às seis horas começaram a aparecer as primeiras contrações, que foram aumentando. Às onze horas, as dores eram muito fortes. Cheguei a pedir para me aplicarem a injeção peridural. Que alívio! Às cinco e quinze da tarde, minha primogênita veio ao mundo trazer alegria.

Eu era só amor e gratidão. Deus havia me dado forças para eu conseguir ter a minha filha. Heinrich esteve ao meu lado durante todo o parto. Estava ansioso, mas feliz e seguro. Ao vê-la, pegou-a nos braços. Nessa noite, não consegui dormir. Fiquei admirando Brigitte. Ela era linda. Seu cabelo era pretinho e bem lisinho. Ela parecia uma chinesinha. Seus olhos também eram negros, e sua pele, branquinha, parecia uma boneca. Heinrich alugou um quarto de família no hospital para ficarmos todos juntos. No dia seguinte, quando saiu para trabalhar, Amanda veio me fazer companhia, e eu nunca ficava sozinha. Mais um dia se passou e fomos para casa. Heinrich novamente tinha decorado tudo. Como o apartamento só tinha dois quartos, decoramos o mesmo quarto para as filhas dele e para a Brigitte. Do lado do quarto da nossa filha a parede foi pintada de verde, e o das filhas dele, pintamos de amarelo. O quarto era grande e ficou muito bonito.

Duas semanas depois, mãinha chegou à Suíça. Ela era só felicidade com o nascimento da Brigitte. Heinrich quase não nos deixava pegá-la, tinha medo de que machucássemos a nossa menina. Ele tinha mania de controlar as visitas e não deixava pegar nossa filha no colo. Era ele quem dava o banho. Tinha aquele sentimento de superproteção pelo bebê, mas estávamos todos felizes e harmoniosos. Minha mãe passou três meses em nossa casa, babando pela neta.

Para batizar a Brigitte, escolhemos a minha amiga Adriana para ser a madrinha. Ela recebeu o convite com muita alegria. Éramos muito amigas e eu sempre pude confiar nela. O batizado foi na igreja Bruder Klaus, em Zurique. O padre amigo de Heinrich era quem iria celebrar a missa de batizado, porém ele adoeceu. Então a Brigitte foi batizada pelo próprio pai, que realizou o batizado com muito orgulho. Em seguida celebramos com uma pequena reunião bem intimista no salão do escritório onde Heinrich trabalhava.

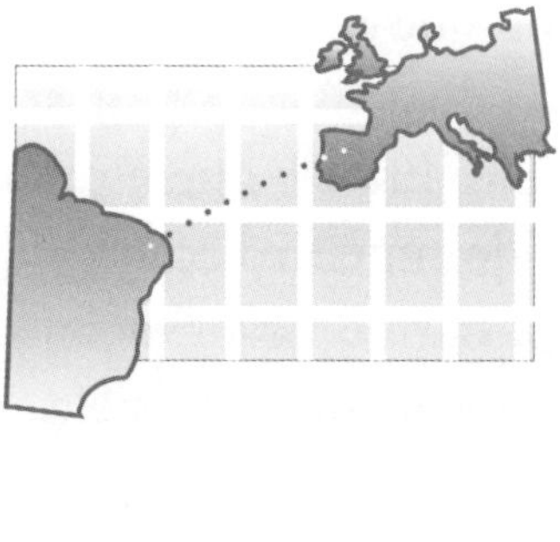

# Entrando na Era Balzaquiana

De acordo com a definição criada pelo escritor francês Honoré de Balzac, em pouco tempo eu entraria na era "balzaquiana": faria trinta anos de idade. No dia do meu aniversário, como presente, Heinrich reservou um hotel cinco estrelas no lago de Como, na Itália. Ficamos em um quarto com vista para aquela paisagem. Foi um fim de semana maravilhoso, pois Brigitte estava completando seis meses. À noite fomos jantar na cidade antiga de Como. Lá Heinrich me deu um lindo cartão com dizeres de amor e um kit de colar e brinco da Swarovski.

Nossa Brigitte estava cada vez mais linda. Ela era simplesmente maravilhosa e todos paravam para admirá-la. Eu e Heinrich estávamos a cada dia mais felizes, e nossa filha sempre muito amada. Heinrich gostava de me agradar, e conversamos e trouxemos minha irmã para a Suíça, para me fazer companhia. Ela também podia me ajudar com Brigitte, e Heinrich ficaria despreocupado para trabalhar.

Depois de mais de quatro anos, finalmente o divórcio dele se concretizou e podíamos, assim, marcar o nosso casamento. Foram longos anos juntos esperando com muito amor. Casamo-nos no Museu Lindengut, em Winterthur. Estavam presentes na cerimônia minha comadre Adriana, que me levou até lá, Michelle, minha irmã, minha sogra, minha querida Jessica, que me deixou muito feliz com sua presença, Sônia Ulrich, com a neta, que veio especialmente da Bélgica para meu casamento, e a minha vizinha dominicana, que foi a minha madrinha de casamento. Ela também tinha uma menina da idade da Brigitte e sempre levávamos juntas as crianças ao parque para brincarem, além de fazer uma comida maravilhosa e nos convidar para almoçar. Na cerimônia, pedimos para colocar a música *"Du bist das best die mir passiert, es ist so gut wie du mir liebst"* ("Você foi a melhor coisa que me aconteceu e me faz muito bem a forma como você me ama"). Uma bela música da banda Silbermond, da Alemanha.

Depois dos votos, fomos comemorar no jardim do restaurante do Castelo de Winterthur, chamado Schloss Wülflingen. Fomos recebidos para um brinde. Heinrich abriu a garrafa de champanhe com uma espada, um ritual do restaurante cinco estrelas. Em seguida foi servido o almoço em uma sala reservada. Tudo correu maravilhosamente bem. Heinrich conhecia muito bem o local e organizou tudo, como sempre, com muita maestria.

Ao chegarmos ao novo apartamento em Affoltern, Zurique, recebi meus amigos e a festa continuava, com bolo, doces e salgados brasileiros. Após a recepção, eu e Heinrich fomos para um hotel comemorar a nossa primeira noite de casados, mas para nossa surpresa a reserva não foi confirmada, e o hotel, devido a uma Expo que ocorria na Cidade estava sem quarto livre. Heinrich ficou chateado, pois não havia olhado o e-mail. Entretanto, deu algumas ligações e logo partimos para outro hotel em Glattbrugg, a região onde eu tinha vivido com o Michael. O Dormero Zürich Hotel, que ficava próximo ao aeroporto, era novo e muito bonito, e tinha quatro estrelas. Nossa noite foi maravilhosa, e o nosso café da manhã, fantástico. Estávamos muito felizes.

Não passou muito tempo do nosso casamento e eu descobri que estava grávida novamente. Eu e Heinrich havíamos decidido ter outro filho e, por isso, parei de tomar a pílula anticoncepcional. Nossa ideia era dar um irmão para a Brigitte ter companhia no futuro. Sabíamos que irmãos somente por parte de pai normalmente não são muito unidos, principalmente na Suíça, onde o povo é diferente dos latinos, e são mais frios nas relações. Estávamos radiantes, casados e esperando o nosso segundo filho.

A gestação foi se desenvolvendo. Aos quatro meses o médico nos falou que era um menino. Mas, para a nossa surpresa, aos sete meses o médico disse que não era um menino, e sim uma menina. O enxoval azul e verde estava pronto, e assim precisamos trocar várias roupas e utensílios. Morávamos em Affoltern, uma região bela, em uma rua bem familiar, próxima ao pequeno lago Katzensee, localizado dentro de uma floresta. Eu e Heinrich sempre fazíamos caminhadas, e no verão, aproveitávamos para tomar sorvete e passear com Brigitte.

As três filhas do primeiro casamento do meu marido eram três meninas lindas, educadas e inteligentes. A filha do meio escolheu o nome da bebê: se chamaria Chiara Ladina. Convivíamos harmoniosamente em família. Quando estavam em nossa casa, eu preservava essa convivência. Era minha satisfação que elas estivessem bem quando estavam com a gente. Eu deixava bastante espaço para o pai com as filhas e o incentivava a sair com elas sozinho para passear, ir a restaurantes, piscina, cinema, curtir as filhas e ter momentos com elas.

Com 39 semanas de gestação, no dia 2 de dezembro de 2007, Chiara nasceu no Hospital Zollikerberg, no bairro Zollikon, em Zurique. Chiara era linda, pele bem clara e cabelos negros com alguns cachinhos. Nasceu com 49 centímetros, pesando 3,6 kg. Ao vê-la tão saudável e chorando, me emocionei. Na hora de mamar, procurava o seio movimentando a cabeça. Chorava forte e alto, e se acalmava quando pegava o peito. Eu e Heinrich sorríamos felizes ao olhar a nossa pequena menina. No dia seguinte, bem cedo, chegaram Brigitte e minha irmã Michelle. Meu marido trazia um lindo buquê de flores, e nos olhos, muito amor. Brigitte logo se apaixonou pela irmã, segurando-a no colo e a enchendo de beijos com muito carinho. Agora tínhamos uma grande família, somando nossas duas meninas e suas três filhas.

Chiara acabara de nascer e Brigitte estava com dois anos de idade. Eu e minhas filhas nascemos em um domingo, e o mais interessante: todas no dia 2. Chiara, 2 de dezembro, Brigitte, 2 de outubro e eu, 2 de março. Até hoje eu penso se isso foi coincidência.

Dois meses se passaram do nascimento e eu comecei a ter novamente a crise de pânico. Tinha medo de sair na rua, e sentia tontura e muita tensão muscular nos ombros e no pescoço, a ponto de prender o nervo trigêmeo e precisar ser socorrida no hospital. Tudo por conta do estresse emocional. Heinrich precisava cuidar das meninas, Michelle estava conosco e ajudava no que podia, pois eu não tinha a mínima condição. Vivia deitada na cama, chorando. Foi então que ele pediu à minha mãe para vir ficar conosco.

Mãinha e Michelle ficaram cuidando das crianças. Por vezes, ela sentava na cama ao meu lado para conversar, mas eu só chorava. Colocava as crianças perto de mim, Chiara dormindo, e Brigitte, brincando, me dava muitos beijos. Minha mãe e eu, muitas vezes durante as crises, íamos para a sacada para sentirmos o frio gelado, e isso me levava a outros pensamentos. Mãinha ficava sempre do meu lado. Creio que tinha medo de me deixar sozinha.

Heinrich fazia de tudo para me ajudar. Marcou uma viagem para Tessin, a conhecida Suíça italiana. Fomos somente os dois, e ficamos em um quarto de frente para o lago. Era inverno e a paisagem estava linda. Fazíamos muitos passeios, todos os dias. Ele conversava muito comigo, e seu lado terapêutico me ajudou muito. Consegui relaxar um pouco, comecei a sorrir e até saímos para jantar. Se Heinrich percebesse algum medo de minha parte, me acalmava imediatamente, me deitava em seu ombro e me abraçava. Fazia carinho, massagens em minhas mãos, mas se eu não melhorasse, ele me levava para caminhar. Ele sabia que quando eu estava em crise não conseguia permanecer em lugares com muitas pessoas. Foi uma semana maravilhosa, que me ajudou muito.

Às vezes eu sentia medo de não conseguir dar conta de cuidar das duas filhas. Sentia também diversos outros medos sem sentido. Fui ao psicólogo e ao psiquiatra, e comecei a tomar remédio para auxiliar na terapia com a psicóloga, extremamente dedicada.

Heinrich resolveu comprar uma casa localizada a uma hora de onde estávamos. A cidade de Eschenz pertence ao distrito Frauenfeld no Cantão Thurgau, ou Turgóvia, com população local de 1.762 habitantes em 2017.

A região faz fronteira com a Alemanha e a Áustria. Fomos viver no povoado Bodensee, perto de um lago em uma região linda, numa maravilhosa casa com jardim e árvores frutíferas de maçã, pêssego e figo. Na frente havia uma cerca com rosas vermelhas, amarelas e brancas, e papoulas lilases. A casa tinha quatro quartos, uma enorme sala e uma cozinha bem decorada, com uma bela bancada de mármore preto israelense. Na galeria na parte de cima, próxima aos quartos, havia um magnífico vitral. Banheira de hidromassagem e sauna. A casa era maravilhosa, e o jardim abrigava móveis apropriados. Podíamos passar os momentos de sol com as crianças no gramado ou mesmo seguir para o lago, que era muito próximo.

Da casa, podia-se ver o rio Reno. Estávamos bem no local onde ele desembocava no lago Bodensse. Também conseguíamos ver a ilha Insel Verd de Eschenz, onde existe um mosteiro franciscano. Contamos ainda com a bela imagem do Castelo Hohenklingen, acima da cidade medieval Stein am Rhein. Da sala da casa apreciávamos a ponte e as torres das igrejas pré-históricas. De onde morávamos, levávamos entre dez e quinze minutos caminhando para chegar ao povoado vizinho, e cinco minutos para tomar banho e desfrutar do lago. Ali podíamos comer alguma coisa no quiosque local. Os moradores da região desfrutavam de privacidade. Havia uma área do lago para banhos, aberta ao público, e outra somente para os moradores. Eu e Heinrich ficamos muito felizes com a compra da casa. Entretanto, a mudança me dava medo, e eu trabalhei isso na terapia: aceitar essa transformação em nossas vidas. Em pouco tempo nos mudaríamos para a casa dos sonhos do Heinrich.

Uma noite, sonhei que eu estava com minha mãe caminhando tranquilamente pelo centro comercial de Recife, quando inesperadamente o céu escureceu e começou a soar uma forte sirene, e caía uma intensa chuva de fogo. Todos que ali estavam saíram correndo e gritando, pois o fogo queimava terrivelmente as pessoas e abria grandes buracos no solo, e labaredas subiam. Segurei a mão da minha mãe e saímos correndo também. Avistei Michelle, mas não consegui me aproximar, pois a multidão corria desvairada e nos perdemos de vista. Foi horrível, as pessoas eram consumidas pelo fogo ou caíam dentro das crateras.

A cidade estava sendo destruída e os prédios vieram abaixo, e me vi à beira de um abismo, com muito medo, pois sabia que era o fim do mundo. Quando olhei para o outro lado da grande cratera à minha frente, visualizei pessoas de branco louvando a Deus. Meu irmão Roberto estava lá, e eu desesperada gritava chamando-os. Eles louvavam a Deus tranquilos e não nos ouviam, e o fogo consumidor não mexia com eles. De uma nuvem escura saíam anjos e arcanjos tocando trombetas, e junto emanava uma forte luz. Nesse momento clamei por Jesus, pedi que me desse uma chance e que me tirasse daquele desespero.

Então acordei, completamente suada e ofegante. Sentia muito medo, pois no sonho eu havia morrido. Foi um sonho muito real. No dia seguinte, mais um sonho. Assustada, liguei para o meu irmão para contar e pedir ajuda. Roberto me pediu para orar e ler a Bíblia. Comecei então a rezar o pai-nosso e a ler à noite. E ali encontrei o seguinte texto:

*Dize-lhes: Vivo eu, diz o Senhor DEUS, que não tenho prazer na morte do ímpio, mas em que o ímpio se converta do seu caminho, e viva. Convertei-vos, convertei-vos dos vossos maus caminhos; pois, por que razão morrereis, ó casa de Israel? (EZEQUIEL 33.11)*

Ao ler o texto, fiquei extasiada. No sonho, eu havia morrido. Por conseguinte, entendi como um recado de Deus para mim. Ao contar o trecho que li para o Roberto, meu irmão, recebi como resposta:

— Deus falou com você diretamente, praticamente face a face.

Uma amiga frequentava a Igreja Missionária Brasileira em Zurique e já havia me convidado para ir lá, mas o barulho que os crentes faziam me deixava incomodada e nervosa. Eu gostava de ambientes tranquilos, então eu me distraía e viajava mentalmente, por isso preferia não ir. Mesmo assim, resolvi arriscar e ir até a igreja me encontrar com ela, que ao me ver ficou surpresa e feliz e se pôs ao meu lado. Ao começar o louvor, eu chorei emocionada. No final, os pastores convidaram as pessoas para se converterem. Minha amiga e algumas irmãs me convenceram a seguir em frente e eu me converti.

Retornei para casa com a dúvida da minha decisão, ainda não estava segura de ter-me convertido. Heinrich era diácono da igreja católica, e isso me preocupava, como ele reagiria à minha escolha. Ao chegar, contei para ele o que tinha feito, e ele, como sempre, me apoiou, me disse que Deus é o mesmo em qualquer igreja. Pediu que eu seguisse meu coração, se essa escolha me fazia bem. Comecei a frequentar a igreja e fiz o curso de discipulados. Fiz novas amizades, e a rotina da igreja, as pregações e o aprendizado da Bíblia estavam me fazendo bem. Entretanto, com o tempo, comecei a questionar a Bíblia e a querer saber mais. Não acreditava e nem aceitava tudo da forma que pregavam, e buscava uma explicação mais plausível para tudo o que escutava.

Antes de ir para a casa nova, convidei o pastor e outras pessoas da igreja para fazer uma oração de Ação de Graças, e depois fizemos um churrasco no quintal da casa. Heinrich colocou a casa também em meu nome, pois segundo ele, se algo acontecesse, eu estaria segura.

Chiara estava com um ano e Brigitte com três quando nos mudamos, e as meninas tinham agora os seus quartos individuais. Bri ficou no quarto próximo ao nosso e Chiara ficou no quarto que tinha vista para o lago. Eu e Heinrich vivíamos uma fase maravilhosa e de muito carinho.

Heinrich agora trabalhava a cinquenta minutos de casa e não almoçava mais conosco. Seu novo trabalho o fazia sair com o dia ainda escuro e voltar somente à noite. Sem ninguém comigo, os amigos em Zurique, e Heinrich trabalhando muito e longe, comecei a me sentir sozinha e triste, apesar de estar uns 70% curada da depressão que me assolava.

Nesse momento, recebi uma mensagem pelo Orkut de Ilan. Ele queria saber de mim, e tinha muitas perguntas depois de muitos anos sem notícias. Ele conseguiu me achar, e senti borboletas na barriga. Porém, como eu era feliz com o meu marido, expliquei que estava bem casada e com duas filhas. Ilan somente respondeu:

— *Great! I'm happy for you, I wish you all the best!*

Apesar de estar curiosa para saber sobre sua vida e com o coração batendo forte, achei melhor cortar a conversa. Estava feliz e não queria estragar a minha vida. Em seguida, cuidadosamente, tirei da gaveta a pedra negra que ele me deu, dei um beijo e a guardei no armário. Fiquei pensando por que ele nunca me procurou anteriormente e o fez somente agora. Mas também não adiantava saber, o melhor era esquecer. Eu tinha tantas coisas para falar para ele, mas ele sumiu, nunca mais apareceu. Não sabia nada dele, somente que ele iria à guerra do Líbano. Milhões de perguntas surgiram em minha cabeça, porém comecei a orar e pedir perdão a Deus por ter me alegrado em receber a mensagem dele.

Brigitte e Chiara já frequentavam a pré-escola. Fazíamos atividades esportivas juntas, mãe e filhos, uma prática comum aqui na Suíça. Heinrich saía muito cedo, por isso eu comecei a levar as meninas para a escola. Ele também conseguiu um trabalho extra na Igreja de Eschenz, perto de nossa casa, e isso tomava todo o seu tempo. No inverno, caminhar dez minutos com cinco graus negativos era terrível. Os ossos doíam, e comecei a ter dores nas juntas e a ficar com os dedos inchados. Saía com as meninas pela manhã e as buscava na escola para almoçarmos. Em seguida as levava de volta para a escola à tarde, e as buscava às 15 horas.

Passei a me sentir muito sozinha com o Heinrich trabalhando tanto e com a família e amigos longe. Morava em um bairro onde os vizinhos ficavam em suas casas e as conversas não passavam de "bom dia". Os moradores daquela região só se preocupavam com os seus belos jardins. Heinrich também passou a ter como hobby cuidar do jardim. Nos finais de semana passava quase todo o dia no jardim, e não me ajudava mais como antes. O que me ajudava a enfrentar a solidão era frequentar a igreja e poder estar perto de outras pessoas.

Heinrich sempre organizava viagens conosco; uma delas foi a que fizemos à Grécia. Ficamos em um resort maravilhoso, com tudo incluso. Enquanto as crianças se divertiam nas atividades, eu e Heinrich descansávamos na piscina, fazíamos caminhada na praia e conversávamos tranquilamente. O local era lindo, com muitas atrações infantis e para os adultos também. As crianças adoraram o passeio e eu aproveitei que estava com o meu diário e anotei os acontecimentos de todos os dias. Todas as férias viajávamos para um lugar fascinante.

Nessa época, fiz um curso de práticas de servir em um *Catering*. Aprendi a servir e a decorar os eventos e restaurantes, e conheci toda a etiqueta para receber bem os convidados de alto padrão. O curso era num restaurante muito bonito e os proprietários tinham muita prática nessa arte, fazendo tudo com excelente qualidade e requinte. Lá eram realizados eventos como casamentos, aniversários e corporativos. Também havia um pequeno restaurante que abria somente às sextas, sábados e domingos. O chef e sua esposa eram especialistas em *catering* e em *grill*, o churrasco europeu, além de prepararem deliciosas sobremesas.

Além de adorar o curso, podia me distrair, pois já não ia à igreja com a mesma frequência porque precisava estar nos eventos do curso. Com o tempo, a igreja que eu frequentava em Zurique abriu uma filial no bairro em Winterthur, mais próximo para mim. Por isso voltei a frequentar. Heinrich sempre me acompanhava, mas como o culto era em português, ele ficava sentado lendo. Eu também procurava acompanhá-lo nos eventos da igreja católica. Procurávamos ler a Bíblia juntos em casa e não tínhamos problemas com a religião do outro. Para que as crianças tivessem uma iniciação religiosa, colocamos as duas na escola dominical da igreja evangélica e no catecismo da igreja católica.

Certo dia, eu resolvi buscar informações sobre meu avô Virgílio na Internet. Como já citei, ele foi o último faroleiro do Farol das Rocas. Lá encontrei um site com várias informações bem interessantes, mas a história não estava totalmente correta, então escrevi informando a real história, pois lá dizia que ele não havia deixado descendentes, e eu sou uma descente direta dele. Algumas semanas depois, quando entrei novamente no site, havia uma mensagem para mim de uma moça chamada Jéssica. Começamos a conversar, juntar as informações e descobrimos que ela era filha da Fátima, que era filha do primeiro casamento do meu pai. Fiquei muito emocionada em saber dos outros irmãos.

Sempre fui uma pessoa ligada à família e fiquei muito feliz quando encontrei minhas irmãs e sobrinhas por parte de pai. Passamos a nos falar sempre, o que foi muito bom para mim. Ficamos todas muito amigas e isso me deixava feliz. Ter a amizade das minhas irmãs e das sobrinhas e conhecer mais a história do meu pai era gratificante. Conheci a sobrinha Sofia, que estava em Dublin fazendo intercâmbio.

Minha mãe sempre desconfiava do que vinha por parte do meu pai. Dizia para eu me afastar dos irmãos, pois eles sempre souberam da minha existência e nunca me procuraram. Ela achava que fizeram contato por eu estar morando na Suíça, e que se eu ainda estivesse na favela passando fome ninguém queria meu contato. Minha mãe pedia para eu me proteger e me cuidar, pois dizia que eu era ingênua. Eu não me importei e continuei o contato com eles. Acho que mãinha tinha ciúme e se preocupava comigo, e não queria que eu ficasse magoada. Minhas irmãs mais velhas conheciam minha mãe da época em que a encontravam com meu pai na rua e ele dizia que elas eram sobrinhas. Sei que foi difícil para todos, mas naquele momento ríamos das traquinagens do nosso pai. Hoje quase todos os filhos do meu pai moram no Nordeste brasileiro. Somente eu estou na Europa, e a Fátima mora em São Paulo.

Depois de me aproximar deles, convidei minha sobrinha Sofia para passar o Natal conosco, que ela passaria sozinha em Dublin. Na época das festas, eu costumava convidar os amigos brasileiros que não tinham família na Europa. Sofia chegou e fomos buscá-la no aeroporto. Logo ficamos unidas, parecia que já nos conhecíamos há anos. Sofia era apenas dois anos mais nova que eu, uma mulher muito inteligente, administradora de empresa. Para recebê-la, decorei o quarto como fazia no hotel em que trabalhei, com muito carinho e requinte. Queria que se sentisse amada. Minhas filhas logo ficaram agarradas a ela. Na noite de Natal, estávamos todos bem felizes, e pude, com muito prazer, apresentá-la para os amigos. A casa estava linda e bem decorada, foi um momento incrível.

Nos dias seguintes, fomos passear com Sofia pela Suíça. Sempre ficávamos conversando e rindo das histórias, e percebemos que nós duas éramos muito parecidas. Ela adorou o país e a nossa casa. Tempos depois fui à Irlanda visitá-la. Passeamos muito, visitamos lugares turísticos, como a biblioteca onde foi filmado o Harry Potter, e o centro histórico. Viajamos para o norte do país de trem e desfrutamos da viagem. Ela me mostrou vários lugares, exceto onde moravam suas duas outras primas.

Eu fiquei em um hotel enquanto estive em Dublin e ela foi ficar comigo, pois morava com outros estudantes em um apartamento. Foram muitas longas conversas madrugada adentro. Eu não conhecia a Irlanda, pois costumava viajar para regiões mais quentes. Viajei várias vezes com Heinrich e também com as amigas. Já havia conhecido Portugal, Itália, França, Áustria, Alemanha, Grécia, Ibiza, entre outros lugares. Heinrich confiava em mim, e eu sempre o respeitei, nunca olhei para homem nenhum. Às vezes era paquerada, mas não me interessava por homem algum. Eu gostava da vida que levava com meu marido, embora, às vezes, outro homem invadisse meus pensamentos. Esse homem era o Ilan, mas nada além de lembranças. Certa vez, em um batizado que Heinrich realizou, o pai da criança, ao me cumprimentar, me elogiou dizendo que eu estava linda como sempre, enquanto sua esposa estava falando com meu marido. Eu fiquei paralisada com a capacidade do indivíduo.

Após dias com minha sobrinha, retornei para casa. Heinrich estava, como sempre, me esperando no aeroporto com flores e um lindo cartão de amor. Os olhos dele brilhavam e havia um sorriso sereno. Ficamos dias sem nos ver e com saudades. Nas noites seguintes à minha chegada fazíamos muito amor. Havia muita coisa para contar sobre a viagem, e ele, sobre as crianças e como foram os dias.

Eu e Sofia ficamos realmente amigas, e continuamos a nos encontrar e a viajar juntas. Ela sempre vinha à minha casa. Certa vez, pegamos um trem e fomos para Munique. Foi uma excelente viagem, muito divertida. Da outra vez, fomos eu, Sofia e duas amigas minhas até a Itália de trem, uma viagem rápida e prazerosa. Em um dado momento, resolvi arrumar um namorado para a Sofia, já que ela sonhava em viver na Europa, e agora de preferência na Suíça, país por que ela se apaixonou. Desejava achar alguém delicado, amoroso e bom pai. Ela sempre dizia que queria alguém como o Heinrich. Apareceu um rapaz na sua faixa de idade, mas ela não se interessou.

Sofia acabou se aproximando de um homem pouco mais velho que meu marido. Até indaguei o porquê, já que ela poderia buscar alguém mais jovem, pois com o tempo os objetivos mudam e a idade pesa. Mas ela tinha ideia fixa. No Dia da Independência da Suíça, 1 de agosto, ela conheceu Rudolf, um homem educado e simpático, o típico suíço. Estávamos na Stein am Rhein, na queima de fogos, belo show pirotécnico. Eu, mesmo com a idade bem próxima da dela, me coloquei como a sua protetora, pois como ela ainda vivia com os pais eu não queria que nenhum mal acontecesse a ela. Ele se apresentou e ficou conosco assistindo ao espetáculo. Ela era reservada, pois ninguém nunca a viu com um namorado, mas de repente, quando olhamos, ela e Rudolf estavam aos beijos. Fiquei meio assustada pela rapidez, mas não falei nada, apenas comentei com o Heinrich. Eles voltaram a se ver algumas vezes.

Heinrich resolveu fazer uma viagem de férias para a Croácia e eu resolvi convidar Sofia novamente, pois éramos como irmãs. Iríamos ficar em um trailer fixo em um acampamento. Era pequeno, mas contava com dois quartos. Enquanto Heinrich ficava com as meninas, eu e Sofia colocávamos os assuntos em dia. Sofia falava do Rudolf e mostrava que queria casar com um homem como meu marido. Eu contava as minhas histórias na Suíça e a apoiava em sua decisão de casar com um homem bom. Passeamos de barco do mar azul da Croácia até Veneza; foi simplesmente maravilhoso.

Logo depois, Sofia voltou para o Brasil e eu prometi encontrar uma forma de trazê-la para a Suíça, fosse com Rudolf ou não. Mas ela queria casar com um homem amoroso e bom pai. Era o que pensava do seu futuro marido na Suíça. Continuamos a nos falar por mensagem, pois nos tornamos amigas-irmãs e confidentes.

Tempos depois, fiz contato com as duas sobrinhas que viviam na Irlanda, casadas e com filhos, que eram primas de Sofia, e as convidei para nos visitar. E no Natal seguinte, elas vieram com minha irmã Miracy. Uma delas era casada com um português e tinha dois filhos, a outra estava grávida e veio com o marido lituano. Para recebê-los, transformamos o piso subterrâneo em dormitório para dar mais privacidade e conforto. Como sou boa em decoração, fiz um quarto aconchegante. A família toda chegou e preparamos o Natal juntos, desde a árvore até a comida natalina. Foi maravilhoso passar aquela noite especial em família e eu adorei conhecer minhas sobrinhas, seus maridos e filhos.

# Feliz reencontro

Voltamos ao Brasil para visitar a minha família, e foi a última vez que vi Gilberto, meu padrasto. Ele se entregou à bebida e teve depressão após o assassinato do filho há muitos anos. Minha mãe e ele já estavam separados, e ele ficava perambulando triste pela rua, mas mãinha sempre o acolhia, o colocava para tomar banho e se alimentar. Quando ele viu as netas, as minhas filhas, ficou muito feliz. Chiara estava dando os primeiros passos. Foi ótimo reencontrá-lo pela última vez, pois logo depois morreu na casa da sua família. Sentimos muita tristeza pela partida. A ele, deixo a minha gratidão por tudo o que fez por nós.

Aproveitei a viagem para marcar um encontro com os meus irmãos. Alguns não quiseram, mas não me importei, cada um tem um jeito e devemos aceitar. Dessa vez não ficamos na casa de mãinha, e nos hospedamos no centro histórico de Olinda, na Pousada do Amparo, que fica em um lindo casarão colonial. Em uma churrascaria em Boa Viagem, encontrei os meus irmãos. O encontro foi ótimo. Estavam os filhos do primeiro e do segundo casamentos do meu pai. Nesse dia, uma das minhas irmãs nos convidou para passar um fim de semana na sua casa de praia na Ponta de Pedras. Um lugar maravilhoso, onde meu avô Virgílio viveu e trabalhou por um bom tempo no farol. Aceitei com muita alegria.

Na primeira semana, aproveitei para matar a saudade da família. Mesmo nos hospedando em uma pousada, fazíamos questão de almoçar na casa da minha mãe. Eu sou muito ligada a ela e sempre fazia questão de levá-la aos lugares comigo, mas ela sofria de complexo de inferioridade e padecia com os seus pensamentos. Sempre achava que as pessoas estavam olhando para ela como uma pobre e coitada, como babá das minhas filhas e não como avó. Por mais que eu tentasse convencê-la de que ninguém estava preocupado com isso, não tinha jeito.

Ainda na Suíça, quando Sofia chegou, gerou um ciúme entre ela e a Lene. Minha amiga sentiu-se relegada a um segundo plano, devido ao tempo que eu ficava conversando com Sofia e não me dedicava a ela tanto como antes. Lene tinha entrada livre em minha casa. Era alguém em quem eu confiava, que eu amava e que me ajudava muito. Eu a conhecia há muitos anos. Eu gostava muito de Sofia, e nos tornamos grandes amigas, mas era diferente da minha amizade com Lene. Eu apresentei um suíço amigo meu para Lene e eles estavam prestes a se casar; eu estava muito feliz por ela.

Bem, voltando ao Brasil, Sofia nos convidou para ir até Natal, no Rio Grande do Norte, para visitá-la. Assim, alugamos dois carros, um para mim, Heinrich e as crianças, e outro para meu irmão Alexandre e mãinha. No caminho, aproveitamos e paramos em Ponta de Pedras, na casa da minha irmã que nos havia convidado. Fomos bem recebidos pelo seu marido, com um belo churrasco e muita alegria. No dia seguinte aproveitamos a linda praia e a companhia dos irmãos, que foi maravilhosa. Mais um dia e seguimos para

Natal, para encontrar a Sofia. Antes de chegar, paramos na Praia de Pipa e ficamos em um resort muito bom. Adriana, madrinha de Brigitte, foi nos encontrar lá. Sofia também veio ao nosso encontro e resolveu ficar conosco no hotel. Como Adriana estava no quarto somente com a filha da idade da Chiara, disponibilizou para Sofia ficar com elas no mesmo quarto, mas minha sobrinha-amiga preferiu ficar em nosso quarto, entre conversas e risadas.

No fim da tarde, fomos todos para a piscina. Heinrich ficou brincando com as meninas, e nós, sentadas, conversando. Sofia sempre elogiava o Heinrich, e nesse momento falou:

— Olha como Heinrich é um bom pai. Ele é um bom marido, e eu quero um assim.

Então eu lhe respondi como sempre:

— Sofia, se Deus quiser, você terá um bom marido.

Mais que depressa Adriana respondeu:

— Sofia, ele não é essa maravilha que você pensa. Antes de conhecer Anginha, ele deixou três filhas com a mãe para viver com uma mulher bem mais jovem. Ele não é perfeito!

O assunto passou a ser Heinrich. Expliquei que ele corria muito com os trabalhos. Disse que era um bom pai, sim, e que me ajudava, mas no dia a dia era diferente. Sofia afirmava que somente o via sendo muito bom para mim e para as crianças. Então resolvemos mudar o assunto para falar de Rudolf, o suíço, mas ao que parecia ele não queria nada sério.

No dia seguinte, estava na piscina com a mulherada, e Heinrich ouvindo uma boa música ao vivo, quando recebi uma mensagem pelo Messenger. Era do Ilan. Eu havia colocado uma foto na Igreja de Boa Viagem e ele viu. Escreveu:

*"Foi aí que nos conhecemos!"*

Ao ler, meu coração disparou, de tanto que me assustou. Heinrich estava sentado na cadeira do meu lado lendo, e as crianças estavam próximo, sentadas, bebendo milk-shake. Adriana e Sofia continuavam a conversar. Olhei para todos em estado de choque. Comecei a buscar uma razão para ele me escrever somente agora, pois em 2008 havia sido a última vez que nos falamos.

Eu me perguntava por que tamanha emoção. Percebi que nossas energias ainda estavam conectadas. Meu corpo estava em ebulição, parecia que borboletas voavam dentro da barriga. Parei, refleti e resolvi responder.

*"Sim, Ilan, foi aí mesmo que nos conhecemos, você reconheceu?"*

*"Angela, eu nunca esqueci. Aliás, nunca me esqueci de nada que aconteceu. Lembro-me de cada detalhe como se fosse ontem."*

Ao ler a mensagem, meu coração disparou a bater fortemente. Parecia que eu iria explodir. Continuei a escrever:

*"Eu também, nunca esqueci. Muitas coisas aconteceram."*

*"Eu imagino, Angela. Na époc, eu te procurei, mas não consegui te encontrar. Nunca esqueci e nunca esquecerei."*

Fiquei tão abalada que desliguei o telefone e me joguei na água gelada da piscina. Queria tomar um choque para acordar, pois tudo foi um sonho e agora eu estava casada, era fiel ao meu marido, tinha duas filhas e era evangélica. Eu gostava do Heinrich e o respeitava. Naquele momento, todas as lembranças voltaram à minha mente. A gravidez interrompida e o sumiço do Ilan, fatos que me deixaram muito triste por anos. Por que agora sentiria essa alegria no coração? Naquele momento pensei que era coisa do inimigo, pois estava de férias e não lia a Bíblia e nem orava. Resolvi ir para o quarto com as crianças. Após o banho, coloquei-as para assistir à TV e imediatamente comecei a ler a Bíblia e a orar. Porém, o pensamento não saía daquelas palavras. Eu sentia vontade de reler a mensagem.

Eu precisava desabafar e chamei a Sofia. Contei para ela toda a minha história com o Ilan, e a primeira coisa que ela disse foi:

— Meu Deus, Angela, você tem muita sorte. Um marido que te ama e outro homem que não consegue te esquecer!

O dia passou e seguimos para o apartamento dos pais da Sofia, em Natal. Chegando lá, conheci meu irmão, pai de Sofia, que era a cópia do nosso pai. Ele era o primeiro filho, e eu a última, filhos de relacionamentos diferentes. Todos os irmãos tinham o nome do nosso pai. Apenas eu e Alexandre éramos os bastardos e sem o nome dele, frutos de uma relação extraconjugal. Fomos bem recebidos e logo seguimos todos para a casa de praia, em Jacumã. Um lugar encantador. Ao chegar, encontramos os irmãos da Sofia, com os seus filhos. Foi um fim de semana maravilhoso em família.

Voltamos felizes para Olinda e nos hospedamos por alguns dias na casa da minha mãe. Queria que ela tivesse mais contato comigo, Heinrich e as crianças, pois logo partiríamos. Foram momentos ótimos com a família. Michelle, minha irmã por parte de mãe, estava casada e teve uma filha, a linda Letícia, que na época estava fazendo um ano. Meu irmão Roberto também estava casado e com a filha Sarah. Meu irmão Alexandre, que na ocasião estava trabalhando na ilha de Fernando de Noronha, veio nos ver e ficou conosco até o nosso retorno para a Suíça.

Em uma determinada noite, não resisti e abri novamente a caixa de conversa do Ilan. Tinha uma nova mensagem:

*"Então, você lembra, Angela?"*

Não resisti e respondi:

*"Sim, me lembro de cada detalhe."*

Ilan estava on-line e começamos a conversar. Ele me contou que esteve casado por nove anos, mas agora estava separado. Eu também contei diversas coisas que aconteceram comigo. Falei que muitas questões ficaram sem resposta e que eu gostaria de entender. Nossa conversa começou a se aprofundar:

*"Não sei o que acontece comigo quando falo com você."*

*"Angela, você fica nervosa, como se tivesse borboletas no estômago? Com a sensação de que não existe mais nada em volta de você?"*

*SILÊNCIO.*

*"Eu também sinto isso! Lembro-me da nossa energia juntos. Você ainda tem a pedra negra que eu te dei?"*

*"Tenho, sim. Usei em diversos momentos da minha vida."*

*"Angela, eu quero te ver. Mas me preocupo, não quero destruir a sua vida."*

*“Ilan, vamos nos encontrar?”*

*“Onde?”*

*“Na Irlanda. Partirei para lá logo após a minha chegada à Suíça. Vou visitar minha sobrinha que teve bebê.”*

*“Tenha cuidado, Angela. Não quero te prejudicar.”*

*“Ilan, eu preciso te ver.”*

Na véspera da nossa viagem de volta à Suíça, minha irmã por parte de pai me ligou dizendo que me visitaria à noite com outras irmãs da igreja. Ela estava preocupada com os sonhos que eu tinha repetidamente, e queria se despedir com um pequeno culto.

Eu sempre sonhava que estava na igreja e, quando olhava para um irmão, ele estava com o demônio. Ao perceber que eu havia descoberto quem ele era, ficava furioso e vinha em minha direção para me atacar. Eu levantava as mãos para o céu para pedir ajuda a Deus. Logo em seguida, um raio descia sobre mim e me dava forças, e eu colocava as mãos em direção ao demônio e o jogava longe. O demônio saía do corpo do irmão e eu dava a mão para ele se levantar. Em seguida, eu acordava.

Também sonhei que estava no *tram* de Zurique, um tipo de trem, voltando do culto para casa. Eu tinha sentado no último banco e, ao olhar para a frente, vi diversas pessoas conversando. Então eu olhava direto nos olhos de uma delas. Ela percebia e o demônio se mostrava, ela estava possuída. Com ódio, vinha em minha direção para me destruir. Nesse momento eu dizia “Senhor, de novo, não!” Eu levantava as mãos em direção ao demônio e ele caía no chão, saía do corpo da pessoa e eu a levantava.

No terceiro e último sonho, a igreja havia sido tomada pelo faraó. Este matava todos que não o obedecessem. A igreja foi modificada para atender aos desejos dele. Eu corri e me escondi no porão, ao lado dos móveis e demais utensílios guardados, pois o faraó não os queria. Lá também havia corpos dos irmãos que se negaram a servir ao faraó. De repente um móvel caía e atingia um olho, me cegando. O olho sangrava muito e eu chorava de dor. Estava toda machucada e clamava pela misericórdia do Senhor. Foi então que ouvi a voz de Deus, que me mandou levantar e subir para a área térrea da igreja para enfrentar o faraó. Questionei que não tinha forças e que estava toda machucada, mas o Senhor me disse:

— Vá, somente confia, que eu farei o restante.

Quando subi, o pânico estava instaurado. Correria, gritos e desespero. Quando abri a porta de uma sala, vi um irmão que servia ao faraó se surpreender por eu ainda estar viva. Na porta havia dois soldados armados que perguntaram aonde eu iria. Novamente falei que queria falar com faraó, a mando do Senhor. De repente, uma gargalhada alta soa de dentro da igreja. Quando olhei para o salão principal com um olho apenas, pois o outro estava ferido, a igreja estava diferente. Os bancos estavam nas laterais e no centro havia uma enorme poltrona. Então o Senhor cegou o meu outro olho. Fiquei totalmente cega e com medo; mesmo assim entrei e indaguei ao Senhor, que me disse:

— Eu vou te guiar. Não é você, sou eu! A glória não é sua, e sim, minha.

Vários irmãos que estavam servindo ao faraó se surpreenderam ao me ver, diziam que iria morrer. E o faraó me olhou e disse:

— Isso que você manda falar comigo, uma cega? Não tinha um soldado melhor para me enfrentar?

Então me aproximei dele e toquei em sua mão. Da minha boca saíam palavras fortes e uma luz como fogo ardente que, ao atingir o faraó, o fez diminuir ao tamanho de um rato. Logo, ele saiu correndo e eu acordei!

Eu não entendia o significado desses sonhos e buscava resposta com as pessoas. Eles eram muito reais, e em série. Eu estava com minha irmã e duas missionárias amigas dela da igreja orando no terraço da casa de minha mãe. Meu irmão Roberto chegou e começamos a ler a Bíblia juntos. Heinrich estava cuidando das crianças, e minha mãe, nos seus afazeres. Após orarmos, contei os meus sonhos, e nesse momento uma das irmãs da igreja disse que sabia o que o Senhor revelou para mim no último sonho. A igreja seria a minha casa, e faraó, o meu marido, e que o nosso casamento seria abalado. Na mesma hora a repreendi e não prestei mais atenção à mulher, apesar de ela dizer que Deus estaria comigo.

# Retorno à Suíça e ao passado

No dia seguinte retornei com Heinrich e as crianças para a Suíça. Três dias depois, embarquei sozinha para a Irlanda, e meu marido ficou com as meninas. No primeiro dia, fui visitar minha sobrinha para conhecer o bebê. Todos estavam muito felizes, e eu também, por vê-los tão bem. No dia seguinte, eu estava deixando a casa deles e me despedi para pegar um táxi, mas eles fizeram questão de me deixar no aeroporto. Lógico que eu não contaria nada sobre o motivo de minha estadia prolongada na Irlanda. Apenas a Sofia sabia de toda a história, pois confiava cegamente nela.

Ilan havia planejado tudo. Reservou o Hotel Hilton, em Belfast. Disse-me para dar meu nome na recepção do hotel, que seria encaminhada ao quarto. Enquanto aguardava a liberação, tomei um suco de laranja. O funcionário me levou até o elevador. Ao chegar ao andar, percebi que ficaria hospedada em uma suíte. Quando abri a porta, me encantei com a beleza do quarto, com uma bela vista para o rio Porto, de Belfast. Senti muito medo de ser enganada, pois havia encontrado com Ilan aos 23 anos de idade, e agora estava com 39 anos. Fiquei nervosa de estar ali, pois estava passando por cima de tudo, do meu casamento, da minha fé e do que eu acreditava ser certo. Mas eu precisava entender o que acontecia comigo e Ilan, e terminar esse ciclo de vida. Não sei bem como explicar.

Enquanto esperava no quarto, Ilan me enviou uma mensagem avisando que o voo teve um pouso de emergência em Genebra. Ele estava bem atrasado e isso me dava ansiedade. Resolvi relaxar um pouco e fui tomar banho. Depois deitei no sofá da linda suíte e fiquei admirando o rio, pensando se realmente ele viria me ver ou não. Como estava muito cansada, acabei adormecendo. Algum tempo depois, escutei bater na porta. Levantei com o coração na garganta. Quando abri, ele estava lá. Haviam-se passado dezesseis anos, e não parecia. Olhamos um para o outro sorrindo, e nos abraçamos. Eu sorria de alegria e tremia de emoção. Parecia um sonho estarmos ali juntos. Ele estava lindo aos 37 anos, o mesmo que ele achou de mim. Ilan entrou e sentamos para conversar. Ele me contou sobre o seu voo e me disse estar pensando o tempo todo em mim.

— Angela, você está linda!

Ele dizia isso olhando nos meus olhos.

— Que vista linda tem este quarto. Você gostou, Angela? Preparei uma viagem inesquecível para nós. Reservei mais dois hotéis em outros lugares e aluguei um carro para passearmos. Pesquisei muito e preparei um maravilhoso roteiro da viagem, seguiremos pela costa até Dublin. Você está linda, não parece mãe de duas meninas. Aliás, suas filhas são lindas também.

Ilan pegou minha mão e me levou até a janela para ver melhor a vista do quarto. Nesse momento, ele me abraçou por trás e disparou em mim o medo e a magia da paixão. Parecia que o tempo não tinha passado. Eu e ele estávamos muito felizes e emocionados. Devido à emoção, comecei a ficar com tontura, e Ilan ficou preocupado. Logo me deitou na cama para descansar. Disse ter trazido um presente para mim e sentou-se ao meu lado. Havia trazido na mala as nossas fotos que tiramos em Recife. Havíamos mudado por fora, mas por dentro continuávamos os mesmos. Para que eu descansasse um pouco, me deixou deitada e seguiu para o banho. Ao retornar para o quarto, se aproximou de mim e me beijou. Então eu disse:

— Nunca beijei ninguém assim, somente você. Nunca senti o mesmo com outra pessoa. Os nossos beijos penetrantes de língua. Eu dava beijo selinho nas outras pessoas e não este beijo ardente.

Ilan me beijou do mesmo jeito de antes. Seu beijo aquecia o meu corpo. Ele começou a beijar o meu pescoço e a lamber os meus lábios. Tirou a minha calça jeans e abriu a minha blusa. Beijou o meu corpo calorosamente, começando pelos meus seios. Apertava a minha mão com cumplicidade. Nossos corpos se conheciam e se reconheceram. O mesmo magnetismo voltou. Nossos corpos se atraíam como antes. Ele beijava minhas pernas e os meus pés, me virou e continuou a beijar minhas costas. Seus beijos eram doces. Ilan sussurrava:

— *Tienes tan bueno oler en tu cuerpo, eres mi sueño. Cómo yo te quiero. Tu mi quieres?*

— *Sí, te quiero mucho!*

Nesse momento, fizemos amor intensamente. Era um misto de amor e saudade, parecia que o mundo tinha acabado e que só restamos nós dois. Foi mágico e intenso, maior que a nossa consciência. Não tinha palavras para descrever o que sentimos.

— *Angela, tu tienes el sabor de miel, me encanta!* — dizia enquanto me amava.

Eu delirava em seus braços. Nossos desejos eram iguais, tudo era perfeito. Amamo-nos tanto que não vimos a noite chegar. Eram 22 horas e resolvemos sair para caminhar às margens do rio. Sorríamos e caminhávamos de mãos dadas como um casal de namorados. Ao parar para apreciar a paisagem, dávamos mais beijos e abraços. Nossa conexão era muito forte. Ilan me apertava e me beijava, eu sentia calafrio de prazer em meu corpo. Depois de algum tempo, voltamos para o hotel, fizemos mais amor e adormecemos.

Ao acordar, fomos tomar o belo café da manhã do hotel. Eu me sentia feliz! Em seguida, fizemos as malas e pegamos a estrada com a linda BMW preta que ele havia alugado. Ilan havia dito que esses dias seriam especiais para nós. Ao volante, continuava me beijando, mesmo dirigindo pela direita, diferente do que estava acostumado. Durante a viagem, contei para ele sobre a gravidez e o aborto. Ilan escutava e chorava, pois ele não teve filhos. Contei sobre a depressão após o aborto e que melhorei quando conheci Heinrich, que me ajudou muito.

Ele também tinha sofrido muito. Na Guerra do Líbano, Ilan era quem ficava no computador dentro do tanque. Em um determinado momento ele saiu do tanque para urinar e viu seus dois amigos morrerem ao ser atingidos por um míssil que explodiu. Também precisou fazer terapia, pois se sentia culpado. Ele viveu na guerra física e eu, na minha emocional.

Ele sentia tristeza pela guerra e orgulho por defender o seu país. Choramos juntos. Ilan mais uma vez perguntou pela pedra, e contei que ficava comigo nos momentos mais difíceis. Que a pegava e beijava quando me lembrava dele. Ele sorria enquanto dirigia. Resolvemos parar e descansar. Sentamo-nos no calçadão em frente ao mar, eu na frente, e ele me abraçando por trás para me aquecer, pois a brisa do mar gelava os nossos corpos. Eu só desejava que aquele momento fosse eterno.

Chegamos ao segundo hotel, cinco estrelas, com campo de golfe. Fomos deixar as coisas no quarto e nos amamos intensamente mais uma vez. Eu só desejava que o tempo passasse bem devagar para não acabar aquele lindo momento. Na recepção, fazendo o check-in, ele me olhava e me fotografava. Aproveitamos o dia juntos e partimos em viagem. Em Dublin, ficamos em um hotel mais simples, de frente para o mar. O local era bem movimentado. Caminhávamos pela orla, que era maravilhosa. Também jantávamos no restaurante do hotel com música ao vivo.

Ilan olhava o tempo todo para mim, não tinha olhos para ninguém. Não apreciava nenhuma outra mulher, mesmo que fosse linda. Seus olhos brilhavam por mim e isso eu amava demasiadamente nele. Ele me fazia sentir muito amada, bonita, sexy e especial. Como dois adolescentes, caminhávamos pela calçada e nos beijávamos. Certa vez, caminhando à noite por uma rua mais deserta e com pouca iluminação, ele me encostou em um muro, me apertando e me beijando. Fiquei completamente excitada. Levantei minha saia e ali mesmo fizemos amor naquela rua deserta. Nosso espírito aventureiro não se importava se era a cama do hotel ou um muro; vivíamos as nossas fantasias, e ele me dizia:

— *Tu sabes que me dejas loco, no sabes?*

Eu adorava ouvir seus elogios, suas juras de amor. Eu adorava tudo nele.

No dia seguinte, eu seguiria de trem para Belfast e depois de avião para a Suíça. No caminho, nos perdemos, e Ilan ficou nervoso por não dar tempo de me deixar na estação, como ele queria. Ele também precisava pegar o avião. Desse modo, parou um táxi que me levou para a estação. Ao se despedir, me beijou e chorou, dizendo:

— *Fue maravilhoso. Te amo.*

E assim, pela segunda vez na vida, eu vi o meu grande amor ir embora.

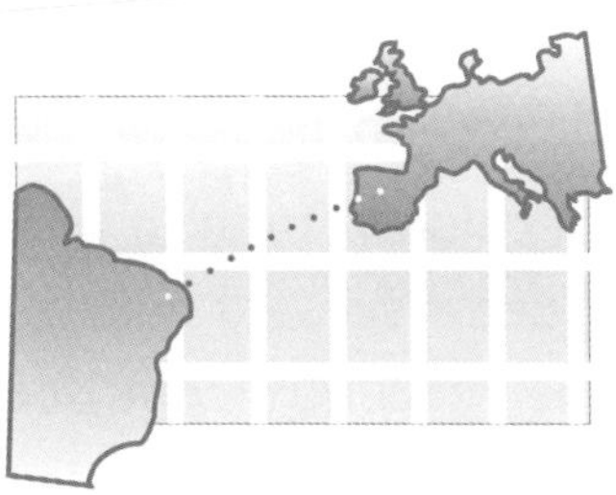

# Amor, tristeza e solidão

Foi um voo inesquecível. Houve uma forte turbulência e um imenso conflito em meu coração. Eu via a imagem de Ilan todo o tempo e chorava muito. Por outro lado, estava preocupada em como encarar Heinrich. Cheguei a Zurique bem, mas por dentro eu estava arrebentada, um misto de medo, tristeza e nervosismo. No portão do desembarque, estavam me esperando, as crianças e ele, com flores na mão. Transparente como sou, não consegui esconder o meu sofrimento, e ele me perguntou o que havia acontecido. Como dizer para ele o que aconteceu? Isso me corroía, mas não falei nada, apenas disse que estava com dor de cabeça. Continuaríamos assim, ele sem saber, e eu triste e desolada.

Entramos no carro e seguimos para casa calados. Dessa vez meu retorno foi diferente. Sempre que chegava de viagem íamos fazer amor, mas naquele momento não dava, eu não me sentia mais sua mulher e não o desejava. Eu tinha certeza de que não conseguiria guardar o meu caso com Ilan por muito tempo e acabaria falando para Heinrich. Sou muito sincera e não consigo esconder, e ele também perceberia a minha total mudança de comportamento.

Eu precisava, de alguma forma, colocar tudo o que aconteceu para fora, precisava ficar mais leve. Ao falar ao telefone com Sofia, contei sobre o meu encontro com Ilan em detalhes; ela me dizia:

— Que linda história de amor! Sei que terá dificuldade para falar sobre isso com Heinrich. Você tem dois homens que a amam, um amor antigo que reapareceu, e outro de um homem que você amou e que você não quer machucar. Você tem sorte, pois eu nunca vivi um amor assim...

Heinrich realmente não merecia essa dor, mas eu não podia enganá-lo e guardar esse segredo. Sei que seria o nosso fim se eu falasse, mas me doía vê-lo me desejar e eu não querer chegar perto dele, pois eu o amei e fui fiel por todo o tempo antes de reencontrar meu grande amor. Foram dezesseis anos felizes de casamento. Sempre fui paquerada nas minhas viagens para a Itália, pois eu chamava a atenção dos italianos, que adoram uma mulher latina de pele morena, que acham exótica. Eram homens maravilhosos, mestres na arte do amor, mas nunca me interessei. Eu queria meu Heinrich. Sentia prazer em ser somente dele. Ficamos um pouco afastados quando fomos morar na casa em Eschenz, devido ao trabalho intenso que ele tinha e o meu estresse com as crianças. Também já não passeávamos tanto como antes. Nossa vida era de muito trabalho, e isso causava distanciamento.

A vida se modificou para nós. Vivíamos bem, entretanto, Heinrich era um homem muito fechado e gostava de ter o controle de tudo e de todos, eram somente ele e a sua família. Gostava de mostrar que nós vivíamos em perfeita harmonia. Quem entrava em nossa casa não percebia esse distanciamento e o controle dele, pois as aparências enganavam. Uma bela casa, belo carro, marido, esposa e filhas, tudo mais que perfeito, mas não havia mais aventura e paixão. E tudo realmente mudou quando Ilan ressurgiu das cinzas como uma fênix.

Eu entendia que todas as situações do passado deveriam ser resolvidas e finalizadas, pois, do contrário, os sentimentos e as dores voltariam em algum momento. Minha ligação com Ilan era muito forte e precisávamos nos encontrar, era um amor que não sabíamos explicar. Não era apenas uma atração física ou sexual, era muito maior. Eu sonhava com o seu abraço e seus beijos, Ilan me abraçando e sorrindo para mim. Em meus sonhos, me via com ele em Israel passeando pelas ruas, ou de barco, e nos via em diversos lugares.

Eu sempre desabafava com Sofia e ela mostrava estar do meu lado. Então, contava cada detalhe da minha vida com Ilan e com Heinrich. Falei sobre não conseguir mais me relacionar com meu marido, porque não conseguia tirar o Ilan da minha cabeça. Ela era a única pessoa em que eu confiava, e ficávamos horas conversando. Cheguei a entregar todas as minhas fotos com Ilan para ela guardar, pois não queria jogar fora. Sofia se encantava com o nosso amor e dizia estar preocupada com a minha situação.

Eu realmente estava muito abalada, então conversei com o Ilan e resolvemos nos afastar. Porém, pedi para vê-lo pela última vez para saber realmente o que queria. Assim, embarquei para Tel Aviv com a passagem que ele me enviou. Eu estava a caminho de Israel pela segunda vez, pois havia viajado com a igreja, mas agora para encontrar pela última vez o meu amor. Ao chegar, Ilan me abraçou fortemente e meu coração bateu acelerado. Ele me dizia:

— *Necesito de ti. Pienso en ti cada minuto. Yo te quiero!*

Fomos direto para o seu apartamento na famosa rua chamada Florentin, no centro de Tel Aviv, em uma área bem movimentada, com vários restaurantes, pizzarias, baladas e bares. Próximo dali também está a embaixada brasileira. Essa rua é bem agradável, principalmente à noite, e era um clima maravilhoso. O apartamento era bem pequeno e simples, bem diferente da casa maravilhosa em que eu vivia, mas nada disso me importava, eu queria estar com ele. Ao chegar, tomei um banho e me recostei no sofá. Estava cansada da viagem e acabei adormecendo. O telefone do Ilan tocou e eu acordei. Ilan falou o meu nome ao telefone e comentou sobre o nosso magnetismo. Em seguida desligou e me deu diversos beijos. Ali mesmo começamos a fazer amor e terminamos na cama. O mundo havia parado para que fôssemos felizes.

Mais tarde, saímos para eu conhecer a região. Os dois de mãos dadas, e Ilan bem cuidadoso comigo, me protegendo dos relevos das calçadas e dos pingos d'água que caíam dos ares condicionados. Fomos para Jaffa caminhar na beira da praia, e lá me lembrei do sonho que tive com ele naquele lugar e com várias pessoas passando por nós. Contei para ele sobre os sonhos. Sorrindo, ele me abraçou e me beijou, era tudo incrível. No dia seguinte viajamos para Mitzpe Ramon, uma cidade localizada no deserto. Ficamos em um hotel em que dava para admirar aquela paisagem inóspita pela manhã, e tão linda à noite. O solo era rochoso e seco, como no Nordeste do Brasil. As pedras alaranjadas brilhavam como cristais.

A alimentação era um pouco diferente da que eu estava acostumada. Pela manhã serviam diversas saladas com verduras, homus e alguns doces, comidas bem saudáveis. Aquilo estava mais para um *brunch*. No Hotel Mitzpe, conheci Daniela e suas filhas, uma brasileira casada com um israelense. Trocamos telefones e desse encontro surgiu uma amizade que perdura até hoje. No dia seguinte, Ilan e eu acordamos bem cedo, às quatro horas da madrugada, e fomos para o Monte Carmel. Ele queria me dar um presente, de que, segundo ele, eu jamais iria esquecer. Era para ver o lindo nascer do sol. Chegamos ao monte e nos sentamos para apreciar o lindo espetáculo, apesar do frio do deserto. Era maravilhoso e inesquecível. O sol ia chegando alaranjado e ficava mais amarelo a cada minuto. Ao fundo dele havia uma linha que se erguia no horizonte. À minha frente, um lindo sol e atrás, um céu bem escuro. Foi o primeiro e mais lindo nascer do sol que vi em minha vida. Eu sentada entre as pernas do Ilan fotografando o show da natureza, enquanto ele me beijava e me abraçava tão carinhosamente e cheio de orgulho por me mostrar esse espetáculo da natureza. A claridade chegou por completo e amanheceu o dia. Ali mesmo, ao lado do carro, Ilan preparou um rápido café israelense para nos esquentar. Ainda estava frio, mas logo a temperatura chegaria aos 46 graus. Passeamos mais um pouco e voltamos para o café da manhã do hotel. Foi um dia inesquecível.

À tarde, Ilan me levou para andar de camelo. Ao ver aquele animal enorme, senti muito medo, e acabei passeando no mesmo camelo que ele. Foram três horas passeando e sentindo a presença daquele homem que eu amava bem de perto, me amando e me protegendo. O beduíno que nos levava com o camelo foi muito simpático. Ilan contava sobre mim, e ele gostou tanto da gente que nos convidou para uma festa beduína. Ele queria me mostrar como era, tudo tão diferente do que eu conhecia, desde a comida, a música, até as danças. Foram momentos simples e grandiosos na minha vida. No dia seguinte, fomos acampar às margens do Mar da Galileia. Ilan levou a sua barraca de acampar com o colchão de ar da época em que serviu nas Forças Armadas. Ele preparou tudo, a barraca, uma fogueira e uma deliciosa carne de churrasco. Era um mestre da churrasqueira. Para acompanhar, tínhamos verduras frescas. Após o jantar, tomamos banho nas águas do Mar da Galileia, que brilhavam à luz da lua, olhando ao longe as luzes das cidades do outro lado da margem.

Dormimos muito bem, e ao amanhecer Ilan preparou um delicioso café. Ficamos admirando as águas do Mar da Galileia, também conhecido como Lago de Genesaré. Estávamos em uma área meio deserta, afastado de onde as pessoas acampavam. Entre a vegetação às margens do lago não havia areia, somente pedras. Ao longe, víamos outras pessoas acampadas, mas ninguém praticamente nos via. Então, pela primeira vez, fiz amor no lago, com ele, Ilan, meu grande amor. Parecia um sonho o que eu estava vivendo. Ele pensava e organizava tudo, inclusive o cardápio do dia. Para o almoço, resolveu fazer peixe assado, que ele mesmo pescou. Ele ama pescar, era um dos seus hobbies preferidos.

Mais uma noite chegou e dentro da cabana eu era sua sobremesa. Ele beijava meu corpo com voracidade. Segurava-me pela cintura e sugava lentamente a minha pele, como se eu fosse um sorvete. Apertava minha perna com uma mão e com a outra me acariciava, e suas mãos exploravam o meu corpo. Seus beijos percorriam todas as partes, descendo da boca até o meu umbigo, e me olhava dizendo:

— *Te quiero mucho.*

Seus dedos percorriam a minha parte íntima e depois seguiam para a sua boca, como se estivesse comendo mel com os seus dedos. Meu corpo era para ele o caminho do prazer, com suas montanhas e curvas que o deixavam bem atento à caminhada. Quando me percebia louca de prazer, dizia a frase que tanto me excitava:

— *Me quieres ahora? Me quieres?*

Ele precisava me ouvir dizer que sim, queria que eu implorasse para que ele me possuísse. Eu dizia que sim e nós dois explodíamos de prazer. A penetração nos levava ao auge das emoções e do prazer. De testemunha havia a lua. Depois do prazer, vinha o sono. Ele adormecia e eu o admirava, sentindo a energia do amor que fizemos ainda circular pelo meu corpo.

Não! Essa não foi minha última vez com Ilan. Não conseguimos terminar. Nessa viagem conheci Tamara, por intermédio da brasileira Daniele, que me convidou para sair. Foi um ótimo passeio pela famosa feira livre chamada Shuk Carmel, em Tel Aviv, uma variedade de cores, sabores e cheiros, entre lanches, grãos, carnes, roupas, artesanatos, presentes e a simpatia das pessoas. Eu amei conhecer a Tamara.

Chegou o dia de voltar para a Suíça e Ilan me levou ao aeroporto. No caminho ele dizia que precisaríamos cortar o contato, que era melhor para nós dois, embora ele me amasse tanto. Ilan não conseguia sair de Israel, largar a sua vida. Suas raízes eram fortes, adorava a pesca e o mar e não se via fazendo outra coisa. Ele havia nascido para viver nesse contato com a natureza, acampando, seja nas montanhas, no mar, no deserto. Ele tinha uma ligação tão forte com a natureza, era muito bonito de ver. Tinha sua rotina de praticar esporte. Na mala do carro havia um pequeno botijão com boca adaptada para cozinhar o café numa vasilha especial de Israel em que cozinham um café pequeno, e ele sempre achava um cantinho especial para isso. Tinha também uma caixa com xícaras, pratos, talheres, pote de café e de açúcar, e outros utensílios para uma parada do cafezinho e relaxar na natureza.

Ilan era filho de pais divorciados e sabia bem o que era uma separação. Ele sofreu muito com a separação dos pais dele. Teve asma na infância, talvez causada pela insegurança que gerou a separação. Desse modo, ele me perguntava o que seria das minhas filhas. Não queria que eu me afastasse delas, não achava certo. Ele não queria ser o culpado pelo sofrimento das meninas, pois imaginava que Heinrich não me deixaria levar as crianças comigo para Israel. Dizia-me que uma mãe não pode abandonar os filhos por nada, mesmo por um grande amor. Ele falava que se eu abandonasse as meninas por causa dele, lhe daria uma grande decepção. Ilan se despedia de mim e chorava dizendo essas coisas, porque ele já carregava um sentimento enorme de culpa. De estar causando em outras crianças o que ele mais sofreu. Foi uma conversa dolorosa enquanto ele me levava ao Aeroporto Ben Gurion, de Tel Aviv.

Quando cheguei à minha casa, olhei para Heinrich e percebi que não dava mais para esconder o que estava acontecendo. Não podia continuar assim, não era correto, então resolvi contar tudo para ele. Desse modo, comecei contando como se fosse a história de uma amiga. Contei que ela era casada, tinha duas filhas e havia encontrado o grande amor da sua vida, que retornou do passado. Um amor sem controle, que estava apenas adormecido e tinha ressurgido em sua vida, e assim que ela havia se entregado àquele homem, o sentimento renasceu. Heinrich sentiu compaixão e disse que era uma situação lamentável e difícil. Logo percebi que precisava dizer que aquela mulher era eu.

Então falei e ele se transformou. No momento ele só sentiu ódio, depois veio o descaso, além dos insultos e do distanciamento. Procurei relembrá-lo do seu passado, pois quando se apaixonou por mim era casado e tinha três filhas. Ele sabia que isso havia acontecido com ele, mas não conseguia aceitar estar passando pela mesma condição. Dizia que não esperava isso de mim, e me perguntou:

— Você ama esse homem e não me ama mais?

— Heinrich, reencontrar o meu amor do passado me deixou confusa e preciso de um tempo para reorganizar meus pensamentos. Preciso entender o meu coração.

Eu precisava voltar a ser eu mesma. Vivi tanto tempo passiva, que já não sabia quem eu era. Após reencontrar o meu grande amor, me senti viva novamente, mesmo que por pouco tempo, pois um dia com Ilan equivalia a dez anos de uma vida normal. Heinrich reagia dizendo que eu menti e abandonei as minhas filhas em casa para ficar com outro homem. Dizia que eu não pensava nelas e somente em mim. Em parte ele tinha razão, pois não tinha agido corretamente. Mas quem nesta vida encontra o seu grande amor do passado e larga tudo de imediato e pede o divórcio? Não é simples assim, a emoção fala mais alto que a razão. Desde esse dia nunca mais voltei a dormir no mesmo quarto que o Heinrich.

Ilan era o homem que eu amei e sonhei que viveria a vida toda. Era o pai do bebê que eu não tive, e por isso sofri muito. Ele agora ressurgiu em minha vida em carne e osso, e o nosso romance não havia fechado o ciclo. Dessa vez deixei a emoção falar mais alto e segui meus impulsos. Eu não havia procurado Ilan, ele simplesmente reapareceu das cinzas. Eu entendia o ódio e o orgulho ferido do Heinrich, pois, como eu no passado, ele pensava que ficaríamos juntos até a morte. Entretanto, para mim tudo mudou. Talvez Ilan nunca tenha saído de dentro de mim. Quando conheci Heinrich, contei do meu amor pelo Ilan, sobre o aborto, e mostrei a pedra que ele havia me dado. Ele cuidou de mim, me ajudou a levantar, e eu achava que estava curada. Nem eu nem Heinrich achávamos que Ilan pudesse novamente surgir do passado, mas ele surgiu.

Tempos depois, Ilan viajou para a Tailândia. Ele havia organizado essa viagem um ano antes. No nosso primeiro encontro ele já tinha me falado dessa viagem, e desejava que eu fosse com ele. Viajaria por diversas ilhas para pescar e presenciar a festa da lua de sangue. Fiquei preocupada, mas me contentava com as fotos que me enviava. Escrevia-me todos os dias, estivesse na praia, passeando ou no hotel. Pediu diversas vezes para eu ir para a Tailândia encontrá-lo, e só esperava o meu aceite para enviar a passagem. Confesso que o meu coração se acelerou e, em um lampejo, levantei-me da cadeira e fui avisar ao Heinrich que iria visitar uma amiga. Mas, ao vê-lo cuidando do jardim, desisti da ideia.

Dizia que pensava muito em mim e havia comprado outra pedra para me presentear. Era uma pedra especial que serviria para eu abrir a mente e o espírito. Ele entendia dessas coisas. Havia saído em um dia de chuva e se molhou todo para comprar essa pedra para mim, e me enviou foto dele todo molhado com meu presente. Eu sentia o seu amor por mim e isso me acalentava o coração. Queria que fosse diferente, pois agora eu tinha duas filhas, e ele, de um país tão diferente. Não podia ir com as crianças para Israel, e ele não queria largar a sua vida organizada e seu trabalho. Ele amava sua pátria.

Ao retornar para Tel Aviv, Ilan me ligou e conversamos. Tínhamos planos de nos ver logo em seguida, porém ele me disse para não ir a Israel e que era melhor para nós dois terminarmos o quanto antes. E disse:

— Sei que não somos namorados, nem um casal. Nós nos reencontramos e estamos apaixonados. É tão forte esse sentimento que eu penso em você a cada segundo. No entanto, aconteceu algo que nem sei como contar, e não estou orgulhoso disso.

Ilan me contou os detalhes da viagem, mas havia algo que tentava me contar e não sabia como, até que disse:

— Queria muito que você estivesse comigo na viagem. Você é prova de quanto tentei que você viesse comigo. Estava sozinho, e durante a festa da lua de sangue bebi bastante com os amigos, e...

— Ilan, você teve relações com uma tailandesa?

— Tailandesa, não, eu não gosto do tipo delas. Porém, bebi muito e acordei ao lado de uma mulher norte-americana. Não me lembro de nada. O nome, só soube pela manhã, nada mais que isso. Nem mesmo trocamos contato, porém sinto-me horrível, não entendo por quê. Então prefiro que você não venha mais para Israel, melhor terminar à distância. Você não vai se separar, não temos um futuro juntos e eu não quero atrapalhar a sua vida. Eu me sinto culpado e não quero te prejudicar. Desde que cheguei voltei a ter crises de asma. Só tive isso na infância. Entende o quanto tudo isso mexe comigo? Angela, me dói ficar longe de você, só penso em você, mas eu tive relações com essa mulher sem me prevenir. Imagino que posso até ter pegado uma doença. Não sei quem ela é, mas mesmo assim me sinto mal.

Durante a ligação, enquanto ele falava essas coisas, entrei em desespero ao pensar que não o veria jamais. Fiquei triste de não ter ido encontrá-lo. Ele havia me convidado tantas vezes e o deixei sozinho. Eu não podia cobrar nada e nem tinha o direito de sentir ciúmes. Apesar disso, precisava vê-lo uma última vez para sentir o seu cheiro, o seu abraço, os seus lábios tocando os meus, o seu calor que tanto me fazia bem, sua mão dentro dos meus cabelos, seus lábios me mordendo lentamente e suas mãos me apertando e deslizando pelo meu corpo. Eu sentia tanto amor e tanto desejo por ele! Ele sempre me dizia que conhecia cada centímetro do meu corpo, e era verdade. Dizia-me que me queria e que eu o deixava louco, que fomos feitos um para o outro. Ilan me segurava no colo, me encostava na parede segurando minhas pernas e me possuía. Ele me virava e se mexia ardentemente. Tudo era perfeito nele, e costumava a sussurrar no meu ouvido: — *Quieres más?* — Como me acostumar sem ele, como esquecer tudo o que aconteceu? Disse que precisava respirar, desliguei o telefone, e escrevi:

— Por favor, me ensina a te esquecer! Vamos nos ver pela última vez, não podemos terminar desta maneira.

— Angela, se nos encontrarmos novamente, isto nunca vai acabar. Você é mais forte do que eu e vai conseguir me esquecer.

Depois de muito conversar, ele me fala:

— Ok, Angela, vamos nos ver pela última vez. Enviarei a passagem para você.

Assim, fui para Israel encontrar meu amor pela última vez. Para Heinrich eu não falava nada, apenas dizia que ia viajar, embora já vivêssemos em quartos separados e sem definição do que fazer. Somente planejávamos um divórcio amigável. Sofia era minha confidente. Contava tudo a ela, e como sempre ela ficava admirava da minha conexão com Ilan, e sempre me fazia lembrar de quanto eu sou sortuda. Mas também lembrava que realmente devia ser muito difícil para Heinrich. Isso me doía. Eu sentia tanto amor nesse momento, mas sentia a mesma quantidade de dor em relação ao Heinrich.

Ao chegar ao aeroporto, Ilan já estava me esperando. Quando me aproximei, deu-me um abraço apertado e me beijou. Pegamos as malas e seguimos para o seu carro novo. Guardamos a mala, e antes mesmo de entrar no carro, Ilan me abraçou forte, encostando-me na lateral, e loucamente começou a me beijar. Ele não estava preocupado com quem passava no estacionamento, e eu também me perdi em seus braços. Ele se esfregava lentamente em mim, pressionava seu corpo contra o meu. Ilan mordia meu pescoço e os meus lábios, e suas mãos subiam por baixo da minha saia em uma dança sincronizada. Eu sentia muito prazer e comecei a suspirar. Exatamente nesse momento passou por nós um casal, e Ilan fechou minha boca com as mãos, dizendo:

— *No me haces loco acá... Mis jeans estan ajustados. Vamos!*

Então paramos, sorrimos e seguimos para o seu apartamento. Ao chegar, terminamos o que começamos no aeroporto. Passamos algum tempo conversando, sentados à mesa da estreita e longa varanda, onde podíamos sentir o aroma das plantas medicinais que ele cultivava: alecrim, babosa, cidreira, entre outras. Mais tarde fomos até a casa da Daniele. Ela nos esperava com o marido, suas filhas e seus deliciosos pães de queijo. Foram momentos extremamente agradáveis. Ilan conversava com o marido da minha amiga, e eu e Daniele éramos apenas sorrisos. Entre as conversas, ele sempre me olhava, e seus olhos brilhavam de amor, e completava com um sorriso.

Em seguida, Ilan me levou para caminhar na praia de Tel Aviv. Apaixonados, sentamos na areia de frente para o mar. Entre diversas conversas, lembramos sobre o amor que tenho pelo mar e pela lua cheia, e Ilan lembrava-se disso perfeitamente; ele me conhecia. Surpreendentemente, ele me disse:

— *Angela, tengo algo para decirte. Investigué y encontré la posibilidad de vivir en Suiza contigo. La empresa que trabajo tiene una sucursal en la ciudad de Baar y puedo solicitar un traslado, sin embargo, no me quedará para siempre, porque sabes que me gusta mucho vivir en Israel. Podemos pasar seis años en Suiza a cerca de tus hijas y cuando las niñas sean mayores pueden elegir a vivir con nosotros. Incluso he comprobado el precio de los apartamentos en la ciudad y podré pagar. Creo que es la única salida para nosotros.*

Enquanto ele falava, me senti em outra dimensão. Pensei ser loucura da minha cabeça, mas ao mesmo tempo estava maravilhada. Então lhe perguntei:

— Ilan, você consegue se imaginar vivendo comigo e minhas filhas?

— *Por supuesto que sí.*

Abraçamo-nos e nos beijamos com muito amor. Apenas o mar e aquele lindo céu eram as testemunhas desse momento mágico. Apenas o nascimento das minhas duas filhas tinha sido mais especial para mim; fora isso, nada se comparava a esse momento.

— Angela, te amo!

— Ilan, eu também te amo.

Voltamos para o apartamento e ele me mostrou duas passagens para um passeio de iate no mar de Tel Aviv, que ganhara há três anos, e completou dizendo:

— *Nunca hice la excursión porque nunca conocí la persona adecuada. Ahora quiero hacer contigo.*

Fiquei emocionada como nunca. Estávamos preparando algo para comer na cozinha e Ilan me pegou no colo e colocou-me sentado no balcão, segurou o meu rosto, disse que me amava e me beijou, e ali mesmo fizemos amor.

Alguns dias depois, saímos bem cedo para a marina Namal, em Tel Aviv, para fazer o passeio de iate, pois Ilan já tinha organizado. Tinha um capitão à nossa disposição, que nos recebeu com muita gentileza, mostrou as acomodações do iate, e na parte superior nos serviu um maravilhoso café da manhã. Eu e Ilan só conseguíamos olhar um para o outro e sorrir. Estendia a mão para eu segurar. Tudo era lindo à nossa volta, pois transbordávamos de amor em nossos corações. Chegando a alto-mar, Ilan passou nossa música para tocar, sentados na frente do iate, curtindo a vista fantástica do mar e de Tel Aviv. Ilan sentado atrás de mim, me abraçando, e eu me sentindo num sonho. Era tudo perfeito, nós dois, o mar, o iate e nossa música, *Vivir sin aire*, da banda mexicana Maná.

Um dia antes do meu retorno à Suíça, Ilan foi chamado por sua mãe para conversar. Eu fiquei sozinha e aproveitei para me despedir da minha amiga Daniele. No fim da tarde, quando retornei ao apartamento, encontrei Ilan bem diferente. Sua mãe sabia da minha estadia em Israel e conversou sobre o nosso relacionamento com ele. Eu não pertencia àquela cultura. Sua mãe explicou que não daria certo. Ilan, triste, olhava as fotos da guerra, e era exatamente o dia da memória aos mortos na guerra.

— Ilan, que triste ver tantos mortos.

— *Angela, nunca lo entenderás, para nosotros son héroes que murieron defendiendo nuestro país. Mi madre tiene razón, tú no serás feliz aquí y yo tampoco en Suiza, non tenemos un futuro, tenemos que aceptar esto. Yo se que vamos sofrer, pero no tenemos otra salida.*

Nesse momento havia somente dor e tristeza em nossos corações. Tudo mudou de um dia para o outro, e eu não conseguia entender. Mas Ilan não quis contar a conversa que teve com sua mãe. Apenas me olhava e chorava. Era estranho vê-lo chorar de rolar lágrimas e soluçar, e eu não sabia o que dizer.

No dia seguinte, seguimos calados para o aeroporto, e ao chegarmos trocamos poucas palavras. Eu não entendia o seu posicionamento e falei que se nosso amor fosse verdadeiro acharíamos uma saída, mas não era tão forte assim. Ilan, por sua vez, só dizia que me amava e que era impossível ficarmos juntos. Já na fila para despachar a bagagem, comecei a passar mal. Tive uma forte falta de ar e Ilan me levou para a enfermaria do aeroporto. Quando o médico me atendeu, eu já estava com as pernas e os braços dormentes. Ilan, preocupado, esperou o atendimento acabar para saber o que estava acontecendo. Veio o diagnóstico, era puramente emocional. Ele pacientemente se sentou por trás de mim para me acalmar. Aos poucos fui me acalmando, mas perdi o voo.

Voltamos para o apartamento, e eu, me sentindo culpada, só dizia que não foi proposital. Ele sentia dores musculares no peito, e disse que isso era normal depois de uma crise de asma. Ficou muito impressionado que eu tive essa crise, porque ele também tinha voltado a ter crises de asma. Eu, porém, nunca tinha tido isso na vida. Na verdade eu realmente fiquei abalada com a forma como o nosso amor estava acabando. Eu deitada na cama, Ilan acariciava os meus cabelos e dizia:

— *Quería ser fuerte para renunciar a todo y quedarme contigo.*

— Fique comigo, Ilan.

— *No puedo.*

Com lágrimas nos olhos, dormimos abraçados. No dia seguinte embarquei no voo para a Suíça com a certeza de que nunca mais o veria.

Ao chegar em casa, pedi o divórcio a Heinrich. Expliquei que não seríamos felizes desse modo. Ele achava que devíamos esperar, que uma separação seria o ideal. Então lhe propus que ficássemos um ano separados, e depois, quem sabe, poderíamos voltar a viver juntos e felizes novamente, mas era necessário ter um tempo. Heinrich aceitou a proposta. Em pouco tempo a advogada concluiu nossa separação. Combinamos de não dividir bens naquele momento, até que tivéssemos certeza do que estávamos fazendo. Confiando, assinei os papéis. Retornamos tranquilos da audiência para casa. Buscaríamos manter serenidade nos dias em que estivéssemos juntos.

Eu já não me importava com o momento, pois meu sofrimento pelo término com Ilan era muito grande. Ele me fez amar Israel a ponto de achar que minha alma tinha ficado naquele lindo país. Israel foi um sonho para mim, me apaixonei desde a primeira viagem, e agora parecia distante. Mesmo afastada do Ilan, eu queria voltar a Israel. Assim, comecei a pensar em fazer o curso e ser guia turística para mostrar as belezas do país, os lugares onde Jesus esteve e os lugares que eu conheci.

Conversando com Heinrich sobre a minha vontade de ser guia turística em Israel, surpreendentemente, ele me apoiou. Eu, mesmo sem entender, aceitei a sua ajuda. Ele pesquisou na internet sobre cursos de hebraico, que me ajudariam no trabalho, e por apartamentos em Tel Aviv. Ele também encontrou uma solução para as crianças. Como eu ficaria cinco semanas fora e retornaria em uma, ele contratou uma senhora que trabalhava na igreja para tomar conta das meninas durante o dia. O principal era que eu também podia finalizar a paixão por Ilan e, quem sabe, reconstruir assim a minha vida com Heinrich. Desse modo, fui sincera e falei sobre isso com ele, que concordou em esperar.

— Heinrich, você vai me visitar em Israel? Quem sabe você gosta e vivemos por lá?

— Angela, tenho o meu trabalho aqui, e isso precisa ser pensado com calma, pois aqui eu sou chefe, e lá precisaria começar. Comece o seu curso e depois verificaremos como faremos.

Heinrich me via sofrer por causa do Ilan e se irritava com razão. Perguntava se eu estava sofrendo por ele, e dizia que nem mesmo as crianças me animavam mais. Eu sofria não só pelo meu amor do passado, mas também por toda a situação. Eu me sentia muito culpada, e a culpa doía, embora em nenhum momento me arrependesse de ter encontrado o Ilan. Eu não queria que fosse assim, as minhas filhas serão minhas filhas sempre, e eu não as incluía nessa história. Heinrich então começou a me fazer acreditar que eu não era forte o suficiente para criar as meninas e me dizia:

— Angela, você é uma boa mãe, porém é uma pessoa instável. Você precisa começar a cuidar de você, você não tem como cuidar das meninas sozinha. Além do mais, você nem terminou os estudos, como acha que vai ajudar as meninas com os deveres da escola? Você também não tem noção do tempo devido à dislexia; como vai cuidar das coisas, esquecendo as horas e os dias?

Eu concordei com ele, pois raramente sabia em que dia estávamos, e somente imaginar que eu não seria uma boa mãe para minhas filhas me causava angústia e medo.

— Uma mãe de verdade, Angela, pensa primeiro nos filhos. Por isso você precisa deixar as meninas viverem comigo. Eu vou cuidar muito bem delas. Sou suíço e sei como cuidar das nossas filhas. Vou ensinar o caminho correto, ajudá-las com os estudos, e poderei ir às reuniões da escola. Vou levá-las ao médico quando necessário. Você sabe que não vai a uma consulta sozinha; como fará? Você esquece o que o médico explica. Assim, como cuidará da saúde delas? Você sabe que pode confiar em mim e que sou um bom pai.

Cada vez que ele falava essas coisas eu me sentia mais incapaz, e, por incrível que pareça, eu acreditava no que ele dizia. Às vezes eu percebia ele me olhar com ódio. Nossa convivência na mesma casa o deixava confuso. Alguns dias ele ficava bem, em outros se fechava em seu mundo interior. Com o passar dos dias, resolvemos contar sobre o divórcio para as meninas. Prometemos sermos sempre amigos e explicamos que com o tempo moraríamos em casas diferentes.

Heinrich entrou no mundo digital. Abriu conta no Facebook, coisa que antes não tinha. Falava com minha mãe e meus irmãos, e buscou amizade com minhas amigas do Brasil pelo Facebook. Alguns amigos me perguntavam do divórcio, era uma situação muito delicada e difícil.

Sofia, única pessoa que sabia de tudo, pois nela eu confiava cegamente, de uma hora para a outra estava diferente comigo. Expliquei que não estava gostando da atitude do Heinrich, de convidar e até mesmo paquerar minhas amigas pelo Facebook. Entretanto, ela dizia que não concordava com o que eu estava fazendo com ele. Era a primeira vez que Sofia não concordava comigo e ficou contra mim. Ela chegou a me dizer:

— Angela, vocês estão divorciados. Heinrich pode ficar com quem ele quiser, pois ele tem o direito de ser feliz.

— Sim, ele tem direito de ser feliz e eu quero que seja, mas precisa ser com amigas minhas?

Achei a atitude da Sofia bem estranha, mas continuei a contar-lhe as minhas coisas. Comecei a me decepcionar com ela, pois era minha amiga confidente, e não esperava que me tratasse dessa maneira. A nossa amizade, para mim, estava acima de qualquer coisa, mas para ela já não era assim. Sempre fui fiel aos meus amigos, e por vezes cometi erros achando que estava fazendo o certo por confiar nas pessoas. Sempre fui sincera em minhas amizades e sentia uma grande decepção.

Voltando para a minha situação amorosa e conflituosa, meu relacionamento com o Ilan, resolvemos nos encontrar uma última vez. Ele dizia que me vendo pelo Facebook, ou por marcação de alguém, ele se sentia muito triste, chorava muito, por dias, e seus amigos já se preocupavam com ele. Ilan chegou a me dizer que doía cada respirar sem minha presença ao seu lado. Eu também sofria muito. Era uma dor imensurável a falta que ele me fazia. Ele foi a Zurique para me ver e conversar. Ficamos juntos por três dias em um hotel na montanha. Conversando sobre as mesmas coisas, ele dizia que me amava muito, mas que o nosso amor era impossível de ser vivido. Apesar de ficar em pânico só de pensar em nunca mais vê-lo, no fundo eu sabia que não seríamos felizes. Existia a culpa por fazer o Heinrich sofrer, e Ilan percebia. Ele me pedia para desistir da ideia de estar em Israel, pois ele sabia que eu queria era ficar perto dele, mas talvez fosse uma forma de me afastar aos poucos, diminuindo o meu sofrimento.

— *Ángela, abandona esta idea de vivir en Tel Aviv. Será difícil para mí. Nunca te olvidaré, mirar tus fotos y saber que estás a cerca de mi me hará sufrir. No soy suficientemente fuerte para quitar la presión de mi familia y verte lejos de tus hijas. No serás feliz sin tus hijas! No escuches lo que te dice Heinrich, puedes y debes criar a tus hijas. Nunca me perdonaría por esto. No tenemos opción.*

— Ilan, por favor, eu aceito ficar longe de você, mas não some de vez da minha vida.

— *Ángela, no puedo soportar esta situación, necesito desaparecer.*

No carro, descendo a montanha, começou a tocar a música *I Will Always Love You*, da Whitney Houston, que era a nossa música.

— Ilan, esta é a nossa música.

— *Yo lo sé. Es nuestra historia.*

Retornamos para o hotel e nos sentamos na cama mais uma vez para conversar. Aquele quarto de madeira rústica e cortinas leves e brancas já não tinha o mesmo esplendor que teria se estivéssemos nos amando. Nós dois sofríamos e chorávamos juntos. Arrumamos as nossas coisas e seguimos para o aeroporto. Antes do seu embarque para Israel, demos o último beijo e o último abraço. Ao chegar a Tel Aviv, ele me enviou uma mensagem dizendo que chorou o voo inteiro. Relatou que após o pouso, ainda no avião, tocou nossa outra música, Hotel Califórnia, que amamos. Naquela semana, me enviou a seguinte mensagem.

*"Angela, adelante no te fíes en Heinrich, ya no es tu amigo y el vá a querer vengarse de ti. Cuida a tus hijas, concéntrate, es fuerte. Necesitas reaccionar, creer en ti mismo. Eres una madre maravillosa. No vengas a Israel, tu empeorarás las cosas.*

*Quiero que tu saves que mi último respiro yo pensaré en ti, me duele mucho, pero vamos a conseguir, te deseo suerte, por favor guarda las cosas buenas e sigue adelante!"*

Eu não conseguia ver as coisas como ele, de forma tão clara. Ainda queria ir para Israel, ficar perto dele e estudar. Achava que poderia ser melhor para o Heinrich e para mim, mas tinha dúvida se valia a pena. Esse foi o nosso último contato, pois Ilan me bloqueou nas redes sociais, e os amigos em comum, e ficamos sem nenhuma forma de comunicação. Apesar de ele me avisar que faria isso e que seria melhor para nós dois, fiquei muito abalada.

Resolvi ir estudar em Israel. Eu estava muito mal, chorava dia e noite. As conversas com Heinrich não me faziam bem. Sempre era a mesma coisa, eu era incapaz. Também entendia que devia ser difícil para ele me ver sofrendo por outro homem. Quando lhe falei da minha decisão, ele me ajudou a organizar tudo. Eu achava que a distância podia nos aproximar, e ele concordava que havia uma possibilidade. Organizamos tudo e avisei a Sofia da minha decisão. Conversei sobre a possibilidade de ela cuidar das meninas na minha ausência. Também pedi que cuidasse da sua família no Brasil, pois todos eram muito bons para ela. Nesse momento ela me apoiou e voltou a dizer:

— Sinto por você e pelo Heinrich. Sei que a situação é delicada. O que precisar de mim, estarei por aqui.

Viajei para Israel com tudo certo. Aluguei um quarto no apartamento de Tamara, a amiga de Daniele. Ela é carioca e vivia em Ramat Gan. Acertei o curso de hebraico com uma *Ulpam* em Tel Aviv. Ao chegar lá, bateu uma profunda tristeza, pois não teria mais o Ilan ao meu lado. Comecei as aulas de hebraico, o que me distrairia. Eu pensava nele e também no Heinrich, e como seria recomeçar. Forçava a mente para me lembrar de como foi o nosso começo e os bons momentos. Porém Ilan voltava aos meus pensamentos. Não entendia por que me castigava assim, apesar de achar que eu tinha de aceitar esse castigo por fazer Heinrich sofrer.

Comecei a frequentar as aulas à tarde. Chegava em casa por volta das sete horas. Pela manhã, às vezes, acordava sem forças para levantar. Passava horas deitada, chorando, em depressão. Pensava no que tinha feito ao Heinrich e sentia a dor da ausência do Ilan. Meu ex-marido e eu conversávamos por telefone diariamente, e ele até me enviou uma música que eu gostava de ouvir na missa da igreja, *Behütte mich Gott*. Quando escutava, chorava mais ainda. Enquanto estudava, não pensava, mas depois voltava ao meu casulo de sofrimento.

Tamara só me via nos fins de semana, pois eu passava a manhã na cama e a tarde fora de casa. Quando ela entrava no meu quarto, me via deitada e com olhos vermelhos e inchados de tanto chorar, despenteada, desanimada e me sentindo culpada. Ela até tentava me animar. Fazia uma gostosa sopa de verduras, sentava ao meu lado e conversava comigo. Ela era uma mulher extrovertida e extravagante, tinha pulso forte e fazia o que queria; dizia: "Fodam-se os outros." E me falava:

— Já, já, você ficará bem. Você está passando por um luto, e logo acaba. Uma mulher não trai quando está feliz. Você recusou o Ilan quando suas filhas eram menores, você resistiu. Quando ele apareceu de novo, você precisava de alguma coisa que te levou a encontrar o amor. Em um relacionamento não existe só um culpado, aprenda isso! Você também está sofrendo por estar longe das suas filhas.

— Eu prefiro ficar longe de casa, da família e das minhas filhas, pois só consigo chorar, preciso me fortalecer para voltar e ficar com as meninas.

Ela foi uma boa amiga, sempre tentando me animar. Às vezes eu ia com ela para o seu trabalho. Ela cozinhava para os eventos da embaixada. Eram salgadinhos maravilhosos, os famosos rissoles, coxinhas, empadas, entre outras iguarias brasileiras. Conversávamos por horas sobre a vida e relacionamentos. Um dia, combinamos de sair juntas. Tamara foi me buscar no meu curso, que por sinal ficava bem próximo da casa do Ilan. Sentamo-nos em um bar próximo à escola e ao consulado brasileiro para beber algo e conversar. Mostrei a direção da casa do Ilan para minha amiga. Ela me convidou a provar um espumante chamado Lambrusco, estilo prosecco, e me falou que não era forte, quase como um refrigerante. Eu não bebia nada alcoólico, e bebemos uma garrafa. Eu, claro, falando de Ilan, até que, num instante de devaneio, levantei-me e fui até o apartamento dele. Ao chegar à portaria, eu tinha a senha. Entrei tremendo e arrependida, mas já que estava ali, continuaria. Toquei a campainha, e Ilan olhou pelo olho mágico e não abriu. Toquei mais duas vezes e bati na porta, nada. Desci o prédio desiludida. Tamara, ao me ver voltar, imaginou o que tinha acontecido e me disse:

— Os israelenses são complicados; bem-vinda ao clube. Esses babacas são umas pestes. Quando querem, nos procuram, e quando não, nos ignoram.

Voltamos para casa e eu me deitei, muito triste. No dia seguinte, quando acordei, tinha uma mensagem no meu celular.

— *No vengas más a mi apartamento. Si vienes, llamaré la policía.*

Fiquei completamente desorientada ao ler. Tamara pegou o meu celular e ficou indignada também. Gritou:

— Filho da puta! Eles são assim aqui, bloqueiam a mulher em tudo quando não a querem mais.

Nesse mesmo dia Sofia me procurou, e eu, envergonhada, não quis contar o que havia acontecido. Fazia muito tempo que ela não me procurava. Já começou a conversa perguntando:

— Como está o Ilan? Vocês se encontraram?

— Sim, Sofia, vou encontrá-lo mais tarde em um concerto que acontecerá no deserto.

— Angela, você então desistiu do Heinrich?

— Ainda não sei o que vou fazer.

Todas as vezes que Sofia me ligava, perguntava pelo Ilan, e eu sempre confirmava que o estava encontrando e que estava tudo ótimo, pois sentia vergonha de ter sido bloqueada. Para o Heinrich eu falava a verdade. Vivia para o curso, e quando saía, era com a Tânia. Ilan reapareceu na minha vida em 2015 e desapareceu definitivamente em 2016. Com o tempo, comecei a reparar que Heinrich e Sofia estavam on-line sempre ao mesmo momento. Resolvi perguntar a ela, que me confirmou que eles se falavam sempre, até que me disse:

— O Heinrich me enviou uma mensagem pedindo para conversarmos. Eu estou passando a palavra de Deus para ele.

— Sofia, o Heinrich não precisa de você para isso. Você não fala alemão e ele é um diácono. Ele tem vários padres ao seu redor que são amigos dele. Acho melhor você evitar falar com ele.

— Me desculpe, Angela, mas eu não vou negar a palavra do Senhor para ninguém.

— Não acho conveniente uma mulher pregar para um homem, pode dar confusão. Por favor, não fique entre mim e o Heinrich.

Nesse momento, achei que o Heinrich queria jogar a Sofia contra mim. Não era ciúme, era medo de ele manipulá-la e a nossa amizade acabar. O que eu e Heinrich estávamos passando pertencia somente a nós dois e a mais ninguém. Ela era minha sobrinha e amiga, mas não tinha o direito de se meter, pois eu confiava nela e contava todas as minhas questões, para desabafar. Muito estranho, ele falava em alemão e ela usava um tradutor para falar com ele. Depois que falei sobre esse assunto com ela, os telefones deles nunca estiveram on-line ao mesmo tempo.

Cinco semanas se passaram, e eu voltei para casa. Heinrich estava bem tranquilo e ficava um bom tempo no computador. Eu percebia que ele falava com uma mulher pelo Skype, então lhe disse:

— Você pode conversar com a irmã da minha amiga Tamara, que tem a minha idade, além de ser bonita. Ela mora no Rio de Janeiro e eu não conheço. Não faça como a maioria dos suíços que, quando se separam, procuram uma mulher conhecida da ex-esposa, buscam alguém do mesmo círculo de amizades. Isso é uma afronta. Você pode achar prático, mas eu não acho. Com quem você estava falando, Heinrich?

O silêncio se instalou. Logo ele aceitou conversar com a irmã da Tamara. Eles passaram a conversar sempre, e ela sempre me contava o que ele falava. Eu torcia para ele ser feliz e encontrar uma boa mulher que não sentisse ciúmes de mim, afinal, tínhamos as crianças, e Heinrich não podia mudar seu comportamento com elas.

Nessa época, entrei em contato com a Sofia e solicitei que me enviasse as minhas fotos com Ilan que ela estava guardando. Para minha surpresa, ela me informou que ocorreu um problema em seu computador, e que por isso perdeu todas as fotos. Fiquei bem triste, pois eram as únicas que eu tinha de nós dois. Dias depois, voltei para Tel Aviv para continuar os estudos de cinco semanas. Eu me saía bem, mas era bem puxado e precisava me aplicar.

Quando estava na Suíça, deixava tudo organizado, roupa lavada, casa limpa e alguma comida congelada. Heinrich, que sempre se mantinha distante, quando eu chegava acabava se aproximando, e até saíamos com as crianças para passear. Conversávamos sobre as meninas, sobre a mulher que cuidava delas, sobre Israel, pois eu sempre o convidava para ir lá. Tínhamos uma relação amigável.

Mas quando voltava para Israel, não me sentia bem. Tinha crises de pânico. Até parecia que eu estava com algum problema no coração. Cheguei a fazer diversos exames, terapia com psicólogo, massoterapia e tratamento espiritual. Como o Heinrich fez um plano de saúde internacional, quando viajava eu podia ir ao médico quando precisasse. Havia muitas coisas boas; as amizades, o curso e a cidade era linda, mas eu não me sentia feliz.

Em Israel fiz diversas amizades. Uma delas foi com a Raquel, uma senhora que me foi apresentada pela Daniele, uma pessoa incrível. O mais interessante é que eu havia sonhado com ela antes de conhecê-la. No sonho eu estava vestida de noiva; meu vestido era creme, de linho. Eu caminhava descalça sobre um solo vermelho e seco, parecido com o sertão brasileiro, seco, árido e com plantas da região. De repente, Raquel surgia vestida com uma típica roupa indígena de pajé; aparentava ter oitenta anos de idade. Raquel pegava minha mão e me conduzia até uma casa taipa, fechada por uma meia porta; o piso era de terra e havia apenas uma cadeira no centro da sala. Eu sentava ali, a pedido de Raquel, que fazia tranças em meu cabelo e me rezava uns mantras. Depois ela me mostrava um porão escuro, e ao olhar para ele, acordei.

Raquel era maravilhosa, conhecia as pessoas e a saúde pela leitura dos pés. Ela podia ver os sentimentos e como estavam os órgãos. Ao ler os meus, acertou em cheio. Ficamos bem amigas. Ao contar o meu sonho para ela, me informou que em outra vida tinha sido uma Chayene, ou seja, uma chefe indígena. Apesar de não saber nada sobre reencarnação, a coincidência com o meu sonho foi grande. Até hoje ela me liga de Israel para saber como estou.

Em Tel Aviv, saía de vez em quando com a Tamara. Ela sempre saía com os amigos para a praia e insistia para eu ir junto, pois não queria me ver isolada no quarto, em profunda tristeza e com medo. Em uma determinada noite, saí com minha amiga, mesmo me sentindo mal. Estava com muita dor de cabeça e tomei um remédio forte para dores. Chegando lá, bebi com o pessoal, apesar de não estar acostumada. Pedi uma taça de Lambrusco. Quando dei o último gole, estava totalmente tonta e não conseguia andar direito. Avisei a Tamara que pegaria um táxi para casa, pois começava a sentir medo. A mistura do remédio com a bebida não fez bem. Tomé, um israelense, amigo do grupo, que tentava puxar conversa comigo, se ofereceu para me levar para casa, pois já estava de saída e a casa da Tamara ficava no caminho. Aceitei a carona e foi a melhor coisa que fiz, pois ele me ajudou a chegar ao carro. Minha crise de medo às vezes se transformava em risos. Eu dizia para ele que não estava acostumada a beber e ele dizia para eu não me preocupar e confiar nele.

— *Angie, you can trust me.*

Quando chegamos, ele subiu comigo até a porta do apartamento. Sozinha, não creio que conseguiria. Tentei agradecer com o meu péssimo inglês:

— *Tomé, please, don't think bad about me.*

— *Don't worry, Angie. It's okay.*

No dia seguinte ele me enviou uma mensagem. Eu não me lembrava se em algum momento dei o número para ele ou se foi a Tamara que informou. Então Tomé, extremamente simpático, me perguntou:

— *Angie are you okay? Can I meet you sober? (smiles).*

Tamara me incentivava a sair, pois dizia que eu não tinha nada a perder:

— Angela, o que você tem a perder? Sai com o Tomé, vai se divertir um pouco. Ele é um fofo e não te fará nenhum mal.

Desse modo, resolvi seguir o conselho da Tamara e fui jantar com ele. Embora o meu inglês não fosse bom, ele conseguia me entender e me fazer entendê-lo. Tivemos uma noite agradável, conversamos muito e depois ele me levou para casa. Antes de nos despedirmos, convidou-me para sair novamente e eu aceitei. No dia seguinte, Tomé me buscou na escola de hebraico e fomos para um bar. A região do curso era bem interessante, próximo a bares e restaurantes, e havia empresas e consulados. Tomé era educado e estava sempre sorridente e cheiroso. Ele era loiro, tinha cabelo liso, olhos verdes e lábios carnudos, e cerca de 1,74 m. Praticava esportes e possuía braços musculosos.

Era querido por todos os amigos, pois sua paz interior contagiava as pessoas.

Outra vez, ele me levou para tomar café da manhã em um restaurante à beira-mar. Um lugar lindo, decorado em azul-marinho e branco, estilo marinheiro. Havia mesas, lounges, sofás brancos com almofadas azuis, mesas altas de fibra de *rattan* e uma vista espetacular. Passei momentos muito agradáveis, foi um dia muito gostoso. Depois passeamos pela areia da praia e fomos até o museu, que eu já conhecia, pois havia visitado anteriormente com o grupo religioso. Ao levar-me para a casa da minha amiga, ele já marcava o próximo encontro.

Era a época da festividade judaica, *Pessach*, que dura uma semana, em que os judeus não podem ingerir trigo de forma alguma. O comércio retira tudo de trigo das prateleiras, e em Israel não há nada de trigo para comprar. Eu sofri muito, por ser viciada em glúten. Adoro tomar o café da manhã com um pãozinho, e foi difícil me acostumar. Porém Tomé conseguia pães para mim, que comprava em uma padaria russa onde não havia o costume judaico. Isso me dava muita alegria.

Certa vez ele me buscou e fomos para o seu apartamento. Passamos horas conversando e ele me contou toda a sua história. Era divorciado, com trauma por ter sido traído. Tinha três filhos, e ele e a ex-mulher mantinham a guarda compartilhada dos meninos. Apesar do sofrimento que passou em seu casamento, nunca faltou nada aos filhos. Cuidava deles com muito carinho e atenção. Eram dois adolescentes, um de 15 anos e outro de 13, e um menor, de 10. Tomé nunca deixou o problema no seu casamento atingir os filhos, e isso ajudava muito, pois separação mal resolvida afeta diretamente o emocional das crianças. Inclusive ele me dizia que eu era uma boa mãe, pelo que ficou sabendo da minha história, e me dava forças para cuidar das minhas filhas. Pedia que eu não ouvisse o que os outros diziam e para seguir o meu coração, fazer o melhor para elas e para mim.

Com Tomé conheci bem Israel. Fomos a diversos lugares, do sul ao norte, do leste ao oeste. Quanto mais conhecia, mais me apaixonava pelo país. Lembro que fomos até Eilat, no Mar Vermelho. Foi emocionante estar nesse lugar que, conforme a Bíblia, foi onde os judeus atravessaram para se salvar da opressão do Egito. Ficamos em um lindo e moderno hotel próximo ao aeroporto. Tudo na região é lindo, porém o calor é terrível. Chegava a 47 graus, a ponto de dar choque térmico ao sair do carro que estava com o ar condicionado ligado. No segundo dia, fomos caminhar na praia, mas acabei me machucando. Pisei em um ouriço e precisei ser atendida no hospital. É terrível pisar nesse bichinho. São diversos espinhos que entram no pé, a ponto de a enfermeira precisar cortar apenas a parte dele que fica de fora. Deixei de molho um tempo para amolecer. A parte que fica dentro se desfaz com o passar de três semanas, e isso sentindo dor e sem pisar no chão.

Tomé era um homem atencioso e era muito bom estar com ele, e essa aproximação fez com que a gente se envolvesse. Eu sempre fui muito sincera com Heinrich, então resolvi contar sobre o Tomé para ele, pois via a possibilidade de morar em Israel com as minhas filhas. Havia uma escola suíça em Tel Aviv, o que ajudaria nos estudos e na adaptação das meninas. Elas poderiam aprender a língua local e estudar em alemão. Para minha surpresa, Heinrich aceitou a ideia das meninas viajarem para conhecer o país e o Tomé. Assim, me ajudou a pagar as passagens, e elas passaram as férias conosco. Logo Tomé e as meninas ficaram próximos, pois ele cozinhava para elas, organizava os passeios e era muito carinhoso. Eu me sentia protegida e estava feliz. Porém, Tomé achou muito estranha a reação do Heinrich. Achava que ele tinha concordado rápido demais para alguém que estava com o coração machucado. Pediu que eu não confiasse nele e tivesse cuidado, pois podia estar aprontando algo ruim.

Minhas filhas amaram Israel e ficaram amigas das filhas da Daniele, que têm idades bem próximas. Elas também conheceram diversos lugares, inclusive o meu curso de hebraico. Eu sempre explicava que a mamãe e o papai eram amigos e estavam seguindo caminhos diferentes, mas que nada mudaria para elas, que o nosso amor sempre seria o mesmo pelas duas. Passamos dias incríveis nessas férias.

A vida estava bem tranquila e Tomé me ajudava sempre, principalmente com o idioma. Conheci pessoas incríveis, e uma delas foi o avô dele, um sobrevivente de Auschwitz, na Segunda Guerra Mundial. Ele ainda tinha em seu braço a tatuagem do seu número no campo de concentração. As pessoas eram tratadas como coisas e não como pessoas, com nomes. Era muito bom conversar com ele e ouvir suas histórias. Ele era bem idoso e precisava de aparelho de oxigênio para respirar, mas nunca deixava de contar seu passado. Sua esposa era bem delicada e nos recebia com muito carinho, servindo sempre biscoitos e chás. Saíamos da casa do avô tranquilos e felizes; sentíamos paz ao seu lado.

Entretanto, nunca conheci os pais do Tomé, pois eles não me aceitavam por ser uma estrangeira. Na cultura judia, os estrangeiros são bem-vindos para trabalhar e ser amigos, mas não para entrar na família. Os homens se casam com as mulheres da própria religião e depois as traem com as *goias*, como são chamadas as estrangeiras, tidas como mulheres de menor valor. Para uma aventura a estrangeira serve, mas para casar e entrar na família é raro. A mulher tem que fazer a conversão, e em alguns casos nem isso eles aceitam.

Aos sábados acontecia o ritual do *Shabbat* com a família do Tomé, e eu não podia participar. Eles não me aceitavam por eu não ser judia, então eu aproveitava e passeava com Daniele. Ela conhecia o ritual e me ensinava. Era incrível, muito bonito. Minha amiga havia se convertido ao judaísmo e me falava sobre a cultura e a religião, mas, apesar de me encantar com o que aprendia, ainda não estava convencida de que queria deixar de ser cristã.

Para que eu pudesse ficar no país legalmente, Tomé providenciou os meus documentos como namorada dele. Embora não pudesse ficar direto em Israel, pois precisava voltar para casa para ver minhas filhas, eu viajava a cada cinco ou seis semanas entre Zurique e Tel Aviv. Porém esse documento me dava segurança para estar ali. Pela manhã, eu ficava na casa da Tamara, essa pessoa incrível que me acolheu e à qual eu podia contar de tudo sem julgamentos. No fim da tarde, Tomé me buscava e ficávamos juntos.

Certo dia, fui embora da casa do Tomé e me esqueci de pegar a minha agenda onde estavam todas as minhas anotações sobre o Ilan. Ao ler a agenda, Tomé ficou bem triste, pois, apesar de saber que eu não tinha contato com o Ilan, ao ler sobre meus sentimentos ele ficou bem entristecido. Realmente não encontrei mais o Ilan. Depois do último episódio em sua porta resolvi não mais procurá-lo. A única vez que o vi foi um dia em que marquei de me encontrar com a Tamara após a escola, em uma pizzaria; ao esperá-la sentada em um banco na rua, próximo à escola, defronte da embaixada brasileira, Ilan passou rapidamente e não me olhou, e seguiu a passos largos. Ele me reconheceu pelas costas e passou rápido. Eu o reconheci também pelas costas quando ele passou, e nesse momento Tamara me ligou e disse que foi direto para a pizzaria, não muito longe dali. Fui caminhando e o percebi me seguindo, olhando por detrás de um caminhão, sempre se escondendo entre um edifício ou um carro. Meu coração disparou. Não entendia por que ele fazia isso, por que não falava simplesmente comigo, e me bateu uma tristeza enorme vê-lo me seguir. Quando cheguei à pizzaria e encontrei minha amiga, ela percebeu que ele me seguiu, pois ele olhava do outro lado da rua. Eu estava sentada de costas para a rua e não podia vê-lo, mas ela sim. Ele ficou por um tempo olhando, e às vezes caminhava até a entrada da pizzaria. Tamara me dizia que ele ia entrar, mas desistiu e foi embora, levando meu coração com ele. Eu chorei e as lágrimas caíram ali mesmo, porém em nenhum momento me virei para olhá-lo; em meu coração eu dizia: *"Adeus, Ilan. Take care."* Depois, nunca mais.

Nessa época o Heinrich me pediu para voltar uma semana mais cedo pra casa, pois ele faria uma viagem para um mosteiro onde passaria os dias rezando, meditando e, segundo ele, pensando em nossa situação. Cheguei a achar que ele realmente não estava bem, pois quando começamos a namorar e ele estava confuso com o seu casamento, ele foi meditar. Era época de provas no meu curso, expliquei que precisava voltar, e me foi permitido fazer as provas por e-mail.

Antes de voltar à Suíça, sonhei que eu estava voando com um anjo segurando a minha mão. Fomos até o aeroporto de Zurique e Heinrich estava lá com um buquê de flores na mão. Na mesma hora pensei que ele estava me esperando no aeroporto e que as flores eram para mim. Entretanto, o anjo pediu que eu prestasse atenção. Então, quando olhei novamente para baixo, vi a Sofia saindo no desembarque. Os dois se olhavam, se abraçavam e se beijavam. Acordei assustada, pensando que estava impressionada devido à conversa que tinha tido com ela a respeito da aproximação com Heinrich.

Também tive outro sonho na mesma semana, uma noite antes da minha viagem. Eu estava em um deserto de areia. Estava muito quente, e eu, perdida, não sabia em qual direção deveria ir. O sol queimava o meu corpo. Não tinha forças para continuar, pois estava com sede e não havia água. Conforme eu caminhava, minhas pernas desciam pela areia fofa e quente, e o calor já não me permitia abrir os olhos. Foi quando caí ao chão pedindo ajuda a Deus, e disse:

— Senhor, eu entrego a ti o meu espírito. Perdoe-me por tudo que fiz. Não sou a pessoa que o Senhor esperava. Somente te peço para ficar comigo na hora da minha morte.

Nesse momento uma sombra cobriu o meu corpo e uma voz masculina, grave e ao mesmo tempo suave, disse:

— Angela, abra um buraco no chão.

— Senhor, vou abrir o meu próprio túmulo?

— Abra um buraco, Angela.

Busquei forças e me sentei para cavar. O suor escorria pelo rosto. Quanto mais eu cavava, mais areia aparecia.

— Senhor, eu não consigo cavar!

— Tente novamente, e quantas vezes for preciso. Você vai conseguir. Olhe para o buraco.

— Só vejo areia, Senhor!

— Olhe com atenção.

— Não vejo nada.

— Olhe direito, Angela.

Mais uma vez olhei e o buraco se abriu, e lá estavam, como num filme em uma tela de televisão, a imagem de Heinrich e Sofia passeando juntos na Suíça. Vi-os caminhando pela ponte de Luzerna, de madeira antiga. A voz me disse um texto bíblico:

— *"Maldito o homem que confia no homem."*

Logo acordei, e estava toda molhada de suor. Precisei me levantar e trocar de roupa. Suei tanto que até o colchão estava úmido. No dia seguinte, segui com a Tamara para o aeroporto e contei o sonho. Ela me perguntou:

— Angela, você confia na sua sobrinha? Você não a conhece desde pequena, pode ser que ela não tenha tanto amor assim por você.

— Eu confio nela, Tamara. Eu estou impressionada e por isso sonhei.

Eu cheguei em casa em um dia, e no outro Heinrich viajou, levando diversas roupas novas que eu não conhecia. Fiquei feliz por perceber que ele estava se cuidando. Agora eu estava ali, desejando a Heinrich uma boa viagem. Ele abraçou as meninas e partiu. Fiquei uma semana sozinha com as minhas filhas; foi ótimo. Apesar de ainda sentir tristeza no coração, eu não as deixava perceber. Diariamente conversava com Daniele e Tamara. Elas queriam saber como estávamos eu e as meninas. Minhas filhas aproveitaram para colocar o assunto em dia, entre outras questões, e me contaram sobre a senhora que cuidava delas. Era uma pessoa muito dedicada e as meninas se sentiam bem com ela. Porém me contaram algo que achei estranho: o pai agora só vivia no computador e estava sem paciência com elas.

Heinrich voltou de viagem, e estava alegre e diferente. Perguntei como foi no mosteiro e ele somente me disse que foi muito bom. No dia seguinte, quando ele saiu, esqueceu sua pasta com o iPad dentro. Eu estava lavando os pratos do almoço quando ouvi o eletrônico tocar com a chegada de mensagem de um chat. Continuei a lavar, mas não parava de tocar. Achei aquilo estranho e resolvi olhar. Embora não tivesse a senha do aparelho, poderia pelo menos colocar no silencioso. Quando abri a pasta e peguei para baixar o volume, vi na tela diversas mensagens em português. Elas declaravam amor, paixão e cumplicidade de uma tal Sofia Silva, "pseudônimo" que considerei não muito difícil de decifrar. Nelas ela se referia à viagem da qual tinham acabado de voltar.

Eu não podia acreditar no que estava lendo. Eles se falavam pelo Skype para eu não os ver. Ela falava com ele pelas minhas costas. Agora me imagine lendo essas mensagens para o meu ex-marido de alguém em quem eu confiava e a quem contava tudo sobre a minha vida. Que dizia ser minha amiga e confidente, além de sobrinha. Fazia apenas cinco meses que estávamos todos juntos no Brasil com a família, e ela dormindo no nosso apartamento do hotel junto com as meninas, porque até então eu dormia com Heinrich. Era tão confuso e nojento aquele sentimento! Alguém que convivia dentro da minha casa e que tinha acesso a tudo meu. Para não haver dúvidas, peguei o meu celular e tirei fotos das mensagens. Fui lendo tudo o que aparecia na tela do iPad e tirando fotos para ter certeza do que estava acontecendo, para não achar que meus olhos me enganaram. Tive certeza de que era ela, pois ela citava os nomes de pessoas da família.

Por que ela fez isso? Eu confiava tanto nela! Com que direito? Meu divórcio com Heinrich ainda não estava finalizado. Ela falava também de orar. Como assim? Para Deus protegê-lo de mim? Ainda morávamos na mesma casa e não tínhamos feito a separação de bens. Foi uma grande decepção. Em meus pensamentos passavam mil coisas, mas eu não esperava isso da Sofia. Ela morando no Brasil e sem falar alemão, como podiam estar tão apaixonados sem contato? Amor não acontece assim. Doeu muito, porque eu a considerava como uma irmã, uma amiga de verdade, e o que ela fez me deixou em choque.

Eu não sentia ciúme do Heinrich e sabia que ele procuraria se vingar de mim. Mais cedo ou mais tarde ele teria outra mulher e estaria tudo bem, mas não imaginaria que seria a minha sobrinha. Ela queria um marido igual ao meu e uma oportunidade para morar na Europa. Eu sabia disso, chegou a se relacionar com o Rudolf, mas viu que ele queria apenas usá-la como mulher, passear e nada mais. Cheguei a falar que a ajudaria a arrumar um homem bom, que fosse um marido dedicado, pois bem sei que se preocupava por não estar casada com a sua idade. Ao lembrar-me de tudo isso, senti nojo, e às vezes raiva. Em outras vezes, senti pena da Sofia. Após ler as mensagens e tirar as fotos, guardei o iPad no mesmo lugar. Heinrich ainda não tinha desfeito a mala da viagem e a deixou em cima da cama. Eu abri para olhar e lá estavam diversos bilhetes com a letra da Sofia. Era uma técnica que ela tinha me ensinado para usar com o Ilan, deixar bilhetes para o homem não nos esquecer. Nos bilhetes havia as mesmas mensagens do Ipad, então resolvi jogar todos fora, pois se ele já os tivesse visto, saberia que eu os vi também e viria falar comigo. Entretanto, ele retornou da rua e não percebeu nada, e ficamos cada um no seu canto, tranquilos. Eu dormindo no quarto do andar térreo e ele no do andar de cima.

Eu havia tido uma decepção com Heinrich tempos antes, pois ele queria anular o casamento religioso com a ex-esposa, mãe das suas três filhas. Eu não concordei, pois era um absurdo anular um casamento de dezesseis anos, mesmo ele dizendo que era para se casar comigo na igreja católica, e não permiti. Seria uma atitude que machucaria a ex dele e as filhas. Para mim seria como cuspir no prato em que comeu, mas ele não pensava assim, achava normal. Heinrich, como divorciado, não poderia trabalhar na igreja após a aposentadoria, mas se ele anulasse o casamento e se cassasse novamente pelo religioso, seria encarado pela instituição de forma diferente. Mesmo casado comigo, vivendo junto, precisaria casar-se na igreja, pois o casamento religioso é considerado eterno. Heinrich então conversou com a ex-esposa, que concordou. Como eles foram casados na igreja por um padre amigo que não fez durante a cerimônia as perguntas de praxe: "Você aceita fulano como seu legítimo marido... fulana como sua legítima esposa...", e as demais perguntas, ele entrou com um pedido de anulação na administração da igreja católica. Para comprovar, levou os áudios para mostrar como foi o casamento. Após a assinatura do papa, o casamento estaria anulado e Heinrich poderia casar-se novamente.

Eu não via razão para tal atitude. Na época, tínhamos uma vida feliz e suas filhas conviviam bem conosco. No seu aniversário de 50 anos, suas filhas vieram com a mãe e seu novo parceiro. Promovi uma linda festa. A casa estava toda decorada, e meu amigo, cozinheiro de mão cheia, preparou um maravilhoso menu de entradas. Era só paz e felicidade; por que mudar isso? Também fizemos uma festa para comemorar os 80 anos da mãe dele, minha sogra amada. No dia, promovemos um passeio de charrete pelo centro histórico de Stein am Rhein, e ela ficou muito feliz e agradecida. Eu sempre tinha para trazer paz e união. Não queria magoar ninguém, e tudo podia ficar como estava. São coisas de que vamos lembrando, e vai compondo o caráter da pessoa.

Quatro dias após Heinrich ter retornado da viagem com Sofia, ele me enviou mensagem pelo WhatsApp pedindo para eu subir e dormir na cama com ele. Dizia que estava excitado pensando em mim e me pedia para fazer amor gostoso com ele, como nos velhos tempos. Que podíamos mudar tudo se eu subisse. As crianças já estavam dormindo, por volta das 23 horas. Não pude acreditar no que estava lendo. Claro que não aceitei e respondi que o nosso casamento tinha acabado, e agora éramos amigos e pais das nossas filhas. Também falei que ele pensasse na namorada dele e não em mim, apesar de ele nem desconfiar de que eu tivesse lido as mensagens e os bilhetes. Ele ainda insistiu, e fui obrigada a dizer que não o amava mais. Aquilo era o fim. Para mim é certo: tenho nojo de imaginar estar com uma pessoa envolvida com alguém que eu conheço. Heinrich me perguntou: "*Tem certeza que não queres subir? Você gostava tanto de estar comigo.*" Porém novamente lhe relembrei pensar na sua namorada.

Alguns dias se passaram e eu recebo uma carta registrada da Justiça me obrigando a sair da minha casa em um prazo máximo de cinco dias. Também citava que eu somente poderia sair com minhas roupas e utensílios pessoais, e que as nossas filhas ficariam com Heinrich. Aquela carta me deu um choque. Fiquei tão nervosa que não conseguia entender todo o conteúdo. Senti uma profunda raiva. Era a vingança por eu não ter-me deitado com ele. Eu não sabia o que fazer. Entrei em contato com a minha amiga e comadre Adriana, que tinha voltado a viver no Brasil, porém sempre tivemos contato e muita confiança. Contei tudo o que estava acontecendo, e ela imediatamente ficou revoltada, pois conhecia a Sofia e como eu era com ela. Adriana tinha ficado no hotel no Rio Grande do Norte conosco. Minha amiga me disse que não concordava com a relação que eu tive com o Ilan, mas que era um absurdo uma pessoa da família ter essa atitude. Então me aconselhou a escrever uma carta para a Sofia, colocando tudo para fora. Sofia havia falado que tinha viajado para a Bolívia, e não para a Suíça. Foi uma grande traição. Ela dormia em nossa casa, brincava com minhas filhas, comia da minha comida e era minha confidente. Depois de enviar a mensagem para Sofia, bloqueei-a em todos os canais de comunicação.

Atordoada com a traição e com a carta da Justiça, eu enviei mensagens para a irmã e o irmão da Sofia, e anexei todas as fotos das conversas dela com o Heinrich. Contei como era a nossa amizade, a relação dela com as minhas filhas, a liberdade que tinha em nossa casa. Mostrei a carta da Justiça, pois ela estava tramando por trás de mim, queria ficar com meu ex-marido, com a casa e com as minhas filhas. Eu não tinha dinheiro algum e em cinco dias iria para a rua. Em nosso divórcio, ele ficou de me pagar pensão de 2.000 francos por mês até que fizéssemos a separação de bens, mas parou de cumprir o acordo quando cheguei de Israel e não pagou mais.

Eram 22 horas e eu já estava deitada no quarto, quase dormindo. As crianças já dormiam. Não havia falado nada para ele. De repente escuto os passos dele descendo correndo as escadas. Eu cochilava de bruços quando ele entrou no meu quarto e pulou sobre o meu corpo, enfurecido, com ódio, transtornado, dizendo:

— Você não vai estragar os meus planos. Você não vai destruir a minha vida.

— Heinrich, você está agindo de má-fé comigo. Que história é essa de me tirar as minhas filhas?

Ele apertava o meu pescoço muito forte e gritava:

— Você vai ficar sem nada. Sai da minha casa! A casa é minha!

Para conseguir sair dali, tentei pegar o vaso que estava na mesinha ao lado da cama para bater nele e fugir, mas esse caiu no chão e se quebrou. Chiara começou a me chamar do seu quarto, então pedi que ele se acalmasse. Ele me empurrou com força e eu bati a cabeça. Logo fiquei tonta e sentindo enjoos, mas precisava ficar calma para ele poder sair do quarto. Ele se levantou gritando e eu fiquei sentada no chão, com a cabeça rodando. Gritava que me odiava e que eu não iria destruí-lo. Ele saiu correndo, passou pela Chiara e subiu as escadas. Minha filha entrou assustada no quarto e me viu sentada no chão; ficou apavorada. Falei pra ela:

— Filha, volte para o seu quarto, ou melhor, vá para a cama da Brigitte e fiquem juntas, e não saiam de lá por nada, eu já vou lá ver vocês.

Chiara obedeceu e voltou para o quarto. Eu continuei sentada para me recuperar da tontura e ouvi-o conversando com a sua irmã. Ele dizia que perdeu o controle e tinha vontade de me matar. Ela pediu que ele chamasse a polícia e dissesse que eu o provoquei e o agredi primeiro. Assim ele fez, e mais que depressa peguei o meu celular e também liguei pedindo ajuda. Ele entrou no quarto e limpou os cacos do jarro quebrado e enxugou a água que havia caído no chão. Quando os policiais chegaram, ele foi ao portão e contou a sua versão. Disse que eu havia descoberto que ele tinha uma namorada e não aceitava o fim do nosso relacionamento, falou que eu o provocava, que eu o ataquei, e me empurrou para se defender. Eu escutava tudo do meu quarto. Eu fiquei impressionada com sua capacidade de mentir e manipular. Para impressionar, dizia que era diácono da igreja.

Os policiais entraram na casa conversando com ele e seguiram até o meu quarto. Uma policial me viu sentada no chão e começou a conversar:

— Por que você está sentada no chão? Pode se levantar?

— Não consigo. Estou tonta. Bati a cabeça.

— O que são estas marcas nos seus braços?

— Policial, veja o meu pescoço. Foi ele.

— O braço dele também tem marca de unha.

— Claro, eu tentava me defender.

— Ele disse a mesma coisa que você.

Ele pedia para os policiais me tirarem da casa para evitar conflitos e violência. Uma policial então perguntou:

— Angela, você não tem a casa de algum amigo onde possa ficar?

— Eu não vou sair da minha casa. Eu não tenho ninguém na Suíça. Ele tem família, pode ir para a casa da mãe ou da irmã.

Heinrich também não quis sair, e os policias foram embora e nós fomos dormir. No dia seguinte, quando ele saiu para trabalhar, fui buscar um advogado para me defender. A primeira a que fui não quis pegar o caso, pois verificou coisas erradas no nosso divórcio, e assim, me indicou outra advogada, de outro estado, que me cobrou 2.000 francos. Fiquei desesperada, pois não tinha esse dinheiro. Pedi emprestado aos amigos, mas ouvi somente não. Alguns nem resposta deram, e uma chegou a me dizer que, se tivesse 2.000 francos, faria cirurgia nos seios.

Liguei para uma amiga para desabafar e ela quis conversar comigo pessoalmente, e me convidou para almoçar. O restaurante ficava na área central de Bellevue, um local bem movimentado, com teatro, lago, lojas e restaurantes, onde as pessoas estranhas dividem a mesa nos horários de pico, algo bem normal na Suíça. Eu já cheguei ao restaurante muito abatida. Logo comecei a contar a minha situação com Heinrich e a traição da minha sobrinha. Nossa mesa tinha cinco cadeiras, e logo se sentaram dois homens, que pareciam ser de negócios, estavam de paletó e gravata e falavam sobre suas reuniões, enquanto nós falávamos da minha vida. Estava muito mal, meus olhos estavam vermelhos. Nem tinha vontade de almoçar, mas ela insistiu para eu comer pelo menos uma salada. Um dos homens foi embora e ela foi ao banheiro, e eu continuava a chorar de cabeça baixa, quando o homem que estava na mesa disse:

— Desculpe a intromissão, mas eu escutei a conversa de vocês. Estou envergonhado; esse homem é suíço e pai das suas filhas?

— Sim, ele é suíço. Então você fala português?

— Eu namorei uma brasileira e entendo português. Isso que esse homem está fazendo é um absurdo. É uma vergonha para um suíço. Posso olhar o papel que você tem da Justiça? Aqui está o meu cartão, me ligue que talvez eu possa te ajudar.

Assim, eu mostrei o papel, e rapidamente ele leu e balançou a cabeça:

— Não entendo como uma juíza despacha uma carta desta. Bem, eu sou o Fred, trabalho aqui perto. Agora preciso ir. Aguardo a sua ligação ainda hoje.

Logo minha amiga retornou à mesa e eu lhe contei o que aconteceu. Ela, como eu, ficou assustada de saber que ele entendeu o nosso português. Por mais que estivéssemos conversando baixinho, não tinha como evitar, pois eles estavam em nossa mesa.

No fim da tarde, liguei para o Fred, apesar de estar assustada, pois não conhecia aquele homem que se intrometeu em nossa conversa. Mas o desespero era tão grande que resolvi arriscar. Ele podia ter vindo por ajuda de Deus. Falamo-nos e ele marcou um jantar, e pediu que eu levasse todos os documentos que eu tinha, pois sua irmã era advogada e também achou um absurdo o que Heinrich tinha feito. Ele repetia que sentia vergonha de um suíço assim. Haviam-se passado já três dias e o tempo estava se esgotando. No jantar, Fred olhou cuidadosamente cada documento e fez diversas anotações. Ele me ouviu contar toda a história e pronunciou:

— Esse homem deve te odiar para se vingar desse jeito. Você deve ter ferido o orgulho dele. Tome aqui os 2.000 francos e procure a advogada que você falou. Eu vou te ajudar. Peça para ela fazer uma carta pedindo mais tempo, primeiramente, para prepararmos a defesa.

Eu não conseguia acreditar no que estava acontecendo, um homem que nem me conhecia ofereceu ajuda e me deu o dinheiro para pagar a advogada. Fred tinha 60 anos, era diretor do Banco Nacional da Suíça e entendia de lei, e percebeu que a advogada do Heinrich fez o divórcio beneficiando somente a ele, porém eu assinei em confiança, pois não entendia nada disso. Apenas na audiência em que eu pude falar é que ficou gravado o que eu queria e acreditava. Era a única prova.

A advogada que pegou o caso não acreditava que eu tinha assinado aquilo, pelo menos de forma consciente. Pediu a gravação da audiência, e isso foi a minha salvação. No documento do divórcio estava escrito que eu abandonei o lar e fui embora para Israel para viver com outro homem. Que eu havia abandonado as minhas filhas. A sorte era que eu tinha os e-mails que o próprio Heinrich escreveu organizando a viagem, o curso e o apartamento em Israel, e também as passagens que foram compradas no cartão dele. Mostrei como prova os testes do curso. Minhas passagens de ida e vinda de Israel. Na gravação da audiência, eu havia falado que iria para Israel para estudar para ser guia turística. E dessa forma as coisas mudaram.

Chegou o dia da nossa primeira audiência para resolver se eu ficaria na casa ou se sairia sem as minhas filhas, o carro e sem direito algum. Heinrich, sentado na sala de espera, fazia oração com Sofia digitalmente. Eu não sabia qual era a participação dela nessa história, mas sabia que Heinrich queria se vingar. Porém eu desejava que ele fosse feliz no amor. Quando ele entrou na sala, tirou dois porta-retratos da bolsa com fotos das nossas filhas e colocou em cima da mesa. Mantinha as feições de um homem sofrido e humilhado, e até cheguei a ter pena dele. Ele começou a falar sem parar, inclusive inventando situações que não haviam acontecido. Eu fiquei calada, conforme orientação da minha advogada, apesar da vontade de gritar para todo mundo ouvir que ele estava mentindo. Eu estava indignada. Minha advogada também apresentou provas, e no fim da audiência a juíza ordenou que ele saísse de casa e que eu ficasse lá com as crianças. Como era de esperar, ele ficou muito revoltado.

Com paciência, eu e as crianças empacotamos as coisas para Heinrich. Dividi tudo que tinha na casa: ele levou a mesa da sala e os demais móveis que comprou, assim como uma parte da decoração, utensílios de cozinha, roupa de cama e banho. Eu fiquei com o que ganhei dos amigos e a cama que ele não quis levar. As coisas pequenas, eu dividi meio a meio. Eu sabia que a intenção dele era montar uma casa com a Sofia, mas isso já não me importava mais. A única coisa que não permitiria era ele tirar as minhas filhas de mim. Colocamos tudo embrulhado para não quebrar dentro de caixas, exceto os móveis. A casa estava em meu nome e no nome dele, pois ele colocou no passado com medo de que algo acontecesse a ele. Assim eu teria alguma segurança. Desse modo, metade do valor do imóvel seria minha, e a outra seria dividida entre as cinco filhas dele, as nossas duas e as três do primeiro casamento.

Apesar da decisão judicial, ele ficou com a chave da casa, e eu nunca o impedi de entrar. Porém, quando ele aparecia, Chiara, minha filha mais nova, se posicionava à minha frente, e nunca o deixava se aproximar de mim. Creio que tudo que aconteceu a traumatizou e ela ficou com muito medo. A maioria das pessoas não sabia o que tinha acontecido, pois eu não queria preocupar ninguém. Apenas algumas amigas ficaram sabendo e me deram apoio: Tamara e Adriana, além do Tomé. Tamara praticamente virou a minha mentora. Ela me orientava e me dava força, e me fez acreditar que mesmo sozinha eu conseguiria superar tudo.

Para tentar apaziguar as coisas, sugeri a Heinrich que ele poderia ficar na casa, já que isso era muito importante para ele, e eu me mudaria para um apartamento em frente à escola das meninas, pois eu arranjaria um trabalho e elas poderiam ir e voltar sozinhas. Porém ele precisaria pagar o aluguel até eu arrumar um trabalho e não tentar tirá-las de mim na Justiça. Desse modo ele poderia morar com a Sofia na casa. Além disso, ele teria as filhas próximas a ele nos dias que quisesse. Ele não aceitou, e minha advogada pediu que eu não negociasse mais nada com ele, pois depois ele sempre vinha com golpes baixos. Ele dizia que eu não sabia cuidar das minhas filhas, pois era depressiva e tinha crises de pânico.

Heinrich tinha sofrido por minha causa, mas a partir do momento em que a Sofia entrou na vida dele, passou a me odiar. Inventava mentiras com uma eficiência que quem não o conhecia acreditava. Certo dia, ele apareceu em casa e tirou a placa do meu carro para que eu não usasse mais. Fiquei tão chateada que fui à delegacia, falei o que aconteceu e mostrei a decisão judicial para o policial, que ligou para avisar que ele estava infringindo a lei e poderia ser punido caso acontecesse novamente. A partir daí Heinrich percebeu que eu não era a mesma e agora reagiria.

Em Israel, aprendi a usar a *Menorah* de sete velas, algo que os judeus acreditavam que o Senhor falou para Moisés fazer, algo sagrado. Porém eu frequentava anteriormente a igreja evangélica, e Heinrich, quando chegava e via as velas acesas, apagava. Eu não entendia um católico apagar as velas, pois no catolicismo os fiéis usam também. Organizando a casa, acabei descobrindo coisas sobre o Heinrich que antes ele não fazia, como ir à irmã dele jogar tarô. Ali estava escrito que eu e Sofia estávamos no caminho dele. Apesar de respeitar todas as crenças, não entendia como um diácono católico agora buscava essas coisas. Mas na verdade estava tudo bem. Eu queria era viver em paz e jamais perder as minhas filhas.

Tivemos mais duas audiências, e ficou decidido que eu ficaria com minhas filhas, com o meu carro, e na casa até que fosse vendida. Heinrich também precisaria me pagar uma pensão no dia primeiro de cada mês, para as filhas e para mim. No estacionamento do fórum, acabamos nos encontrando, e quando ele me viu, me olhou com muito ódio.

— Angela, você me separou de vez das minhas filhas.

— Heinrich, suas filhas serão sempre suas filhas, a gente se separou, mas não delas. Você precisa me dar um dinheiro para eu ir ao mercado pra feira da semana.

— Se vire, Angela.

Retornei para casa pensando como faria para dar comida às meninas, pois somente receberia a pensão um mês depois, e a geladeira estava vazia. Desde que ele saiu de casa, não deixou nem um centavo sequer para eu fazer compras. Com o pouco dinheiro que eu tinha, comprei alguma coisa e liguei para uma amiga pedindo ajuda. Logo ela me trouxe algumas compras. Heinrich com certeza não compraria nada para nos trazer. Aquele homem que chorava na frente do juiz agora não se importava se as filhas tinham o que comer. Foi um mês difícil, sem dinheiro, mas recebi ajuda de uns poucos amigos e tenho total gratidão por cada um.

Heinrich começou a falar mal de mim para a sua família e os amigos. Dizia que eu abandonei a casa e as crianças para ficar com outro homem, o traí e o humilhei. Sofia mostrava as minhas fotos com Ilan para todo mundo, as mesmas que eu havia deixado com ela e que ela me informou que havia perdido, mas na realidade havia guardado para usar no momento certo contra mim. Eles queriam mostrar às pessoas que eu não era boa e que eles estavam juntos porque Deus os uniu.

Eu até poderia ter-me vingado dela, pois, como éramos amigas, eu também sabia muitas coisas que ela me confessou. Porém eu não queria usar do mesmo golpe baixo dela. Meu foco naquele momento eram as minhas filhas e a minha vida. Eu não me importava se ele estava com alguma mulher. O que me machucou foi a traição da minha sobrinha e amiga. Heinrich e Sofia se mereciam. No final, desejei que fossem felizes, pois ela nunca foi feliz com um homem, nunca tinha vivido com ninguém, e aos 40 anos ainda vivia na casa dos pais. E Heinrich realmente sofreu uma grande decepção. Ambos precisavam ser amados. Eu também não queria mais cultivar ódio dentro de mim. O que eu tinha de expor para fora eu já tinha feito para ela, e agora era só deixar o tempo curar as feridas.

Após alguns meses do nosso divórcio totalmente concluído, em outubro de 2017 Heinrich e Sofia se casaram, e ela finalmente foi morar na Suíça. Aí surgiu outro problema. Ela achou que eu usaria as meninas para vigiar a vida deles. Eu não usaria minhas filhas, eu não cultivava esse tipo coisa em minha vida. Podia estar chateada e magoada, mas não faria mal a ninguém. Aquele homem, um pai que disse na audiência que morreria sem as filhas, naquele momento já não via as meninas com tanta constância, e não passava as férias com elas. Quando as buscava, sentava sozinho no banco da frente, e elas no banco de trás. Elas não podiam mais entrar no quarto do pai. Ele estava bem diferente. Para não sofrerem, ensinei-as a não se importar com essas coisas, e sim, aproveitar os momentos felizes que tivessem com o pai. Dizia que ele as amava e isso era o bastante.

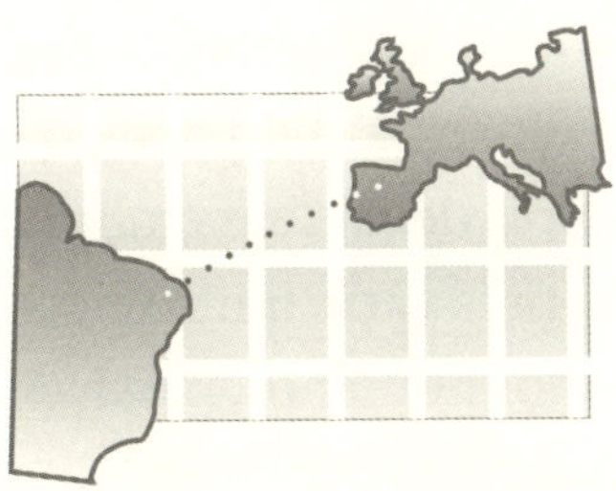

# O que restou em meu coração

Alguns anos se passaram, e quando olho para o passado e o meu casamento com Heinrich, procuro lembrar-me dos bons momentos felizes que vivemos. Eu o amei de verdade, e ele a mim. Aprendi muitas coisas, e o mais importante, ele me deu duas filhas maravilhosas. Passei a minha juventude ao seu lado, pois o conheci com 26 anos de idade, e fomos felizes. Como tudo na vida, o nosso casamento acabou. E dele restaram as meninas e a minha gratidão por tudo o que fez por mim. Para Heinrich, desejo somente felicidade.

Em relação à Sofia, pensando, tempos depois, eu realmente a amava como uma amiga. Ela é minha sobrinha e neta do meu pai. Família é coisa séria, e não se machuca dessa forma, não podemos trair a confiança de um familiar querido. Essa situação acabou abalando a família toda, mas aprendi uma coisa: não importa o quanto mentiram para você ou qual a sacanagem que tenham feito, o mais importante é o que você vai fazer com o que recebeu. Não devemos buscar explicações, e sim olhar para o passado e vê-lo apenas como experiência, e depois deixá-lo ir embora. Não nos culpar por confiar demais, pois cada um só pode dar o que tem dentro de si. Somos todos humanos, passíveis de erros, e com estes devemos apenas aprender e perdoar.

Ah, e o Ilan! Foi um grande amor, e cortar o contato definitivamente com ele foi muito difícil, talvez a pior coisa que vivi em minha vida. No entanto, ele me ensinou muitas coisas em tão pouco tempo, e ao seu lado fui muito feliz. Com ele amadureci e consegui reconhecer as minhas qualidades. Aprendi a olhar a natureza com generosidade, a ver a beleza do amor e do sexo, não simplesmente o prazer. Aprendi a ser forte e a respeitar o espaço das pessoas, e as decisões que elas tomam. Confesso que não foi fácil. Foi um aprendizado árduo, mas aprendi. Com Ilan tudo foi maravilhoso e intenso. Eu sabia que precisaria ainda trabalhar muito essa emoção dentro de mim, mas já estava no caminho. Hoje me lembro da voz dele me dizendo para expandir o meu lado espiritual, e segui o seu conselho. Com esforço, tirei a mágoa de dentro de mim. Tivemos uma linda história de amor, que muitos não têm a oportunidade de viver, e por isso tenho gratidão. Eu era uma pessoa quando o reencontrei, e ele me ajudou a ser a mulher de hoje, muito melhor. A você, Ilan:

— *Todah Rabah! Muchas gracias! Thank you very much!*

Quanto ao Tomé, nosso relacionamento ficou bem complicado, pois já não tinha como ficar viajando para Israel. Ele veio me visitar na Suíça e fomos com as crianças passear. Ele era uma pessoa incrível, um grande amigo com quem eu adorava conversar. Tomé me acalmava e me fazia sentir em paz. Ele também me ajudou muito, me fortaleceu e me fez acreditar no meu potencial, e me deu força para lutar pela guarda das minhas filhas e pela minha vida. Deu-me coragem para enfrentar a Justiça e o ódio que emanavam sobre mim. Mesmo à distância, sempre me ajudou. A você, Tomé:

— Minha gratidão! *Todah Rabah!*

E por fim, Fred, o anjo que apareceu na hora certa para me orientar e emprestar dois mil francos para pagar à advogada. Sem a ajuda dele, eu não sei como seria. Quando comecei a ter dinheiro novamente, entrei em contato com ele para combinar a forma de pagamento, pois eu queria acertar, mas precisaria ser em parcelas. Novamente Fred me surpreendeu e não aceitou um centavo. Ele ajudou de boa-fé. Que Deus o abençoe e ele seja muito feliz. A você:

— Minha mais profunda gratidão! *Danke Shön!*

# O sol voltou a brilhar

Eu agora vivia sozinha com minhas filhas e estava muito feliz com a nossa nova vida. Às vezes, sentia medo de não dar conta da família, mas aí uma força surgia dentro de mim e eu conseguia. Eu tinha coragem e força de vontade. Sentia-me forte ao lado das minhas duas princesas. Cresci, amadureci e me espiritualizei. Reconheci meus erros e perdoei os dos outros. Foi muito bom, renasci e comecei a viver cada dia por vez. Senti-me mais madura, bonita e completa. Havia uma questão que eu não dominava, que era ajudar nos trabalhos da escola das meninas, mas logo consegui uma explicadora que dava aulas de reforço, e tudo ficou bem.

Desde o outono de 2016 eu estava sem nenhum companheiro. Eu e Heinrich dividíamos a casa, mas não a vida a dois, e isso durou um bom tempo até a saída dele. Em 2017, conheci o Werner em um site de namoro. Eu queria pelo menos conversar com alguém, me sentia muito sozinha. Ele logo deu um *like* para mim, e conversamos um pouco, mas avisei que finalizaria a conta no site, pois não tinha gostado das conversas no chat, e não me senti bem naquele lugar. Werner então pediu o meu número de telefone.

Alguns dias depois ele me enviou uma mensagem e eu lhe respondi de forma grosseira, pois estava nervosa e preocupada, sem dinheiro para comprar comida, e não tinha cabeça para paquerar, e nem mesmo conversar. Pedi que me desculpasse, mas eu estava com um problema e não podia falar. Ele educadamente me pediu para contar o que estava acontecendo. Contei sobre o meu divórcio e de não ter dinheiro para nada. Então lhe disse:

— Werner, desculpe, não tenho cabeça para conversar. Estou muito preocupada com minhas filhas, não tenho dinheiro nem para comprar comida para elas.

— Oi, Angela, eu te empresto o dinheiro.

— Olha, eu agradeço, mas não quero ter nenhum encontro romântico.

— Eu só quero te ajudar.

— Okay, eu aceito.

E, assim, sem outra saída, eu aceitei, pois só receberia o dinheiro no fim do mês. Para não pensar que eu lhe daria algo em troca, marquei nosso encontro em frente a um mercado. Estava meio atormentada, mas mesmo assim eu fui, precisava muito. Quando Werner chegou, eu me surpreendi. Um homem alto, bonito, de olhos claros, cheiroso e com um lindo sorriso. Sentamos rapidamente numa cafeteria para tomar um café e depois seguimos para o supermercado. Werner segurava a cesta e ia colocando as coisas dentro: chocolate, leite, manteiga, pão, entre outros. Ele me perguntou até se as meninas gostavam de uma determinada marca. Fiquei impressionada com sua gentileza e presteza, mas ao mesmo tempo me sentia envergonhada de ter que receber dinheiro de um estranho. Acabamos de fazer as compras e eu voltei para casa feliz, pois teria comida em casa até o fim do mês. Antes de partir,

Werner pegou dinheiro e me deu emprestado para alguma emergência.

Por vezes nos falávamos, e ele sempre mandava mensagem perguntando se eu e as meninas estávamos bem. Quando chegou o fim do mês, eu recebi o pagamento e entrei em contato com ele para pagar todo o empréstimo, mas Werner se negou a receber. Alguns meses depois eu precisei fazer a declaração do imposto de renda, e como eu não sabia, entrei em contato com ele e pedi sua ajuda novamente. Prontamente ele disse que iria à minha casa para fazer. Ao chegar, se acomodou na mesa da sala com todos os documentos e papéis necessários e ficou ali por horas fazendo a declaração. Nesse meio tempo, as meninas chegaram da escola e se sentaram ali para estudar. Em um determinado momento, elas tiveram dificuldades em alguns exercícios, e imediatamente ele começou a ajudar as crianças.

Minha filha mais nova ficou tão agradecida que o convidou para jantar conosco. No mesmo instante eu balancei com a cabeça dizendo não, mas Chiara me disse:

— Deixa, mãe, ele é legal!

Werner, além de bonito, sempre foi muito divertido e inteligente. Ele é sete anos mais velho que eu e sonhava em ter filhos, mas, como não tinha, acabou se encantando com as minhas filhas. Parabenizou-me pela educação e amabilidade delas, e além disso percebeu que elas tinham carência da presença do pai. Então, nos convidou para ir ao cinema com ele, ver um filme infantil. Ao chegarmos lá, nesse primeiro encontro, ele já foi comprando pipoca e picolé, sempre gentil com elas, que o adoraram.

Werner também tinha um passado turbulento, como o meu. Foi casado duas vezes e sempre sofreu pressão para ter filhos. Ao fazer o exame, descobriu que não poderia ser pai, e as ex-mulheres o culpavam por isso. Como resultado, também se separou e ficou um tempo vagando entre bares, mulheres, viagens, clubes, esquecendo-se da espiritualidade. Entretanto, continuava infeliz e desejava construir uma família. Com o tempo, fomos confiando um no outro e contando as nossas histórias e os nossos passados. Nós dois procurávamos não julgar o outro. O que passou, passou, e isso não mudaria o que éramos.

O carinho cresceu e tivemos o nosso primeiro encontro verdadeiro, somente ele e eu. Fomos a uma pizzaria em Stein am Rhein, enquanto minha amiga ficava com as crianças em casa. Werner se declarou nesse momento, dizendo que via um lindo futuro para nós dois, pois comigo e as meninas ele teria uma família, e eu, como já era mãe, não cobraria nada dele. Ao voltarmos para casa, ele se despediu com carinho e um rápido beijinho, me olhando apaixonadamente.

Werner havia reservado para o próximo fim de semana um hotel cinco estrelas à beira do rio Riessersee, localizado em Garmisch-Partenkirchen, na Alemanha. Um excelente lugar para relaxar e descansar, com direito a sauna, banho térmico, massagens e um paraíso de atividades para o bem-estar. O lugar era lindo, próximo ao lago e com vista para a Zugspitze, a montanha mais alta do país. Ali, naquele local mágico, passamos a nossa primeira noite juntos. Pela manhã, após o café, passeamos às margens do lago e tiramos várias fotos. Werner dizia que era para guardar para o nosso álbum de família. Nós dois estávamos tão próximos que parecíamos recém-casados. Eu me sentia em paz e tranquila, pois minhas filhas também gostaram muito do Werner e praticamente me pediram para que eu namorasse com ele. Nesse fim de semana, elas foram para a casa do pai.

Lentamente, sem pressa alguma, fomos nos conhecendo. Aos poucos, Werner me contava tudo sobre sua vida e sua família. Sua mãe havia falecido de câncer quando ele tinha 19 anos e ele sentia muito a sua falta. Em determinados momentos sentia-se perdido, gostaria de ter a mãe ao lado. Um pouco mais tarde, também veio a perder o pai. Hoje ele tem duas irmãs: a mais velha é diaconisa da igreja e casada com um pastor. Não tiveram filhos. A mais nova é professora, casada, e tem dois filhos.

No verão de 2017, Heinrich não fez férias com as crianças. Aliás, depois que nos separamos, ele nunca pegou as meninas para passar as férias. Eu não tinha condições financeiras de viajar, e como morávamos próximo ao lago, passaríamos em casa mesmo. Porém, Werner sempre gostou muito das meninas e não queria vê-las tristes, então organizou férias para todos nós no sul da França. Essa foi a primeira viagem em família. Fomos para um resort bem familiar, onde diversas famílias alemãs e suíças passavam as férias com os filhos. Werner se sentiu um verdadeiro pai cuidando das crianças. Entretanto, quando estávamos na piscina, ele ouvia as outras chamarem pelo pai e minhas filhas chamavam-no de Werner quando queriam brincar. Foi o único momento em que o vi triste. Percebendo sua tristeza, conversei com elas para o chamarem de *dad* ali na piscina, para que ele não ficasse envergonhado, e elas aceitaram muito bem, pois já gostavam muito dele. Werner adorou a surpresa e ficou bem feliz. E, assim, tudo transcorreu bem, e a viagem foi magnífica. Ele foi um verdadeiro "paidrasto" para as meninas.

Ele já se sentia um paizão. Como a casa ainda não tinha sido vendida, eu e as crianças morávamos nela. Heinrich insistia em não colocar em outras corretoras, e a venda parecia distante de acontecer. Werner então me convidou para morarmos juntos, e eu aceitei. Ficaríamos na casa até a venda e depois nos mudaríamos, mas Heinrich não gostou da notícia e espalhou que eu tinha colocado um homem dentro da casa dele.

Werner estava pleno e muito feliz com as crianças, e diariamente ajudava nos trabalhos escolares, conversava com os professores das meninas e ensinava francês à Brigitte. Ela se sentia orgulhosa das notas, que só melhoravam. Todos os fins de semana ele programava um passeio para a família. Também saíamos todos juntos para caminhar, pois as meninas adoravam mostrar os lugares para ele. Nossa vida estava tranquila e feliz.

Um dia sonhei com um lindo bebê e fiquei assustada, pois quando eu estava grávida da Chiara e da Brigitte também havia tido um sonho similar. Eu engravidava muito rápido, como aconteceu com minhas filhas, mas naquele momento, eu não tomava nenhuma precaução, e Werner tinha falado que não poderia ser pai. Então eu não tinha com o que me preocupar, pois seus exames deixavam clara a impossibilidade de ele ter um filho. Logo pensei que esse sonho fosse coisa da minha cabeça, pois, além da questão do Werner, eu menstruava normalmente. Porém certo dia eu senti uma forte tontura e achei estranho. Ao mesmo tempo fiquei preocupada de estar grávida, visto que eu e Werner ainda não tínhamos nem um ano juntos.

Achei melhor fazer o teste e o resultado deu positivo. Fiquei surpresa e pensando em como contar a ele, pois poderia pensar que o filho não era dele, embora eu só tivesse ele na minha vida. Werner tentou ser pai por diversos anos e nunca conseguiu, e agora essa notícia. Para fazer uma boa surpresa para ele, comprei uma roupa de bebê e coloquei com o resultado embaixo do seu travesseiro. À noite, ao se deitar, Werner colocou a mão por baixo do travesseiro e o levantou para ver o que estava ali. Ele deu um grito.

— Wow, não estou acreditando, amor! Que presente de Deus. Nunca imaginei, é verdade o que estou vendo?

Werner estava muito feliz, e as lágrimas escorriam pelo seu rosto. Ele me abraçou e beijou minha barriga. Ficou tão eufórico que não conseguiu dormir naquela noite. No dia seguinte, fomos a uma consulta para confirmar a gestação, e pela primeira vez ele pôde escutar o coração do bebê, o seu filho. Ele estava muito feliz, e eu também, mas preocupada, pois já estava com 42 anos e não imaginava ter outro filho. Com quatro meses a barriga apareceu e o amor pelo bebê já era maior que o medo. Nossa felicidade estava completa. Werner se sentia completo e abençoado. As meninas também ficaram muito felizes com a chegada do novo bebê. Werner foi muito especial nesse momento, e prometeu a elas que nada mudaria, que o seu amor por elas continuaria o mesmo.

Logo chegou o Natal e nós fomos passar a noite com a família dele. Era nosso primeiro encontro com eles, e ceamos juntos. Foi uma noite muito especial, todos nos trataram muito bem e me senti integrada à família. Minhas filhas foram recebidas como sobrinhas de verdade, com muito carinho, atenção e presentes. Ficamos muito felizes com a nova família que ganhamos e com a ceia de Natal. Esse foi o primeiro de muitos encontros familiares.

Ainda no início da gestação, eu quis viajar para Israel para ir ao Muro das Lamentações, para agradecer a Deus pela gravidez e pedir proteção para todos nós. Lá eu prometi ao Eterno dar um nome ao meu bebê que estivesse na Torah. Eu e Werner fomos juntos com meu irmão Alexandre, que estava conosco na Suíça, pois ele sempre vinha cuidar do jardim para mim. Era mais barato trazer meu irmão do Brasil do que pagar um jardineiro. Werner e Alexandre amaram Israel, assim como eu sempre amei.

Minha gravidez foi maravilhosa, sem nenhum problema. Ainda no início, viajamos com as meninas para a Disney de Paris. Visitamos o Museu do Louvre, entre outros lugares. Minhas princesas estavam tão felizes que irradiavam alegria como eu nunca tinha visto. Enquanto elas liam os guias e mapas da cidade, Werner ia contando a história de cada lugar. As meninas agradeciam a todo instante pelos momentos mágicos. Os cinco reunidos, sim, porque o bebê estava conosco. Amamos a viagem.

Os meses se passaram e ficamos sabendo o sexo do bebê. Seria um menino, um presente especial, pois era o primeiro filho do Werner e o meu primeiro menino. Minhas filhas organizaram um chá de revelação para o Werner. Éramos nós quatro e o bebê. No momento em que foi revelado para ele, a emoção e a felicidade tomaram conta do seu coração.

Nosso filho era muito amado e esperado. Aguardávamos ansiosamente a chegada do nosso príncipe.

Perto da data do nascimento, minha mãe veio para a Suíça para me ajudar e cuidar das meninas, principalmente enquanto eu estivesse na maternidade. O melhor aconteceu. Minha mãe adorou o Werner, e não tinha como não gostar dele. Um homem sincero, alegre, amigo e que trata muito bem todas as pessoas. Em um domingo, no dia 8 de julho de 2018, o nosso Jonathan chegou ao mundo. Foi um parto maravilhoso, e ele nasceu forte e saudável.

Naquele fim de semana minhas filhas estavam na casa do pai, e conheceram o irmãozinho quando já estávamos em casa. O pai, com o olhar abobalhado, não parava de cuidar do filho; seus olhos brilhavam de amor e gratidão. Seu coração estava em festa. Nosso estado de gratidão somente nos unia. Agradecíamos a Deus pelo nosso príncipe e pelas nossas duas princesas, pela nossa união, por tudo em nossa vida. Werner, agora que era pai, resolveu fazer vasectomia, pois já eram três crianças trazendo alegria ao nosso lar. A casa finalmente foi vendida, e eu, Werner e os nossos filhos nos mudamos para Zurique, próximo ao aeroporto. As meninas logo se adaptaram à nova escola e fizeram novos amigos. Jonathan crescia forte e saudável.

Para completar a nossa felicidade, Werner me pediu em casamento, e nos casamos no religioso no dia 5 de setembro de 2020. Doris, sua irmã, é pastora e fez a celebração. Ela casou a irmã, Edith, que até hoje é feliz no casamento, e Werner quer que o mesmo aconteça conosco. Assim nos casamos, em uma pequena igreja, com a minha cunhada, pastora Doris. Minha cunhada Edith e o marido foram os padrinhos. O afilhado do Werner tocou o piano e o seu sobrinho tirou as nossas fotos. Cerimônia em família, e todos felizes. Meu marido entrou na igreja com Jonathan, que já estava com dois anos, caminhando ao seu lado. Eu entrei em seguida, com as minhas duas princesas na minha frente. Meus filhos são tudo para mim, e também para meu marido. Sou somente gratidão!

Tudo que vivi serviu de experiência, com todas as traições e os erros que cometi. Quando caí, logo me levantei, e aprendi muito com minhas faltas. Sempre busquei ser uma pessoa melhor. Vivo para ser feliz, aceito os problemas e os desafios como algo passageiro e um aprendizado. Sei que tudo se ajeita na hora certa. É preciso apenas ter paciência e serenidade. O mais importante é ter saúde, e ser responsável pelos seus atos. Não sou melhor que ninguém, mas me afasto daqueles que me causam o mal. Sei que amanhã, em um determinado momento, voltaremos para o Eterno, então vale a pena acreditar e jamais desistir.

Aquela menina do Nordeste brasileiro, de Olinda, Pernambuco, que não via esperanças de um futuro melhor para sua vida, aquela que nem o nome do pai tem em seu registro, que foi titulada pobre pela lei brasileira, que sujou os pés e as mãos na lama, jamais imaginou que sairia da favela. Nunca aceitei estacionar, e lutei sempre para crescer e evoluir. Nossa vida é feita de escolhas, e somente nós podemos mudar o seu rumo, usando de humildade, aceitação, muito trabalho e esforço. Reverencio o meu passado, o local onde nasci e cresci, e agradeço ao Eterno por tudo de bom na minha vida.

***Hoje, sou feliz!***

www.editorainverso.com.br
facebook.com/editorainverso
@editorainverso
(+55 41) 3254-1616 e 3538-8001
(+55 41) 99798-7623